MEDIZINISCHE PRAXIS

MEDIZINISCHE PRAXIS

SAMMLUNG FÜR ÄRZTLICHE FORTBILDUNG

HERAUSGEGEBEN VON
A. FROMME   L. R. GROTE   F. LANGE   H. NAUJOKS

BAND 13

BLUTKRANKHEITEN

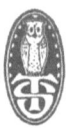

SPRINGER-VERLAG BERLIN HEIDELBERG GMBH
1952

BLUTKRANKHEITEN

VON

PROF. DR. MED. HEINRICH SCHLECHT

POLANICA (FRÜHER ALTHEIDE)

ZWEITE NEUBEARBEITETE AUFLAGE

MIT 13 ABBILDUNGEN UND 2 TAFELN

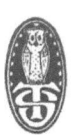

SPRINGER-VERLAG BERLIN HEIDELBERG GMBH
1952

Verlag Dr. Dietrich Steinkopff, Darmstadt

Verfasser: Prof. Dr. med. Heinrich Schlecht, Polanica/Polen

ISBN 978-3-662-21675-0   ISBN 978-3-662-21674-3 (eBook)
DOI 10.1007/978-3-662-21674-3

Dem Gedächtnis meiner lieben Frau

Vorwort zur zweiten Auflage

Die erste Auflage dieses Buches ist bereits seit 10 Jahren vergriffen. Verlag und Verfasser waren zwar bemüht, schon im Verlaufe des Krieges eine Neuauflage herauszubringen, jedoch wurden die Schwierigkeiten, die sich der Vollendung der bereits 1943 begonnenen Umarbeitung entgegenstellten, nach dem Zusammenbruch von 1945 noch größer. Nun ist es dem Verfasser trotz aller Hindernisse, die sich gerade ihm in der Beschaffung der fremdsprachigen, wie auch zunächst der deutschen Literatur entgegenstellten, doch möglich geworden, das Manuskript für die zweite Auflage zu beenden.

Seit dem ersten Erscheinen dieser kleinen Hämatologie ist auf dem Gebiete der Blutkrankheiten soviel grundlegend Neues an Erkenntnissen entstanden, daß eine fast völlige Neubearbeitung notwendig wurde, in der auch das deutsche und ausländische Schrifttum in weitem Umfange Berücksichtigung finden konnte. So hoffe ich, daß trotz aller Schwierigkeiten, in der Neuauflage alle für den Praktiker wichtigen neuen Erkenntnisse niedergelegt sind.

In der Annahme, daß dem Arzte, der sich auf unserem Gebiete fortbilden will, nicht mit dem allein gedient ist, was er zur Diagnose und Therapie in seiner Praxis unbedingt nötig hat, sondern daß er auch an dem Wechsel unserer Vorstellungen in der normalen und pathologischen Physiologie des Blutes und seiner Bildungsorgane Interesse hat, ist in der Neuauflage auch die Theorie in zweckmäßiger Auswahl zu Worte gekommen. Eine Beschränkung auf das rein Handwerksmäßige wäre doch eine zu trockene Lektüre. Die theoretischen Ausführungen, wie auch die Beschreibungen der selteneren Krankheitsbilder sind in der neuen Auflage in Kleindruck gesetzt, um sie von den den täglichen Belangen des praktischen Arztes dienenden Kapiteln abzugrenzen. Ich hoffe, daß dadurch die Übersichtlichkeit des Buches gewonnen hat.

Die Methodik ist stark erweitert worden. Doch wurden nur solche Methoden aufgenommen, die kein großes Laboratorium beanspruchen, sondern auch mit relativ bescheidenen Hilfsmitteln ausgeführt werden können.

Die beiden Tafeln der Blutzellen waren die letzte künstlerische Arbeit meiner verstorbenen Frau, der Kunstmalerin Luise Schlecht. Ihrer gedenke ich hier in inniger Dankbarkeit als meines treuesten, aufopferungsvollen und tapferen Kameraden in schwerer Zeit.

Die Zellbilder sind im Original farbig angelegt worden. Leider mußte aus zwingenden Gründen auf die farbige Reproduktion verzichtet und für diesmal eine nach dem Original hergestellte Schwarz-Weiß-Wiedergabe gewählt werden.

Den Herausgebern der Sammlung „Medizinische Praxis", insbesondere Herrn Professor Grote, sowie dem Verlag Dr. Dietrich Steinkopff bin ich für ihre große Mühewaltung zur und bei der Drucklegung des Buches zu Dank verpflichtet.

Polanica, Juli 1951   Heinrich Schlecht

Inhaltsverzeichnis

Einleitung

In der Lehre von dem Blute und den Blutkrankheiten hat sich in den Jahren, die seit dem ersten Erscheinen dieses Buches verflossen sind, die biologisch-funktionelle Betrachtungsweise weiter durchgesetzt. Diese ist zwar auch heute noch eine vorwiegend morphologische, jedoch hat sich in der Folge der letzten 30 Jahre die Auffassung des Blutes und seiner Bildungsstätten als eines eigenen Gesamtorgans, des Blutorgans, sowie die Erforschung seiner funktionellen und biologischen Reaktionsweisen unter physiologischen und pathologischen Bedingungen immer mehr gefestigt, während dagegen in den Kinder- und Jünglingsjahren der Hämatologie als einer Spezialwissenschaft die Betrachtung der Einzelzelle und ihrer morphologischen Veränderungen im Vordergrund stand.

Als zum Beispiel der Verfasser gemeinsam mit K. ZIEGLER im Jahre 1908 an umfangreichen Untersuchungen über die leukozytotischen Blutveränderungen bei den Infektionskrankheiten zum ersten Male den Nachweis führte, daß es sich hier nicht um Einzelbilder der jeweiligen Infektion handele, sondern daß den kurvenmäßigen Bewegungen der verschiedenen Blutzellformen ein sinnvolles, einheitliches und biologisches Gesetz zugrunde liege, das in jedem Einzelfalle einer Infektionskrankheit im Prinzip gewahrt bleibe, fand diese Grundlegung für eine funktionell-biologische Betrachtungsweise der Leukozytose keinerlei Beachtung. Es dauerte noch fast 2 Jahrzehnte, bis SCHILLING die prinzipiell gleichen Erkenntnisse zum Aufbau seiner Lehre von der biologischen Leukozytenkurve bewegten. Die bis dahin völlig unbekannte biologische Funktion der eosinophilen Blutzellen wurde durch den Verfasser experimentell geklärt, indem ihre Beziehungen zum parenteralen Eiweißabbau und zur Allergie und Anaphylaxie bewiesen werden konnten. Von den Lymphozyten nimmt man heute an, daß ihre Funktion in der Abwehrstellung gegen Krankheitserreger und ihre Toxine, vielleicht auch bei der Bildung der Antikörper zu suchen ist. Einen gewaltigen Ausbau hat die Lehre von den Funktionen des retikuloendothelialen Systems und seiner Zellen erfahren, wenn auch die Lehrmeinungen hier noch nicht einheitlich sind. Neben der funktionellen Bedeutung der Retikulumzellen, der Histio- und Monozyten für die Fragen der Immunität ist insbesondere die Entdeckung der Eigenart der Plasmazellen des Retikulums als der Bildner der Plasmaeiweißkörper zu nennen. Den Gewebsmastzellen obliegt offenbar die Produktion von gerinnungshemmenden Stoffen (Heparin). Fügen wir noch hinzu, daß die funktionelle Bedeutung der Thrombozyten für die Gerinnungsvorgänge des Blutes zu der Erkenntnis ganz gesetzmäßiger Beziehungen geführt hat, so mögen diese wenigen Beispiele genügen, den Wert einer funktionellen, biologischen Forschungsrichtung für die Hämatologie anzudeuten.

Mit der Entdeckung der Knochenmarkspunktion, der Punktion der Milz und der Lymphdrüsen beim Lebenden hat diese Forschungsrichtung zu ganz besonderer Vertiefung und Erweiterung unserer Kenntnisse geführt. Nicht nur die Diagnostik der Blutkrankheiten wurde durch diese Methoden weitgehend gefördert, sondern auch unsere pathogenetischen Vorstellungen wurden vertieft, zeigte es sich doch, daß alle zellulären Blutveränderungen in der Peripherie letzten Endes der Ausdruck einer veränderten Funktion sind, sei es nun eine solche der Mehr- oder Minderleistung oder auch einer Umformung der blutbildenden Organe. Selbst dann, wenn im peripheren Blute die sicheren Zeichen einer Reaktion fehlen, bringt uns die Organpunktion am Lebenden oft zum Bewußtsein, daß kein pathologisches Geschehen im Körper ohne gleichzeitige reaktive Beeinflussung der blutbildenden Organe verläuft.

Wenn ich im Vorwort der ersten Auflage davon sprach, daß die Blutveränderungen im wesentlichen Reaktionsweisen der Blutbildungsorgane darstellen, die immer gesetzmäßig verlaufen, so hat sich diese Auffassungsweise weiter bestätigt, sei es nun, daß man im gegebenen Falle die Reaktion der blutbildenden Organe als eine primäre und damit die Krankheit als idiopathisch und essentiell oder aber als sekundär entstanden betrachten will.

Gegenüber einem Bestreben neuerer Richtung, die ganze funktionelle Morphologie zugunsten einer rein neuralvegetativen Theorie über Bord zu werfen, dürfte gerade die Hämatologie berufen sein, den bleibenden Wert einer funktionell-biologisch-morphologischen Betrachtungsweise überzeugend unter Beweis zu stellen. Aber wir haben gelernt, daß auch die biologische Funktion der blutbildenden Organe und der Blutzellen von dem zentralen und peripheren Nervensystem gesteuert wird, und daß mit ihm auch das hormonale System in gleicher Richtung wirksam verbunden ist.

Neben der morphologisch-biologischen Forschungsrichtung hat sich die physikalisch-chemische und serologische in den letzten Jahrzehnten ein immer größeres Feld in der Hämatologie erobert. Die Klärung der nicht zellulären, rein humoralen Kräfte des Blutes ist in lebhaftem Fortschreiten begriffen. Vor allem sind es die Forschungen über die Plasmaeiweißkörper, welche — durch neue Untersuchungsmethoden ermöglicht — zu wichtigen Erkenntnissen für die Pathogenese der Blutkrankheiten geführt haben. Wenn auch für den Praktiker diese Richtung weniger wichtig erscheint als die immer noch den Primat beanspruchende morphologische, so werden wir doch auf ihre Ergebnisse eingehen, wo es mir nötig erscheint. Das wird besonders der Fall sein bei der Lehre von den Blutgruppen, wo durch die Entdeckung der Rhesusagglutinine für die Praxis der Blutübertragung wie auch für die Pathogenese der fötalen Anämien eine Neuorientierung notwendig wurde.

Stark in Bewegung finden wir zur Zeit die Therapie der Blutkrankheiten. Neben den vielen neuen Behandlungsmöglichkeiten, welche wirkliche Fortschritte darstellen, stehen andere, die leider nicht alles gehalten haben, was man ihnen in der ersten Begeisterung an Erfolgen zusprach. Das gilt vor allem für die Behandlung mit zytostatischen Stoffen bei den Leukämien und den tumorösen Blutkrankheiten. Trotzdem ist die weitere Erforschung dieser Stoffe wohl der aussichtsreichste Weg für die Zukunft neben der Therapie mit radioaktiven Stoffen, die aber zur Zeit für die Praxis noch nicht allgemein gangbar ist. Die Entdeckung des Vitamins B 12 als des wirksamen Antiperniciosaprincips gibt der Lehre von der perniziösen Anämie und ihrer Behandlung anscheinend einen krönenden Abschluß.

So wie unsere Kenntnisse über die Bedeutung der Vitamine für die Blutkrankheiten gewachsen sind, so haben uns die Kriegs- und Nachkriegsjahre auch eindeutig über die Notwendigkeit aufgeklärt, den Störungen des Stoffwechsels, insbesondere des Eiweißstoffwechsels, bei den Bluterkrankungen mehr Beachtung zu schenken. Die Erforschung des Hämoglobin-, des Eisen- und des Kupferstoffwechsels wurde weitgehend gefördert. Als neues wichtiges Element für die Blutbildung ist das Kobalt hinzugetreten.

Stark aufgelebt ist die Diskussion über die Tumornatur der Leukämien und der Retikulosen, ohne daß jedoch eine endgültige Entscheidung für diese Theorie gefallen wäre. Vor allem ist das für die Grundprinzipien der Hämatologie so entscheidende, hochinteressante Problem der akuten Leukämien, insbesondere der leukämischen und aleukämischen Retikuloendotheliosen noch nicht geklärt. Doch scheinen sich hier wichtige neue Erkenntnisse anzubahnen.

Zu den bisher bekannten Erscheinungsformen der Anämien ist als neue, auch für die Praxis bedeutungsvolle Gruppe diejenige der Erythroblastosen hinzugetreten. Die Erythroblastosen sind gewissermaßen das erythrozytäre Gegenbild der Leukämien. Wie bei diesen die Leukopoese so gerät bei jenen die Erythropoese in eine schrankenlose Hyperplasie. Von manchen werden auch diese Erythroblasten als bösartige Geschwulstbildungen des Blutorgans angesprochen.

Die Lehre von der Allergie hat sich im letzten Jahrzehnt auch auf dem Gebiete der Blutkrankheiten ungemein befruchtend ausgewirkt.

Das sind nur einige kurze Ausschnitte aus der Fülle des Neuen, das die Forschung in einer unübersehbaren Fülle von Arbeiten in einem rastlosen Tempo gebracht hat. Das Interesse für hämatologische Fragen ist ganz erheblich gestiegen. Das ist verständlich aus dem erwähnten Umstand, daß eben das Blutorgan bei allem pathologischen Geschehen mitbeteiligt ist.

Hieraus ergibt sich die praktische Konsequenz, daß heute ein Blutstatus zum obligaten Bestandteil einer jeden Krankenuntersuchung gehört. Während ich in der Einleitung zur ersten Auflage dieser kleinen Hämatologie noch eine Übersicht geben durfte, in welchen Fällen der praktische Arzt unbedingt ein Blutbild anfertigen müsse, kann ich heute nur den dringenden Rat geben, niemals den Blutstatus zu vernachlässigen.

Man wird mir einwenden können, daß der vielbeschäftigte Arzt nicht über die Zeit verfüge, um die immerhin zeitraubende Herstellung eines ganzen Blutstatus auszuführen. Wenn dazu wirklich keine Zeit erübrigt werden

1*

kann, so möchte ich doch darauf hinweisen, daß allein die aufmerksame Betrachtung eines technisch einwandfrei ausgestrichenen und gefärbten Blutpräparates es dem Geübten erlaubt, weitgehende und sichere diagnostische Schlüsse zu ziehen. Die sorgfältige Betrachtung des Blutausstriches kann dem Arzte mehr leisten, als eine von Hilfskräften ausgeführte ungenaue Zählung der Erythro- und Leukozyten, als eine falsche Hämoglobinbestimmung mit einem nicht geeichten Hämometer und als ein falsch berechneter Färbeindex. Denn es ist zum Beispiel die im Blutausstrichpräparat rasch zu erkennende Megalozytose und Poikilozytose für die Diagnose der Perniciosa wichtiger als der Färbeindex. Der Geübte wird auch das Überwiegen einer Mikro-, Makro- oder Megalozytose mit einem Blick sehen, ohne 3 Stunden für die Herstellung einer PRICE-JONES-Kurve opfern zu müssen. Das sei nur ein Beispiel aus der Pathologie des erythrozytären Systems. Für das leukozytäre gilt das gleiche. Um auch hier ein Beispiel zu geben: Es schützt das Betrachten des Blutausstrichpräparates sicher vor der Verwechslung einer Monozytenangina (infektiöse Mononukleose) mit einer Diphtherie. Nach den neuesten Angaben der Literatur werden auch heute noch fast 100% der Monozytenanginen in die Klinik als Diphtherien eingeliefert und viele zwecklos mit Serum behandelt.

Ich muß mich auf diese wenigen Beispiele beschränken, obwohl sich noch vieles über die Vorteile der regelmäßigen Betrachtung eines Blutausstriches durch den Arzt sagen ließe. Ich möchte jedoch nicht dahin verstanden werden, daß die Anwendung der in der folgenden Methodik angegebenen Methoden nun überflüssig sei. Ihre vollständige Anwendung bleibt selbstverständlich das optimale, immer anzustrebende Ziel. Ihre Anwendung kann der Arzt zum Teil einer gut ausgebildeten, zuverlässigen Laborantin überlassen. Aber den Blutausstrich sollte er immer selbst studieren, dann wird er feststellen können, daß seine rein visuelle Diagnose oft wichtiger ist, als die durch „exakte" Zahlen und Kurven belegte.

Dazu gehört freilich, daß man sich mit der normalen und pathologischen Zellmorphologie des Blutes und seiner Bildungsorgane eingehend beschäftigt und sich die Zellbilder durch vieles Schauen und Studieren gedächtnismäßig einprägt, wozu auch die beiden, diesem Buche beigegebenen Zelltafeln dienen können oder auch einer der vielen jetzt wieder vorhandenen Blutatlanten. Zur Benutzung für praktische Zwecke diejenigen von SANDKÜHLER, SCHUDEL, SCHUMANN oder UNDRITZ (Sandoz) für Fortgeschrittene die Atlanten von ALDER-SCHLEIP, von ROHR und anderen. Besondere Aufmerksamkeit schenke man den Kernstrukturen. Ich habe sie mit Absicht auf den Tafeln etwas schematisiert, um das Typische zum Ausdruck zu bringen. Die vielen Abweichungen vom Typus kann man nur aus vielem Schauen an Blutpräparaten wirklich lernen. Für das Hämogramm sind immer noch die Bücher von SCHILLING „Das Blutbild" und die „Praktische Blutlehre" das Beste. Die größeren Lehr- und Handbücher der Hämatologie sind im Literaturverzeichnis zu finden.

A. Die Hämatologische Methodik

1. Die Blutentnahme

Für die Zwecke der hämatologischen Blutuntersuchung braucht man in der Regel nur geringe Blutmengen, zu deren Gewinnung ein kleiner Einstich in die Haut vollkommen genügt. Nur für die später zu erwähnenden, speziellen serologischen Untersuchungsmethoden erfolgt die Blutentnahme mittels Venenpunktion. Als Ort des Einstiches wählen wir die Fingerbeere oder das Ohrläppchen. Im allgemeinen verdient die Fingerbeere den Vorzug, weil hier eine bessere Desinfektion möglich ist und auch die Blutentnahme störende Haare fehlen. Bei empfindlichen Patienten ist das Ohrläppchen vorzuziehen, da hier der Einstich weniger schmerzhaft ist. Die Erzeugung einer aktiven Hyperämie durch ein warmes Handbad ist zweckmäßig, da das Blut dann besser fließt und kein Druck ausgeübt zu werden braucht. Vor dem Einstich ist die Haut sorgfältig mit Alkohol und Äther abzureiben, um sie von Schweiß und Fett zu befreien und zu desinfizieren.

Als Instrument verwendet man entweder eine spitze Lanzette oder die bajonettförmige Hälfte einer spitzen Feder, deren andere Hälfte man abbricht. Brauchbar ist auch die von Soennecken hergestellte Impfstahlfeder. Diese Instrumente sind durch Ausglühen zu sterilisieren. Die früher meist gebrauchte Franckesche Nadel sollte besser nicht mehr benutzt werden, sie ist nicht durch Ausglühen zu sterilisieren. Infolgedessen ist bei ihrer Benutzung die Übertragung einer homologen Serumhepatitis nicht sicher auszuschließen.

Die Tiefe des Einstiches muß so gewählt werden, daß das Blut spontan hervorquillt. Jeder Druck auf die Umgebung der Stichwunde ist zu vermeiden, da durch den Druck im Anfang gestautes Blut und später mit Lymphe verdünntes Blut zur Untersuchung kommt, was zu nicht unerheblichen Fehlern führt.

Für serologische und physiologisch-chemische Zwecke wird das Blut mit einer Spritze oder einer Kanüle durch Venenpunktion, am besten aus der Kubitalvene entnommen. Man mache es sich zur Regel, nach Einstich der Kanüle die Staubinde vor Entnahme des Blutes zu öffnen, da andernfalls durch die Stauung (z. B. bei der Blutsenkungsbestimmung) nicht unbeträchtliche Fehler entstehen können. Das Blut aus Schröpfköpfen ist für Blutuntersuchungen vollkommen unbrauchbar.

In der Regel erfolge die Blutabnahme für alle Blutuntersuchungen morgens nüchtern, falls nicht spezielle andere Indikationen vorliegen.

Nach Beendigung der Blutentnahme wird die Einstichstelle mit Alkohol sauber abgewischt und mit etwas steriler Gaze bedeckt, evt. mit einem kleinen Pflaster geschlossen.

2. Die Bestimmung des Hämoglobingehaltes (nach Sahli)

Das Prinzip der Methode besteht in der Überführung des Hämoglobins des zu untersuchenden Bluttropfens in salzsaures Hämatin und Vergleich mit einer künstlichen salzsauren Hämatinlösung in einem Komparator unter Verdünnung bis zur Farbgleichheit. Das salzsaure Hämatin hat einen gelbbräunlichen Farbton. Da die in dem

Vergleichsröhrchen des SAHLISCHEN Originalhämometers befindliche salzsaure Hämatinlösung ihre Farbe mit der Zeit verändert, empfiehlt sich für praktische Zwecke die Anwendung von Hämometern, bei denen die künstliche Hämatinlösung durch Glasstäbe oder Prismen ersetzt ist, deren Färbung auf das genaueste der Farbe des salzsauren Hämatins angepaßt ist. Sie bestehen aus lichtechtem und haltbarem Farbglas. Neuerdings werden auch Plan-Hämometer ausgeführt, bei denen an Stelle der Prismen oder der Glasstäbe Farbflächen zum Vergleich verwendet werden. So wird in dem Apparat von HELLIGE (Freiburg) nach dem Prinzip von AUTENRIETH der mit Salzsäure in salz

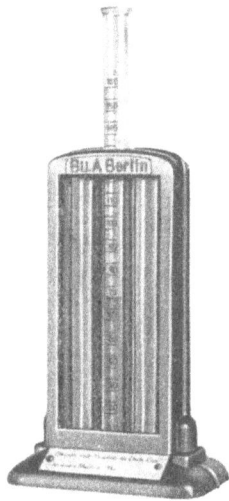

saures Hämatin umgewandelte Blutfarbstoff mit einer in einem Glaskeil eingeschlossenen Standardlösung oder mit einem gefärbten Hämoglobinkeil verglichen. Das Hämometer von ZEISS-IKON hat einen braunen Gelatinekeil, der es erlaubt auch bei künstlichem Licht abzulesen, da sein Absorptionsspektrum annähernd genau mit dem des salzsauren Hämatins übereinstimmt. Leider haben nach den Untersuchungen von HEILMEYER alle auf dem Prinzip der Überführung des Hämoglobins in das salzsaure Hämatin arbeitenden Hämometer den Fehler, daß die Farbe des salzsauren Hämatins von den Eiweißkörpern des Blutserums abhängig ist. Dadurch entstehen Fehler von 4 bis 11%, die auf keine Weise vermieden werden können. Um diese Fehlerquelle auszuschließen, wird bei dem Präzisionshämometer von ZEISS-IKON nicht mehr das in salzsaures Hämatin überführte Hämoglobin, sondern das unveränderte Oxyhämoglobin zur Messung unter Verwendung eines Grünfilters benutzt. Dadurch wird eine sehr gute Übereinstimmung der Farben erreicht.

Abb. 1. Hämometer
(nach SAHLI)
(FRANZ BERGMANN,
Berlin)

Ausführung der Bestimmung: Das graduierte Meßröhrchen des Apparates wird bis zur Marke 10 mit $^1/_{10}$ n-Salzsäure gefüllt. Einstich in die Fingerbeere oder in das Ohrläppchen mit der Lanzette. Ansaugen des gutfließenden Blutes in die Pipette bis zur Marke 20 mm^3, wobei darauf zu achten ist, daß eine kontinuierliche Blutsäule entsteht. Abstreifen des an der Pipettenspitze anhaftenden Blutes und Hineinblasen des Pipetteninhaltes (20 mm^3 Blut) in die $^1/_{10}$ n-Salzsäurelösung des Meßröhrchens. Durch wiederholtes Ansaugen und Ausblasen der Flüssigkeit wird die Kapillare vollständig von dem Blut befreit und das Blut innig mit der $^1/_{10}$ n-Salzsäure vermischt. Nach einer Wartezeit von 1 bis 3 Minuten, deren Dauer für jeden Apparat der verschiedenen Firmen angegeben ist, bei den einfachen SAHLI-Hämometern meist aber 3 Minuten beträgt, hat die Mischung die dunkelbraune Farbe des salzsauren Hämatins angenommen und ist klar und durchsichtig geworden. Nun wird mit der Tropfpipette Wasser zugefügt, bis bei durchfallendem Licht die Blutmischung genaue Farbengleichheit mit den seitlichen Vergleichsröhrchen aufweist. Der hierbei erreichte Teilstrich der Skala des Vergleichsröhrchens wird abgelesen und entspricht dem Hämometerwert in Hämometereinheiten (HE). Bei den meisten Hämometern kann auch gleichzeitig der absolute Hämoglobinwert in Gramm abgelesen werden.

Die im Handel befindlichen Hämometer sind jetzt standardisiert, werden von einer ständigen Kommission der Deutschen Gesellschaft für innere Medizin geprüft und tragen die Bezeichnung (GJM). Sie sind auf der Basis von 16 g Hämoglobin in

100 cm³ Blut = 100% eingestellt, wobei der Wert 16 g = 100% dem Mittelwert gesunder Männer entspricht.

Durch die Standardisierung der Hämometer mit 16 Gramm Hämoglobin = 100 Hämometereinheiten hat die frühere Unsicherheit der Hämoglobinbestimmung mit den Apparaten, die bis zu 40% Differenzen ergaben, gottlob aufgehört.

Die Normalwerte für Hgl. liegen bei Männern zwischen 90—110 HE (Mittelwert 100). Vereinzelt kommen Normalwerte bis 115 vor. Bei der Frau liegt der Mittelwert des Hgl. bei 14,5 Gramm = 90 Hämometereinheiten (HE) mit einer Schwankungsbreite von 80—100 HE.

Nach HEILMEYER steht der geringere Hämoglobingehalt des Blutes der Frau, wie auch die geringere Erythrozytenzahl, mit dem geringeren Gehalt des weiblichen Blutes an zirkulierendem Plasmaeisen in Zusammenhang, vielleicht bedingt durch die Blut- und Eisenverluste bei der Menstruation (WILLIAMSON).

Es müssen also bei der Ablesung für den Mann die Werte von 90—115 HE und bei der Frau von 80—100 HE als Normalwerte notiert werden.

Es sollen nur noch geeichte Hämometer, am besten mit einer dauerhaften Farblösung oder Stäben verwendet werden. Wird ein Original SAHLI-Hämometer mit salzsaurer Hämatinlösung benutzt, so muß man damit rechnen, daß diese mit der Zeit ihre Färbung verändert. Man muß dann das Hämometer mit dem Blut gesunder Personen neu eichen. Nach neuesten Untersuchungen ist der durchschnittliche Hämoglobingehalt für den Mann mit 16.9 g-% und für die Frau mit 15.9 g-% anzusetzen (REDDINGTON, HEILMEYER).

Auf Beschluß der D. Ges. f. innere Med. sollen die Hämometer in Zukunft nur in Grammprozent geeicht werden. Die Anwendung der sogenannten Prozent- oder Hämometereinheiten (HE) kommt in Fortfall (s. Dtsch. med. Wschr. 1951, Nr. 35, 1074 und 1089).

3. Die Zählung der Blutkörperchen

Die Zählung der Gesamtzahl der roten und weißen Blutkörperchen pro Kubikmillimeter erfolgt nach dem Prinzip von THOMA-ZEISS vermittels besonderer Pipetten in der Blutkörperchenzählkammer (s. Abb. 2). Sie hat immer morgens nüchtern nach der Bettruhe zu erfolgen, da am Tage mannigfaltige physiologische Einflüsse (Muskelarbeit, Schwitzen, Verdauung usw.) Schwankungen der Zahl bedingen. Da die Zahl der Blutkörperchen zu groß ist, als daß ihre Zahl im unverdünnten Blut festgestellt werden kann, so wird das Blut in den THOMAschen Pipetten verdünnt. Das Prinzip der ZEISSschen Zählkammer beruht darauf, daß am Boden eines Raumes von ganz bestimmtem Volumen eine feine Netzeinteilung kleiner Quadrate eingraviert ist. Die ursprüngliche THOMA-ZEISSsche Zählkammer hat auf einer Fläche von 1 mm² 400 Quadrate in 20 Reihen eingraviert, ein jedes Quadrat hat $1/20$ mm Seite, also eine Fläche von $1/400$ mm². Da die Höhe der mit einem Deckglas zu schließenden Kammer $1/10$ mm ist, so ist der Inhalt des über einem jeden der kleinen Quadrate befindlichen Raumes $1/4000$ mm³ (s. Abb. 3).

Für die praktische Ausführung der Zählung ist die ursprüngliche THOMA-ZEISSsche Kammer vielfach modifiziert worden. Nach meinen Erfahrungen sind am meisten zu empfehlen die Kammer von NEUBAUER sowie die Zählkammer von SCHILLING. Besonders das sogenannte Kreuznetz der Form B von SCHILLING ist für die Praxis das einfachste und am meisten übersichtliche (s. Abb. 4). Die folgende Darstellung der

Blutkörperzählung bezieht sich auf das SCHILLINGsche Netz. Das Kreuznetz B von SCHILLING ist zunächst eingeteilt in 9 große Quadrate, jedes dieser großen wieder in 25 mittlere Quadrate. 9 mittlere Quadrate des im Zentrum der Kammer sich findenden großen Quadrates sind wiederum in 16 kleinste Quadrate eingeteilt.

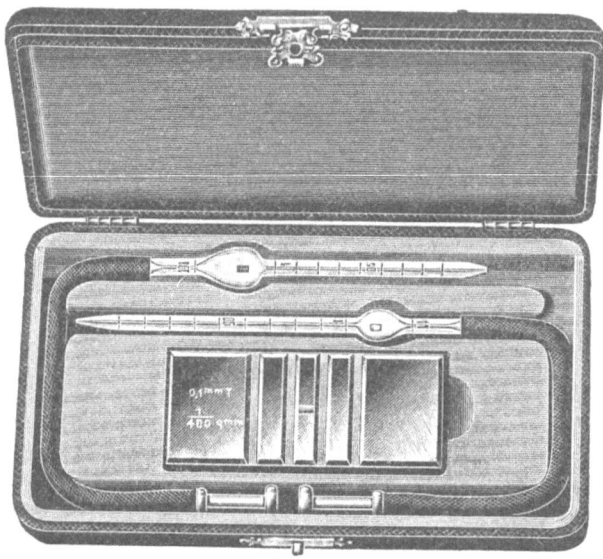

Abb. 2. Zählkammer nach SCHILLING mit Zählpipetten

a) Die Zählung der roten Blutkörperchen

Die Verdünnung erfolgt mit der THOMA-Pipette 1:101 mit 0,9% physiologischer Kochsalzlösung oder besser mit der HAYEMschen Lösung: Hydrargyri bichlor. 0,5, Natrii sulfuric. 5,0, Natrii chlorat. 1,0 Aqua dest. 200,0.

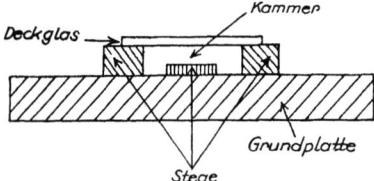

Abb. 3. Zählkammer im Durchschnitt

Man saugt Blut in kontinuierlicher Säule bis zur Marke 0,5 der Kapillare, wischt das Blut an der Spitze ab und zieht nachfolgend die HAYEMsche Lösung zur Füllung des Mischkölbchens bis zur Marke 101 auf. Man verschließt mit dem Mittelfinger die Spitze und mit dem Daumen das andere Ende der Pipette, ohne den Gummi abzunehmen und schüttelt eine Minute lang gut durch. Beim Aufsaugen des Blutes dürfen in der Kapillare weder Luftblasen noch Gerinnsel entstehen.

Die Beschickung der Kammer: Zunächst wird der Teil der verdünnten Flüssigkeit, der sich noch in der Kapillare befindet, ausgeblasen. Dann wird ein Tropfen der Mischung auf den Kammerboden gebracht und die Kammer mit dem Deckglas geschlossen, indem man das Deckgläschen auf die mit Alkohol sauber abgewischten Auflegestege der Zählkammer heraufschiebt. Nach dem Aufschieben und leichten Aufdrücken des Deckglases müssen sogenannte NEWTONsche Farbenringe entstehen, zum Zeichen dafür, daß die richtige Höhe der Kammer erreicht ist. Es empfiehlt sich, zum besseren Haften des Deckglases dieses oder die Auflegestege der Kammer leicht anzuhauchen. Noch besser bewährt sich für die Praxis die Verwendung der Zählkammer mit Federklammern; durch diese Klammern gelingt das richtige Anpressen des Deckglases auch für den Ungeübten leicht. Nachdem die Kammer so geschlossen ist, bringt man einen Tropfen der Blutverdünnung auf die Zunge der Zählfläche unmittelbar an den Rand des Deckgläschens. Durch die kapillare Anziehung verteilt sich der Tropfen rasch und gleichmäßig unter dem Deckglas in die Kammer. Die Rillen der Kammer sind von Flüssigkeit freizuhalten, das Deckgläschen darf nicht schwimmen.

Die Betrachtung und Zählung erfolgt bei starker Vergrößerung.

Für den Ungeübten besteht die Gefahr, bei der Einstellung der starken Vergrößerung das Deckglas der Kammer zu durchstoßen. Man stellt sich daher am besten mit schwacher Vergrößerung zunächst den Rand des Deckglases ein, und zwar in der Mitte des Zählsteges, und sucht von hier aus bei starker Abblendung zunächst das schraffierte Quadrat auf; hat man einen Revolver am Mikroskop, so ist nun die Einstellung mit dem stärkeren Objektiv durch einfache Drehung des Revolvers leicht. Die Vergrößerung wird am besten so gewählt, daß ein mittleres Quadrat der Zählkammer

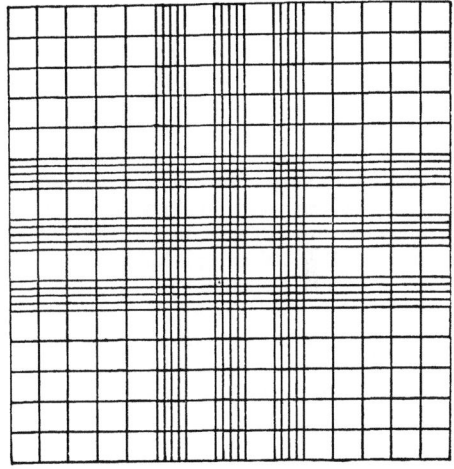

Abb. 4. Zählnetz nach SCHILLING

gut zu übersehen ist. Vor Beginn der Zählung wartet man ab, bis alle Erythrozyten sich gesenkt haben und in einer gleichmäßigen Schicht gelagert sind. Man blende stark ab, damit das Netz gut zu sehen ist und die roten Blutkörperchen als schwach gelbe Scheiben deutlich erkennbar sind. Nun zählt man die Gesamtzahl der auf einem mittleren Quadrat (= 16 kleinste Quadrate) lagernden roten Blutkörperchen aus, wobei man zur Vermeidung einer Doppelzählung in den kleinsten 16ner Quadraten nur die auf dem rechten und oberen Rande liegenden roten Blutkörperchen mitzählt. Von den mittleren Quadraten zähle man an möglichst weit von einander liegenden Stellen 5 Quadrate = 5 × 16 = 80 kleinste Quadrate aus. Die erhaltenen Zahlen werden addiert = X. Die gesuchte Erythrozytenzahl ist alsdann E = 10000 × X im mm³ Blut. (Normalzahl der Roten beim Mann 5 Millionen, bei der Frau 4,5 Millionen im Mittel. Schwankungen von ca. 10% sind als physiologische Varianten anzusehen.)

Zum Verständnis des Zustandekommens dieser Berechnung überlege man folgendes: Nach obigen Ausführungen über die THOMA-ZEISS-Kammer ist der Inhalt über einem kleinsten Quadrat = $1/_{4000}$ mm³. Will man aus der über einem kleinsten Quadrat gezählten Rotenzahl die Erythrozytenzahl für 1 mm³ Blut berechnen, so müßte diese also mit 4000 multipliziert werden. Da wir das Blut jedoch $1/_{200}$ verdünnt haben, so ist mit 4000 × 200 = 800000 zu multiplizieren. Wir zählen aber praktisch nicht ein kleinstes Quadrat, sondern 80. Die Multiplikation hat daher mit 800000:80, also mit 10000 zu erfolgen. Bei starken Anämien saugt man Blut bis zur Marke 1 an = Verdünnung 1 : 100. Die Multiplikation muß mit 5000 erfolgen.

b) Die Zählung der weißen Blutkörperchen

Zur Zählung der weißen Blutkörperchen, die weit weniger zahlreich sind als die roten, erfolgt die Verdünnung in der besonderen THOMA-Pipette 1:11 und zwar mit 1%iger Essigsäurelösung. Man saugt Blut bis Marke 1 und Essigsäure bis Marke 11 auf. Durch die Verdünnung mit Essigsäure werden die roten Blutkörperchen durchsichtig gemacht und die Kerne der weißen Blutkörperchen treten deutlicher hervor. Zweckmäßig ist es, der Essigsäure Methylviolett zuzusetzen (3,0 Methylviolett zu 100 cm³ der 1%igen Essigsäure), wodurch die Kerne bereits in der Kammer sich färben und die Erkennung der Leukozyten erleichtert wird.

Die Kammer wird mit der Mischung der Pipette genau so beschickt wie zur Zählung der roten Blutkörperchen. Zur Auszählung benutzt man nicht die kleinsten Quadrate wie bei den roten Blutkörperchen, sondern die großen Quadrate der äußeren oberen und unteren Ecken. Man zählt mindestens 4 große Quadrate aus und berechnet den Durchschnittswert für ein Quadrat. Die gefundene Zahl y × 100 entspricht den Leukozytenwerten für 1 mm³ (normalerweise 6—8000 in 1 mm³).

Die Berechnung ergibt sich aus folgender Überlegung: Der Rauminhalt über einem großen Quadrat von 1 mm² ist bei einer Kammerhöhe von $^1/_{10}$ mm = $^1/_{10}$ mm³. Da die Verdünnung $^1/_{10}$ erfolgte, so ist die über dem Quadrat gefundene Leukozytenzahl mit 10 × 10 = 100 zu multiplizieren. Sind hohe Leukozytenzahlen, über 100000 im cm³ (z. B. bei Leukämie) zu erwarten, so saugt man besser Blut nur bis Marke 0,5 auf. Die Multiplikation erfolgt dann mit 200.

Bei allen Blutkörperchenzählungen ist Wert darauf zu legen, daß die Zählresultate in den kleinen und großen Quadraten möglichst nahe beieinander liegen, zum Zeichen dafür, daß die Verteilung der Zellen eine gleichmäßige ist. Ist das nicht der Fall, also die Differenz sehr groß, so ist die Verteilung, d. h. die Mischung in der Ampulle, schlecht und die Kammer muß nach gründlichem Durchschütteln der Pipette nochmals neu beschickt werden.

Für die Praxis reicht im allgemeinen die oben beschriebene Zählung aus. Für genaueste Werte muß die Zählung in mehreren Kammerbeschickungen wiederholt und der Durchschnitt berechnet werden.

c) Die Kammerzählung der eosinophilen Leukozyten

Die eosinophilen Leukozyten kann man gut mit der ZOLLIKOFER-DUNGERNschen Lösung in der Zählkammer sichtbar machen und direkt die absoluten Zahlen feststellen.

Methode: Als Verdünnungsflüssigkeit bei Aufsaugen des Blutes in die Leukozytenpipette benutzt man eine Eosinazetonlösung (1% wässerige Eosinlösung und Azeton aa 10,0, Aqu. dest. 100). Mit dieser Lösung wird das Blut 1:10 verdünnt. In der Zählkammer heben sich die glänzend roten Granula der eosinophilen Zellen vom zartrosa Grund ab. Die Lösung hält sich nur 2 Monate (v. DOMARUS). Die Auszählung und Berechnung erfolgt wie bei den Leukozyten.

Reinigung der Pipetten nach Gebrauch: Wiederholtes Durchziehen von Wasser, dann Alkohol, dann Äther. Die Perle in den Ampullen muß frei beweglich sein und darf nicht an der Wand ankleben.

4. Die Berechnung des Färbeindex der roten Blutkörperchen

Der Färbeindex gibt uns den Gehalt des einzelnen roten Blutkörperchens an Hämoglobin an. Wir erhalten ihn, wenn wir die mit dem Hämometer festgestellte prozentuale Hämoglobinzahl (die Hämometereinheiten HE) mit der Gesamterythrozytenzahl in Relation setzen. Unter physiologischen Verhältnissen geht die Erythrozytenzahl dem Hämoglobingehalt weitgehend parallel.

Für die Praxis ergibt sich die Berechnung nach folgender einfachen Formel:

$$F. I. = Hgl. : 2 E.,$$

wobei in den Zähler die abgelesene (HE) prozentuale Hämoglobinzahl eingesetzt wird, in den Nenner für den Buchstaben E nur die zwei ersten Stellen der gefundenen Erythrozytenzahl. (Bei Werten unter 1 Million Rote nur die erste Stelle).

Beispiele:

1. Es wurden gefunden: Hämoglobinzahl = 100, rote Blutkörperchen = 5 000 000:

$$Färbeindex = \frac{100}{2 \times 50} = 1 \text{ (normaler Hämoglobingehalt des einzelnen roten Blut-}$$

körperchens — Normochromie).

2. Gefundene prozentuale Hämoglobinzahl = 20, rote Blutkörperchen = 2 500 000:

$$Färbeindex = \frac{20}{2 \times 25} = 0,4 \text{ (stark verminderter Hämoglobingehalt des einzelnen}$$

roten Blutkörperchens — Hypochromie).

3. Prozentuale Hämoglobinzahl = 60, Erythrozytenzahl = 2 000 000:

$$Färbeindex = \frac{60}{2 \times 20} = 1,5 \text{ (stark erhöhter Hämoglobingehalt des einzelnen Blut-}$$

körperchens — Hyperchromie).

Die Bestimmung des Färbeindex gibt uns einen Aufschluß über die verschiedenen Typen der Bildung von roten Blutkörperchen im Knochenmark (1. normochrome, 2. hypochrome, 3. hyperchrome Blutbildung). Für die Praxis ist wichtig: Der niedrige Färbeindex findet sich besonders bei den Eisenmangelanämien, der erhöhte Färbeindex vor allem bei der perniziösen Anämie.

Bei gesunden Personen ist der mittlere Färbeindex = 1,0. Er hat eine physiologische Schwankungsbreite von 0,9 bis 1,15. Nur deutliche Abweichungen (unter 0,9 und über 1,15) dürfen als pathologisch gewertet werden. Man sollte sich auch nie auf eine einzelne Bestimmung verlassen, sondern diese durch Kontrolle sichern. Nachdem in Zukunft die Hämometer nur noch in Grammprozent geeicht werden sollen (s. Seite 7), so ist die Berechnung des Färbeindex in der bisherigen Art nicht mehr ausführbar. An dessen Stelle tritt der durchschnittliche Hämoglobingehalt in Gramm des Einzelerythrozyten. Er wird mit Hb_E bezeichnet (BÜRKER). Man findet ihn, wenn man den Hämoglobinwert in Grammprozent durch die Zahl der Erythrozyten dividiert. Dem alten Färbeindex 1 entspricht ein Hb_E von 33 $\gamma\gamma$ oder 32.10^{-12} g Hämoglobin. Der Normalbereich liegt zwischen 28 bis 36 $\gamma\gamma$.

5. Die Herstellung von Blutpräparaten

Zum Studium der Zellelemente des Blutes verwenden wir regelmäßig ein sogenanntes frisches, ungefärbtes Nativpräparat und ferner Blutausstrichpräparate, die nach Fixierung gewissen Färbeverfahren unterworfen werden. Vorbedingung für das Gelingen brauchbarer Blutpräparate ist ein absolut sauberes Arbeiten. Die zu den Präparaten verwendeten Objektträger und Deckgläschen müssen tadellos sauber sein. Zur vollkommenen Reinigung und Entfettung kommen sie vor Benutzung in eine Alkohol-Äthermischung. Zweckmäßig hält man sich gereinigte Objektträger und Deckgläschen in einem gut schließenden Glastrog vorrätig. Vor Benutzung werden sie mit einem weichen Lappen abgerieben. Vor Beschickung mit Blut müssen die Objektträger und Deckgläschen absolut lufttrocken sein.

a) Das frische Blutpräparat (Nativ-Präparat)

Einstich in das gut gereinigte Ohrläppchen oder die Fingerbeere. Der Einstich erfolge nicht zu tief, damit die Bluttropfen nicht zu groß werden. Der vortretende Bluttropfen wird in der Mitte der Unterseite eines Deckgläschens aufgefangen und auf einen Objektträger niedergelegt, ohne daß dabei ein Druck ausgeübt wird. In dem entstehenden kapillaren Raum breitet sich der Bluttropfen rasch und gleichmäßig aus. Die Betrachtung erfolgt nun sofort, ehe Eintrocknungserscheinungen auftreten.

Der Geübte vermag auch an den ungefärbten Blutpräparaten wichtige Feststellungen zu machen, so daß die Betrachtung des frischen Blutpräparates am Krankenbett bereits manchen Aufschluß ergibt. Man erkennt Größe und Gestalt und die Lagerungsverhältnisse der roten Blutkörperchen (Geldrollenbildung). Auch Vermehrung der weißen Blutkörperchen ist leicht zu erkennen. Schwieriger schon ist es, die einzelnen Leukozytenarten im ungefärbten Präparat zu differenzieren. Die eosinophilen Leukozyten erkennt man an den großen, stark lichtbrechenden Granula, die neutrophilen an der feineren, weniger glänzenden Körnelung. Auch die einkernigen, ungranulierten Zellformen sind leicht kenntlich, doch ist eine Differenzierung zwischen Lymphozyten und Monozyten schwierig. Die Blutplättchen erscheinen als kleine, mattgraue Körperchen.

Das native Blutpräparat dient nur zur schnellen, oberflächlichen Orientierung. Weit mehr leisten die weiter unten angeführten Färbungen.

b) Die Blutausstrichpräparate

Das Blutausstrichpräparat ist die Methode der Wahl für fast alle hämatologischen Zellstudien. Es ist für die Diagnose der Blutkrankheiten unentbehrlich, die Kenntnis seiner Technik daher auch für den praktischen Arzt wichtig.

Wir verwenden in der hämatologischen Technik sowohl Deckgläschen- wie auch Objektträgerausstriche. Letztere genügen für die allgemeine hämatologische Praxis und für klinische Zwecke durchaus, wenn die Technik gut beherrscht und die Zählung richtig ausgeführt wird.

α) Die Objektträgerpräparate

Man verwende dazu schmale Objektträger, am besten mit abgeschliffener Kante. Man hebt den großen, frischen Bluttropfen mit der schmalen Kante eines Objektträgers ab, so daß er sich genau in der Mitte des Randes der Unterfläche befindet. Nun setzt man den beschickten Objektträger mit dem Bluttropfen nach unten auf einen in der linken Hand horizontal gehaltenen zweiten Objektträger in einem spitzen Winkel so auf, daß der Tropfen sich rasch nach den Seiten ausbreitet (s. Abb. 5). In raschem Zuge führt man nun den oberen, schrägen Objektträger über den horizontalen, unteren hin, wobei der im Winkel ausgebreitete Bluttropfen hinter dem Objektträger hergezogen und in dünner Schicht ausgebreitet wird. Zweckmäßig ist es, den aktiven, streichenden Objektträger etwas schmäler zu wählen, weil man dann auf dem Abstrich zwischen dem Rand des Abstriches und dem Rand des Objektträgers noch ein freies Feld behält. Sehr gut zu verwenden sind deshalb auch für den Ausstrich Objekt-

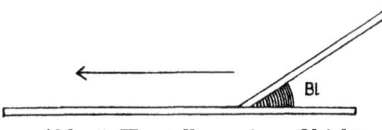

Abb. 5. Herstellung eines Objektträgerausstriches

träger, bei denen die schmale Kante an einer Ecke winkelig abgeschliffen ist. Auch geschliffene Deckgläser, wie sie zum Schließen der Zählkammer benutzt werden, sind für das Ausstreichen sehr handlich. Nicht brauchbar sind zum Ausstreichen auf Objektträgern die kleinen, gewöhnlichen Deckgläschen. Ihre Kante ist zu rauh, so daß die Blutverteilung und damit der Ausstrich ungleichmäßig wird; er mißlingt oft durch Bruch des Deckgläschens.

Die Objektträgerpräparate werden an der Luft getrocknet.

β) Das Dickertropfenpräparat

Die Methode des dicken Tropfenpräparates ist ursprünglich angegeben für die Untersuchung auf Blutparasiten, besonders auf Malariaplasmodien. Hierfür bleibt sie auch besonders wertvoll. Neuerdings wird sie jedoch auch für Zelluntersuchungen mit herangezogen. Man läßt mehrere mittelgroße Blutstropfen auf einen Objektträger fallen und verteilt sie mit der Lanzette oder der Feder etwas, so daß sie in mäßig dicker, aber noch tropfenförmiger Schicht ausgebreitet sind. Zum Trocknen legt man sie staubsicher in eine geschlossene Petrischale. Mit der Färbung wartet man am besten 24 Std. Dickertropfenpräparate werden vor der Färbung nicht fixiert.

6. Die Fixierung der Blutausstrichpräparate

Die beste und für die Praxis allein in Betracht kommende Methode der Fixierung ist diejenige in absolutem Methylalkohol. Die Deckgläschen werden in einem Blockschälchen und die Objektträger in einem Glastrog oder in Petrischalen unter Luftabschluß für 3 Minuten in den Methylalkohol eingelegt, so daß die Schicht der Blutausstriche nach oben liegt und sich nicht gegenseitig berührt. Nach 3 Minuten werden die Ausstriche herausgenommen, man läßt sie an der Luft trocknen.

Bei der heute weitaus gebräuchlichsten MAY-GRÜNWALDschen, sowie der kombinierten, panoptischen Färbung ist eine vorherige Fixation der Blutpräparate in Methylalkohl nicht nötig. Bei einfacher Färbung mit GIEMSAlösung ist diese dagegen unerläßlich.

7. Die Färbung der Blutausstriche

Fast für alle Zwecke der klinischen Blutdiagnostik genügt die Ausführung der von PAPPENHEIM angegebenen, sogenannten kombinierten panoptischen Färbung. Diese verbindet die ausgezeichneten Eigenschaften der ROMANOWSKY-GIEMSA-Lösung für die Darstellung der Kerne und der azurophilen Substanz mit der vorzüglichen Granulafärbung mit eosinsaurem Methylenblau nach JENNER oder MAY-GRÜNWALD.

Die GIEMSA-Lösung enthält Methylenazur („Rot aus Methylenblau") einen ausgezeichneten Kernfarbstoff. Außerdem Methylenblau und Eosin in Glyzerin und Methylalkohol als Lösungsmittel. Zur Färbung der fixierten Präparate gibt man 10 bis 15 Tropfen auf 10 cm³ Aq. dest. Färbedauer 10—15 Min.

Die JENNER- und die MAY-GRÜNWALD-Färbung sind identisch. Beide arbeiten mit dem färberischen Prinzip des in reinem Methylalkohol gelösten eosinsauren Methylenblaus. Diese Farblösungen sind von GRÜBLER (Dr. HOLLBORN) Leipzig zu beziehen. Sehr zweckmäßig sind die von GRÜBLER hergestellten MAY-GRÜNWALD-Tabletten. Eine Tablette wird in 10 cm³ reinem Methylalkohol aufgelöst. Durchweg gilt für alle Blutfärbungen die Regel, daß die Farblösungen stets frisch zubereitet werden müssen.

a) Die kombinierte, panoptische Färbung (PAPPENHEIM)

1. Man legt die Objektträger, Schicht nach oben, auf ein Färbegestell oder in eine flache Petrischale. Dann bedeckt man die lufttrockene Schicht des Ausstriches mit 15—20 Tropfen MAY-GRÜNWALD-Lösung. Durch die methylalkoholische Lösung wird das Präparat fixiert und gleichzeitig vorgefärbt. Dauer 3 Minuten. Falls die Lösung rasch verdunstet, einige Tropfen nachgeben. 2. Verdünnung der Farblösung mit der gleichen Menge (15—20 Tropfen) destillierten Wassers — 1 Minute warten, dann 3. Farblösung mit destilliertem Wasser kurz wegspülen. 4. Bedecken des Präparates mit frisch bereiteter GIEMSA-Lösung. (15—16 Tropfen der käuflichen GIEMSA-lösung auf 10 cm³ Aqua dest.) Färbung 10 bis 15 Minuten.. 5. Kräftiges Abspülen mit destilliertem Wasser, am besten in fließendem Wasserstrahl oder durch Hin- und Herbewegen in einem Wassergefäß. 6. Abtrocknen zwischen dicken Fließpapierlagen und Lufttrocknen.

Die Reaktion des destillierten Wassers soll neutral oder leicht alkalisch sein. Zu saures Wasser gibt zu rote und alkalisches zu blaue Töne. Die richtige Reaktion des Wassers kann geprüft werden, indem man zu ca. 10 cm³ Wasser einige Körnchen Hämatoxylin zugibt. Tritt innerhalb 5 Minuten eine schwach violette Färbung ein, so hat das Wasser die richtige Wasserstoffionenkonzentration. An Stelle des Aqua dest. kann man mit Vorteil die WEISERsche Pufferlösung anwenden. Sie besteht aus: 0,49 g Kaliumphosphat und 1,14 g Natriumphosphat in 1 Liter Wasser: pH 7,2. Gut verschlossen aufbewahren! Die Lösung ist von GRÜBLER in Leipzig zu beziehen, wo man am besten auch alle Farblösungen kauft. Durch Kohlensäureaufnahme bei Stehen im Labor sauer gewordenes Wasser läßt sich durch einfaches Aufkochen wieder gebrauchsfähig machen.

Die färberischen Effekte des Verfahrens sind folgende: Erythrozyten rosa bis kupferrot. Alle Kernstrukturen und Kernreste rötlich-violett, das Plasma der Lymphozyten lichtblau, die Azurkörnung leuchtend rot, ebenso die Zentralsubstanz der Blutplättchen. Die neutrophile Granulation erscheint bräunlichrot bis violettrot, die eosinophile Körnelung rot bis braunrot, die Mastzellengranula ultramarin mit einem Stich ins Violette, die polychromatischen Erythrozyten bläulich, die basophile Punktierung kräftig kobaltblau.

Zur Darstellung der toxischen Granulationen eignet sich am besten die MOMMSEN-mischung: ein Teil Giemsa-Lösung, 40 Teile Aqu. dest., 50 Teile Puffer-Lösung von pH 5,4.

b) Die MAY-GRÜNWALD-Färbung

Die Darstellung der Granulationen ist zu speziellen Untersuchungen mitunter besser zu erreichen mit der isolierten Färbung nach JENNER und MAY-GRÜNWALD.

Ausführung:

1. Fixation in der käuflichen methylalkoholischen Farblösung nach JENNER oder MAY-GRÜNWALD. Herstellung der Farblösung evtl. vermittels der oben erwähnten Farbstofftabletten, 1 Tbl. auf 10 cm³ reinen Methylalkohol. Dauer 3 Minuten. 2. Färbung durch Verdünnen der Farblösung mit der gleichen Menge Aqua dest. Dauer 10 bis 15 Minuten. 3. Gründliches und rasches Abspülen mit destilliertem Wasser, bis das Präparat rosafarben aussieht. Weiterbehandlung wie oben.

Die Methode färbt die Kerne hellblau, die eosinophilen Granula färben sich besonders schön hellrot, sehr gut auch die violettrote, neutrophile Granulation. Die Mastzellgranula erscheinen tiefblau-violett. Ungeeignet ist die Färbung zur Darstellung der Azurgranulation und zur Darstellung jugendlicher, unreifer neutrophiler Granulation.

Auch zu speziellen Kernstudien ist sie wenig zu empfehlen, da das Kerngerüst nicht gut hervortritt.

Wegen ihrer raschen Ausführbarkeit ist die JENNER-MAY-GRÜNWALD-Methode für die schnelle Orientierung in der Sprechstunde in den meisten Fällen ausreichend.

Neben diesen für die praktische Diagnostik in erster Linie zu empfehlenden Färbeverfahren gibt es für Spezialuntersuchungen noch eine außerordentlich große Zahl verschiedenartigster Färbemethoden. Hier muß auf die Handbücher der Hämatologie und meine Darstellung in ABDERHALDENS Handbuch der biologischen Arbeitsmethoden verwiesen werden. Einer Besprechung bedarf jedoch noch die Methode der supravitalen oder vitalen Färbung.

c) Die vitale und supravitale Färbung

Ihre Anwendung ist für die Erkennung mancher Blutkrankheiten unentbehrlich. So sind die für die Klinik der Anämien außerordentlich wichtigen Retikulozyten nur mit der Vitalfärbung darstellbar. Die sogenannten vitalen Färbungen sind im strengen Sinne des Wortes keine solchen, da lebendige Zellen den Farbstoff nicht aufnehmen oder ihn verändern. Wohl aber nehmen absterbende Zellen bestimmte Farbstoffe auf (post- oder supravitale Färbung). Besonders geeignet ist hierfür der Farbstoff Brillantkresylblau.

Technik:

1. Man streicht eine dünne Schicht einer konzentrierten alkoholischen Brillantkresylblaulösung mit einem Glasstab oder mit einem geschliffenen Objektträger auf einem Objektträger aus und läßt eintrocknen. Mit einem Deckgläschen nimmt man einen Tropfen frischen Blutes ab und legt es auf die Farbschicht. Der Tropfen soll nicht zu groß sein, damit er sich dünn ausbreiten kann. 30 Minuten warten, dann Betrachtung mit Ölimmersion.

2. Oder man streicht über die angetrocknete Schicht der Brillantkresylblaulösung wie gewöhnlich einen dünnen Ausstrich nach der Objektträgermethode aus, bringt den Ausstrich in eine feuchte Kammer für 10 Minuten, dann in der Luft antrocknen, Fixieren in Methylalkohol (3 Minuten) und Nachfärben mit GIEMSA. Die feuchte Kammer stellt man sich her, indem man in eine Petrischale ein schwach mit Wasser getränktes Fließpapier einlegt, das Präparat hinzugibt und den Deckel schließt.

d) Die Färbung des Dickertropfenpräparates

Man läßt mehrere mittelgroße Bluttropfen auf einen Objektträger fallen und verteilt sie mit einer Lanzette oder Feder etwa so, daß sie in mäßig dicker, aber noch tropfenförmiger Schicht ausgebreitet sind. Zum Trocknen legt man sie staubsicher in eine geschlossene Petrischale (24 Stunden).

Färbung:

Die völlig lufttrockenen Präparate werden nicht fixiert. Man bedeckt die Schichtseite mit der GIEMSA-Lösung. Nach einigen Minuten erkennt man bei leichter Bewegung der Objektträger eine Wolke von aufgelöstem Hämoglobin in der Farblösung. Man gibt nun einige Tropfen frischer Farblösung hinzu. Die Färbung dauert 20 bis 30 Minuten. Durch leichtes Schräghalten des Präparates und vorsichtiges Nachgießen von destilliertem Wasser wird differenziert, bis das destillierte Wasser klar ist. Diese Prozedur muß sehr vorsichtig geschehen, da gerade in diesem Moment die zarte Blutschicht leicht wegschwimmt. Dann läßt man das Wasser ablaufen. Das Präparat darf nicht abgefließt werden, sondern muß in senkrechter Stellung an der Luft trocknen.

Die Färbung eignet sich besonders für die rasche Erkennung der Retikulozyten, die im Präparat angereichert gut kenntlich werden, für die Färbung der Malaria- plasmodien, aber auch zu einer raschen Orientierung über stärkere Eosinophilie. In letzterem Falle empfiehlt es sich, die Präparate kürzer zu färben, da dann die Eosino- philen sich besonders gut durch ihre leuchtende Granulation abheben.

8. Die Oxydasereaktion

Die meisten Blutzellen der myeloischen Reihe, d. h. mit Knochenmarksabstammung, enthalten im Gegensatz zu den Lymphozyten der lymphatischen Reihe, oxy- dierende Fermente (Oxydasen oder Oxone). Der Nachweis der Oxydasen erfolgt vermittels der Methoden der Indophenolblausynthese von SCHULTZE und der Peroxydasereaktion nach SATO.

a) Die Indophenolblau-Synthese

Ausführung:

1. Fixation der lufttrockenen Ausstriche in einer Mischung von 40%igem Formol + Alkohol absol. aa. 2. Färbung in einer Mischung 1:4 der beiden folgenden Lösungen: Lösung 1. Alphanaphthol gelöst in physiologischer Kochsalzlösung 1:100 unter Zusatz von 1 cm³ $^1/_{10}$ n Natronlauge auf 100 cm³ der Lösung. Lösung 2. 1%ige Lösung von Dimethylparaphenylendiaminbase in physiologischer Kochsalz- lösung. Das Präparat ist in kleinen Glasröhrchen von MERCK, Darmstadt zu beziehen. Die Lösungen sind immer frisch herzustellen. Man färbt also in einer Mischung von 1 Teil der Lösung 1 zu 4 Teilen der Lösung 2. Die Mischnng wird filtriert und die Prä- parate drei Minuten gefärbt, evtl. Nachfärben in GIEMSA-Lösung und Abtrocknen mit Fließpapier.

Bei dem Prozeß ist durch die oxydierenden Fermente der Leukozyten aus der Ver- bindung von Alphanaphthol mit dem Dimethylparaphenylendiamin Indophenolblau entstanden. Der Effekt der Reaktion ist eine Tiefblaufärbung der Granulation Positive Oxydasereaktion geben die Granulozyten (neutrophile, eosinophile und basophile Leukozyten), die Myeloblasten und die Monozyten (teilweise schwach!). In der Klinik und Praxis ist die Oxydasereaktion besonders wichtig für die Unter- scheidung der Myeloblastenleukämie gegenüber der Lymphoblastenleukämie und anderen lympatischen Reaktionen. Jede Zelle vom Typus der Lymphozyten muß als Myeloblast bezeichnet werden, wenn sie eine positive Oxydasereaktion gibt. Negative Oxydasereaktion spricht jedoch nicht unbedingt gegen Knochenmarks- abstammung, da es infolge pathologischer Vorgänge bei den Myeloblasten, sowie bei den Granulozyten zu Oxydaseschwund kommen kann. Nach neueren Untersuchungen geben auch die sehr jungen Myeloblasten, besonders diejenigen des Knochenmarks unter normalen Bedingungen keine Oxydasereaktion (ROHR). Dieselbe Bedeutung besitzt

b) Die Peroxydase-Reaktion (nach SATO)

Sie beruht auf einer Oxydation des Benzidins unter Spaltung von H_2O_2 und Bildung des blauen Benzidinfarbstoffes in den Granula der Zellen.

Ausführung:

1. Der lufttrockene Blutausstrich wird ½ Minute mit einer ½%igen Kupfersulfat- lösung begossen. 2. Abgießen (ohne abzuspülen!). 3. Aufgießen einer Lösung von

0,2 Gramm Benzidin auf 200 cm³ Aqua dest., dazu 4 Tropfen H_2O_2 (Wasserstoffsuperoxyd). 2 Minuten. 4. Abspülen mit Aqua dest. 5. Nachfärben mit 1%iger Safraninlösung 2 Minuten.

9. Die Bestimmung des Erythrozytendurchmessers

Sie erfolgt am sichersten und bequemsten mit dem von den Firmen ZEISS und LEITZ hergestellten Hämozytometer, einem Meßokular (Schraubenmikrometer), mit dem am gefärbten Blutausstrich der Durchmesser der einzelnen Erythrozyten genau bestimmt werden kann.

Der normale Erythrozyt hat einen Durchmesser von 7,1—7,9 μ. Um einen sicheren Maßstab für das etwaige Vorwiegen größerer oder kleinerer Roten zu gewinnen, müssen 300 Zellen ausgemessen, in Größenklassen von 6—12 μ eingeteilt und das Resultat kurvenmäßig niedergelegt werden (PRICE-JONESkurve, s. S. 37).

Für eine annähernde Orientierung kann man das Verfahren von LOEWY anwenden. Man stellt ein Objektträgerausstrichpräparat des zu untersuchenden Blutes her und färbt nach GIEMSA. Das trockene Präparat wird mit Xylol gut gereinigt und nun macht man über diesen gefärbten Ausstrich einen solchen von normalem Blut. Die gefärbten Erythrozyten des pathologischen Blutes werden mit den ungefärbten des normalen Blutes hinsichtlich ihrer Größe verglichen. Auch kann man die Zellen mit dem ABBÉ schen Zeichenapparat aufzeichnen und ihre Größe messen, oder auch Mikrophotografien anfertigen und an diesen die Zellmessungen vornehmen.

Vielfach angewandt wird heute auch die Bestimmung des Durchmessers der Erythrozyten mit den auf dem Prinzip der Beobachtung der Beugungsvorgänge der Blutkörper bei Betrachtung gegen eine punktförmige Lichtquelle (Halometrie) aufgebauten Apparaten von ZEISS (Blutprüfer) und von BOCK (Erythrozytometer, Firma KRÜSS in Hamburg). Sie setzen aber eine große Übung und Beachtung der Fehlerquellen voraus. Die Bestimmung des Erythrozytenvolumens und der Erythrozytendicke kommt für die Praxis nicht in Frage.

10. Zählung der Thrombozyten

Die Zählung der Blutplättchsn hat ihre besondere Bedeutung bei der Differentialdiagnose der hämorrhagischen Diathesen. Für die Praxis am einfachsten ist die bewährte Methode von FONIO, weil mit ihr die Plättchenzahl ohne besondere Apparatur im gefärbten Ausstrichpräparat aus dem Verhältnis der Plättchen zu den roten Blutkörperchen zu errechnen ist.

Ausführung:

1. Abreiben des Fingers des Patienten mit Äther. 2. Aufbringen eines Tropfens einer 14%igen Magnesiumsulfatlösung auf die Fingerbeere. 3. Schwacher Einstich durch den Tropfen hindurch, ohne daß spontan Blutaustritt erfolgt. 4. Herausdrücken von Blut durch Ausübung eines gelinden Druckes in den Tropfen der Magnesiumsulfatlösung. 5. Vermischen des Blutes in dem Tropfen mit einer feinen Glasspitze, die zuvor ebenfalls in Magnesiumsulfatlösung getaucht wurde. 6. Anfertigung eines Ausstriches mit der Blutmischung. 7. Einfache GIEMSA-färbung (s. o.) 1 Stunde lang! 8. Auszählung von 1000 roten Blutkörperchen und der auf derselben Fläche befindlichen Thrombozyten. Zur Auszählung bedient man sich entweder des EHRLICHschen Okulars, in welchem ein Rechteck ausgeblendet ist, oder man stellt sich einfacher aus Postkartenpapier ein ausgeschnittenes kleines Rechteck her, welches in das Okular eingefügt wird. Die Zählung wird hierdurch wesentlich leichter und genauer. Die absolute

Thrombozytenzahl ergibt sich nunmehr, indem man auf die mittels der Zählkammer festgestellte Gesamtzahl der roten Blutkörperchen die gefundene Thrombozytenzahl umrechnet.

Beispiel: Es wurden im Ausstrichpräparat 72 Thrombozyten auf 1000 rote Blutkörperchen gezählt. Die Gesamtzahl der roten Blutkörperchen in der Zählkammer ergibt die Zahl 4000000. Alsdann ist die Gesamtzahl der Plättchen $72 \times 4000 =$ 288000 pro Kubikmillimeter $\left(\dfrac{4000000 \times 72}{1000} \right)$. Normalerweise kommen auf 1000 Erythrozyten 40 bis 60 Plättchen, oder bei Ausrechnung der Gesamtzahl 200000 bis 300000 Plättchen. Die mit exakteren Methoden (HEILMEYER) bestimmten Plättchenzahlen liegen höher (400- bis 600000). Man muß immer die angewendete Methode angeben.

11. Die Funktionsprüfung der Blutplättchen (JÜRGENS u. NAUMANN)

Man läßt durch Zentrifugieren das Plasma sich absetzen, entnimmt diesem eine Blutprobe, die im hängenden Tropfen untersucht wird. Normalerweise agglutinieren die Plättchen innerhalb von drei bis vier Minuten. Verlängerungen der Zeit bei Thrombopathie, Verkürzung bei Thrombozytosen. Die Methode mit dem Kapillarthrombometer von MORAWITZ und JÜRGENS ist für die allgemeine Praxis nicht brauchbar.

12. Die Zählung der Retikulozyten

Die Zählung der Retikulozyten kann in dem Brillantkresylblauausstrichpräparat vorgenommen werden, das nach der Technik auf Seite 15 hergestellt wird. Man bringt, wie bei der Thrombozytenzählung (s. oben), die gefundene Retikulozytenzahl in Relation zu der gleichzeitig bestimmten Rotenzahl. Man zählt z. B. mit der quadratischen Abblendung die in einem Viereck liegenden Eryrthozyten aus, sowie die darin befindlichen Retikulozyten. 1000 Rote müssen durchgezählt werden.

Die Normalwerte der Retikulozyten bewegen sich zwischen 5 bis $15^0/_{00}$, im Durchschnitt 8 bis $10^0/_{00}$ ($= 40$ bis 50000 auf eine Normalzahl von 5000000 Rote). Genaueste Werte ergibt die für die Praxis allerdings sehr umständliche Methode von HEILMEYER und DORTGIESE und von KÄMMERER.

Retikulozytenzählung nach FRANCKE-KÄMMERER. In einer Leukozytenpipette gibt man bis Marke 0,5 Blut und bis 11 physiologische Kochsalzlösung $+ 0,1$ bis 0,15% Brillantkresylblau. Durchschütteln und eine halbe Stunde liegen lassen. Auf einem Objektträger wird mit Vaseline ein quadratisches Feld abgegrenzt, ein Tropfen aus der Pipette hineingegeben und mit gewöhnlichem Deckglas geschlossen. Die Auszählung mit Ölimmerson gelingt leicht.

13. Die Bestimmung der Blutungszeit

Unter Blutungszeit verstehen wir die Zeitspanne, während derer Blut aus einer kleinen Stichwunde abfließt. Sie entspricht also der Dauer der Blutung vom Beginn bis zur Blutstillung. Sie ist von dem eigentlichen Gerinnungsvorgang verschieden. Sie ist abhängig von dem Zustand der Blutgefäße, von den Blutplättchen und der Thrombenbildung.

Ausführung (nach DUKE)

Stich ca. 4 mm tief mit der Lanzette in das Ohrläppchen oder die Fingerbeere. Aufsaugen der austretenden Blutstropfen mit Fließpapier alle $\frac{1}{4}$ bis $\frac{1}{2}$ Minute so, daß das Papier den Wundrand nicht berührt und Beobachtung des Zeitpunktes, an welchem kein Blut mehr austritt, das Fließpapier also kein Blut mehr annimmt. Die normale Blutungszeit beträgt 2 bis 3 Minuten.

Da unter pathologischen Bedingungen starke Differenzen der Blutungszeit zwischen Fingerbeere und Ohrläppchen vorkommen können, so ist es zweckmäßig, die Bestimmung immer an beiden Stellen vorzunehmen. Bei Purpura-Erkrankungen jedoch nur an der Fingerbeere, da die Blutung am Ohrläppchen oft schwer zu stillen ist.

14. Die Bestimmung der Gerinnungszeit

Für die Bestimmung der Gerinnungszeit sind besondere Apparaturen, besonders von BÜRKER, für das klinische Laboratorium angegeben. Für die Praxis ist folgende einfache Methode der Prüfung der Gerinnungszeit nach MILIAN-MORAWITZ vollkommen ausreichend.

Ausführung:

Auffangen eines Bluttropfens auf einem (paraffiniertem) Objektträger. Man stellt in Minutenabständen die Zeit fest, welche verstreicht, bis der Bluttropfen fest geworden ist, das heißt bis er beim Bewegen und Senkrechtstellen des Objektträgers seine Gestalt nicht mehr verändert. Man kann auch so vorgehen, daß man zu dem Bluttropfen einen Tropfen Aqua dest. hinzugibt und nun in kurzen Zeitabständen mit einem geknüpften Glasfaden durch den Tropfen hindurchgeht und das erste Auftreten von Fibrinfäden feststellt (BÜRKER). Die normale Gerinnung erfolgt nach diesen Methoden innerhalb 6 bis 8 Minuten.

15. Die Prüfung der Retraktilität des Blutkuchens

Läßt man Blut in einem Reagenzglas gerinnen, so beginnt nach einer bestimmten Zeit (meist ½ bis 1 Stunde) das Serum auszutreten und der Blutkuchen löst sich von der Wand ab. Es hat sich gezeigt, daß dieser Vorgang von der Menge der Blutplättchen abhängig ist. Der Vorgang dauert bei der von E. FRANCK angegebenen, sehr brauchbaren Uhrschälchenmethode 12 bis 18 Stunden.

Ausführung:

Man bringt in ein Uhrschälchen einige Kubikzentimeter Venenblut und läßt es stehen. Ist die Retraktilität normal, so hat sich der Blutkuchen innerhalb spätestens 12 bis 18 Stunden vollkommen im Uhrschälchen abgelöst (retrahiert) und schwimmt frei im Serum. Bei Plättchenarmut oder bei Plättchenschwäche haftet der Blutkuchen dauernd an der Glaswand fest.

Die Retraktion läßt sich auch gut beobachten, wenn man Blut in ca. 1 mm weites U-Röhrchen aufsaugt. Von FONIO und VAN ALLEN sind sogenannte Retraktilometer angegeben, die eine quantitative Bestimmung der Retraktion ermöglichen.

16. Die Bestimmung der Prothrombinzeit

Das Prinzip der Methode besteht darin, daß man bei Prüfung der Gerinnungszeit Kalzium und Thrombokinase in Überschuß zusetzt. Die Gerinnungszeit hängt dann allein vom Prothrombingehalt ab. Nachdem heute Thrombokinaselösungen käuflich zu erhalten sind, ist die Ausführung der Probe wesentlich erleichtert.

2*

Ausführung: Mikromethode nach QUICK-FIECHTER
Die Thrombokinasestammlösung wird mit physiol. NaCl-Lösung 1 : 10 verdünnt und diese Verdünnung mit N/40 Kalziumchloridlösung 15 Minuten im Wasserbad von 37⁰ erwärmt. In einer Leukozytenpipette wird ein Teil N/10 Natriumoxalat mit 9 Teilen Blut versetzt. Je 0,15 cm³ des Oxalatblutes und der Kalziumchlorid-Thrombokinaselösung werden in ein in einem Wasserbad aufgehängtes Schälchen gebracht. Vom Moment der Mischung an wird mit der Stoppuhr das Auftreten der ersten Fibrinklümpchen festgestellt. Diese Zeit ist die Prothrombinzeit. Sie dauert normalerweise 10 bis 20 Sekunden. Mit Hilfe einer empirisch aufgestellten Tabelle kann der prozentuale Gehalt an Prothrombin abgelesen werden. Bei einem Gehalt von unter 30% der Norm muß mit klinischen Erscheinungen gerechnet werden. Sehr exaktes Arbeiten und mehrere Kontrollen sind erforderlich. Die Prothrombinzeit spielt eine Rolle bei allen Zuständen, bei denen ein Vitamin K-Mangel besteht. Ferner ist sie heute auch wichtig bei der Behandlung mit Dicumarin und Heparin. Bei P-zeit über 20 sec Blutungsgefahr!

17. Die Prüfung der Kapillarfestigkeit

1. Stauungsversuch nach RUMPEL-LEEDE. Mit einer Gummibinde oder der Blutdruckmanschette wird eine Stauung bis zur blauroten Verfärbung des Armes gesetzt. Nach 5 Minuten wird die Stauung gelöst. Im positiven Falle der Probe treten Petechien besonders in der Ellenbeuge auf. 2. Kneif- und Klopfversuch nach JÜRGENS. Man kneift eine Hautfalte, am besten unter dem Schlüsselbein oder klopft mit dem Perkussions-Hammer auf das Brustbein. Bei haemorrhagischer Diathese kommt es zu Hautblutungen. 3. HECHTscher Saugversuch. Man setzt einen Schröpfkopf von 3 bis 4 cm Durchmesser auf und erzeugt mittels Saugens einen Unterdruck. Es treten Hautblutungen auf.

18. Die Blutkörperchensenkungsgeschwindigkeit

Im strömenden Blut sind die Blutkörperchen im Blutplasma suspendiert, wobei die Suspension unter normalen Umständen eine hochgradige Stabilität besitzt. Außerhalb der Blutbahn sinkt die Stabilität dieser Suspension in einem Glase und die Blutkörperchen sedimentieren, wenn man die Gerinnungsfähigkeit verhindert, rasch ab. Über ihnen bildet sich die schon den alten Ärzten als Phlegma und Crusta phlogistica bekannte weiße Plasmaschicht, aus der allmählich das Serum frei wird.

Der Senkung der Erythrozyten geht eine Zusammenballung in Geldrollenform voraus (Aggregation), ein Vorgang, der von der Agglutination streng zu trennen ist.

Es hat sich nun gezeigt, daß die Geschwindigkeit dieser Senkung der Erythrozyten unter besonderen pathologischen Umständen erheblich beschleunigt ist. Die allgemeine Annahme ist, daß die Steigerung der Aggregationsbereitschaft und damit die Steigerung der Senkungsgeschwindigkeit der Erythrozyten in krankem Blut auf eine Veränderung der Zusammensetzung der grobdispersen Plasmaeiweißkörper zu beziehen ist. Sie wird um so schneller, je mehr Fibrinogen und Globulin im Plasma vorhanden ist. Andere Umstände, wie die Viskosität des Blutplasmas, der Wassergehalt und die Wasserstoffionenkonzentration des Blutes, der Gehalt an Lipoiden, ferner die Zahl, Größe, Form und das Volumen der Erythrozyten üben einen gewissen, aber nicht wesentlichen Einfluß auf die Senkung aus.

Der eigentliche biologische Vorgang des Senkungsphänomens ist noch ungeklärt. Während man früher annahm, daß die Fibrinogene und Globuline die negative elektrische Ladung der Erythrozyten beeinflussen, wird heute mehr an eine Änderung der

Oberflächenspannung und der Oberflächenhydrierung, wie auch an eine Beeinflussung der Klebrigkeit und des „Ballungsfaktors" (FRIMBERGER) der Erythrozyten gedacht. Auch das Gegenteil der Aggregation, eine sogenannte Desaggregation und damit eine Verlangsamung der Senkungsreaktion kommt vor (s. weiter unten).

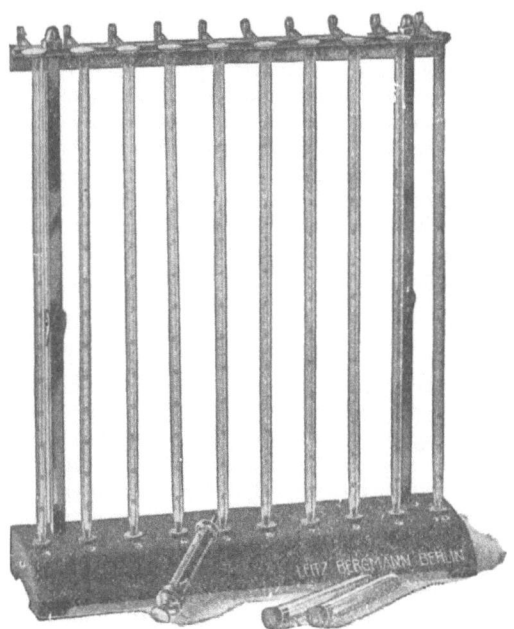

Abb. 6. Apparat zur Bestimmung der Blutkörperchen-Senkungsgeschwindigkeit
nach WESTERGREN

Ausführung: Methode nach WESTERGREN

Man füllt in eine 2 cm³ Rekordspritze 0,4 cm³ 3,8%ige Natriumcitricumlösung zur Vermeidung der Gerinnung und füllt die Spritze vermittels Venenpunktion auf 2 cm³ auf. Man schüttelt gut durch und spritzt die Blutmischung in das dem Apparat beigegebene kleine Reagenzglas. Nach nochmaligem, guten Durchmischen wird die Blutzitratmischung in die dem Apparat beigegebene Pipette aufgesaugt. Diese ist 30 cm lang bei einer lichten Weite von 3 mm. Die Pipette hat eine Graduierung von 0 bis 200 mm. Nachdem das Blut mehrmals aufgesaugt und zurückgespritzt wurde, wird die Pipette bis zur Marke 0 gefüllt, senkrecht in dem beigegebenen Stativ mit der Spitze nach unten auf einen Gummistopfen aufgesetzt und mittels Federdruck angepreßt (s. Abb. 6). Nach kurzer Zeit sinken die Blutkörperchen nach abwärts und es bildet sich über ihnen eine mehr oder weniger große Plasmaschicht. Man liest nun nach 1, nach 2 und unter Umständen auch nach 24 Stunden an der Millimetereinteilung die Höhe der abgesetzten Plasmaschicht ab. Praktisch die größte Bedeutung hat der Einstundenwert. Er beträgt normal bei Männern 1 bis 6 mm, bei Frauen 3 bis 10 mm. Werte über 9 mm beim Mann und über 12 mm bei der Frau werden als pathologisch betrachtet. Nach 24 Stunden ist der Normalwert beim Mann ca. 40 mm, bei der Frau ca. 70 mm.

Die Apparaturen für die Bestimmung der Blutkörperchensenkungsgeschwindigkeit sind von der Firma E. LEITZ, in Wetzlar zu beziehen.

Die Blutsenkung ist physiologisch beschleunigt bei der Menstruation (nicht konstant!) und im Laufe einer Schwangerschaft vom 3. Monat ab. Unter krankhaften Bedingungen ist die Senkung beschleunigt bei allen Infektionen, bei aktiven Fokalinfekten bei vielen Blutkrankheiten, malignen Tumoren, seropositiver Lues, infektiösen Arthritiden, entzündlichen Leber- und Nierenkrankheiten, bei Allergie u. a.

Die Senkung ist verlangsamt bei allen Polycythämien und bei nicht entzündlichen Erkrankungen der Leber (bes. Ikterus und Stauungsleber).

Die neuerdings vielfach angegebenen Mikromethoden zur Senkung sind für die allgemeine Praxis weniger zu empfehlen. da sie umständlicher und besonders bei hoher Senkungsbeschleunigung nicht frei von Fehlerquellen sind. Für die Untersuchung bei Kindern kommen sie dagegen in Frage wegen der geringen Blutmenge, die man für sie benötigt (Apparate nach REICHEL u. POINDECKER).

19. Die Resistenzbestimmung der Erythrozyten

Die roten Blutkörperchen gehorchen den Gesetzen der Osmose, d. h. sie vermögen aus einer umgebenden hypotonischen Lösung Wasser aufzunehmen, während sie an eine hypertonische Lösung Wasser abgeben. Befinden sie sich in einer sogenannten isotonischen Lösung, so findet ein Wasseraustausch nicht statt. Isotonisch ist eine Kochsalzlösung von 0,9%. Werden rote Blutkörperchen in eine hypertonische, über 0,9% NaCl enthaltende Lösung gebracht, so schrumpfen sie durch Wasserabgabe. Bringt man sie in eine hypotonische Lösung unter 0,9% NaC., so quellen sie durch Wasseraufnahme stark auf bis zur Zerstörung und geben ihr Hämoglobin an die umgebende Flüssigkeit ab. Dieser als Hämolyse bezeichnete Vorgang beginnt normalerweise bei einer Konzentration von 0,46 bis 0,42% NaCl (obere Resistenzgrenze oder Minimumresistenz) und ist vollkommen bei einer Konzentration von 0,28 bis 0,2% (untere Resistenzgrenze oder Maximumresistenz). Er ist nach neueren Kenntnissen bis zu einem gewissen Grade reversibel, indem Erythrozytenleiber bei Anämien im Stadium lebhafter Regeneration bis 40% des abgegebenen Hämoglobins wieder aufnehmen können.

Ausführung:

1. Venenpunktion mit einer 5 cm³-Spritze. Die Spritze muß mit Alkohol und Äther gut gereinigt und lufttrocken sein, um Hämolyse zu vermeiden. 2. Einbringen des Blutes in ein kleines Meßkölbchen mit Glasperlen, längeres Umschütteln, um das Blut zu defibrinieren und ungerinnbar zu machen. 3. Überführen des defibrinierten Blutes in ein Zentrifugenglas und starkes Zentrifugieren. 4. Abgießen des Serums und zwei- bis dreimaliges Waschen der zurückbleibenden roten Blutkörperchen mit 0,9%iger Kochsalzlösung mit jedesmaligem Zentrifugieren und Abgießen. 5. Herstellung einer 5%igen Aufschwemmung der gewaschenen roten Blutkörperchen derart, daß man 1 cm³ der Aufschwemmung auf 20 cm³ Kochsalzlösung verdünnt. 6. Herstellung der fallenden Kochsalzverdünnung.

Zur genauen Austitrierung der Resistenz wäre es notwendig, von einer 0,7 bis 0,1%igen Kochsalzlösung Verdünnungen in jeweiligen Abständen von 0,02% herzustellen. An Stelle dieser umständlichen Methode erscheint es für die Praxis durchaus ausreichend, wenn eine Verdünnungsreihe hergestellt wird, die zwar nicht genau

progressiv fortschreitet, aber doch die wichtigen Verdünnungsbreiten zwischen 0,46 bis
0,38 und 0,28 bis 0,2% enthält. Die Verdünnungsreihe ist folgende: 0,7%, 0,6%, 0,5%
0,46%, 0,42,% 0,38%, 0,32%, 0,28%, 0,24%, und 0,2%. Die praktische Herstellung dieser
Verdünnungen erfolgt am einfachsten mittelst Tropfverfahrens, indem man von einer
1%igen Kochsalzlösung ausgeht. Man stellt sich 10 kleine Reagenzröhrchen in einer
Reihe auf und füllt aus einer Tropfflasche oder Tropfpipette von links beginnend, in
das erste Röhrchen 70, in das zweite 60, in das dritte 50, in das vierte 46, in das fünfte 42,
in das sechste 38, in das siebente 32, in das achte 28, in das neunte 24 und in das zehnte
20 Tropfen der 1%igen Kochsalzlösung ein. Nun füllt man zu jedem Röhrchen so
viele Tropfen destillierten Wassers hinzu, als nötig sind, um in jedem Röhrchen die
Tropfenzahl auf 100 zu ergänzen. Die Reihenfolge der zuzusetzenden Tropfenzahl
destillierten Wassers von links nach rechts wäre also 30, 40, 50, 54, 58, 62, 68, 72, 76,
80. Die Tropfenzahl der in jedem Röhrchen befindlichen Kochsalzlösung gibt dann
ohne weiteres die Konzentration an: 70 Tropfen = 0,7% usw.

7. Zu jedem Röhrchen setzt man etwa 3 Tropfen der Blutkörperchenaufschwemmung hinzu. Die gesamten Röhrchen kommen entweder in einen Thermostaten (Brutschrank) oder in die Nähe einer entsprechenden Wärmequelle. Nach einer Stunde
wird abgelesen. In den Röhrchen, in welchen keine Hämolyse stattgefunden hat, haben
sich die roten Blutkörperchen sedimentiert und darüber steht die wasserklare Kochsalzlösung. Der Beginn der Hämolyse zeigt sich daran, daß die Flüssigkeit über den
sedimentierten roten Blutkörperchen gelb bis rötlichgelb gefärbt ist, eine mittlere
Hämolyse an einer deutlichen Rötung und totale Hämolyse an einer dunkelroten
Färbung der Flüssigkeit und vollkommenem Verschwinden des Bodensatzes von Erythrozyten. Die normale Hämolyse (= beginnende, minimale Hämolyse) erfolgt, wie
oben gesagt, bei 0,46%, die starke Hämolyse bei etwa 0,38% und die totale (maximale)
Hämolyse bei etwa 0,28%. Diesen Zahlen entsprechen die Röhrchen Nr. 4, Nr. 6 und
Nr. 8.

Das Waschen der Erythrozyten ist nicht unbedingt erforderlich. Auch bei einfachem
direkten Eintropfen von 1 bis 2 Tropfen ungewaschenen Blutes werden die Resultate
praktisch brauchbar.

Bei dem sogenannten hämolytischen Ikterus ist die Feststellung der Resistenz
für die Diagnose von Bedeutung, weil bei ihm die Resistenz vermindert ist. Und zwar
liegt sowohl die beginnende Hämolyse (sogenannte Minimalresistenz) höher, also über
0,46% bis zu 0,6 und 0,7%, wie auch die totale Hämolyse (sogenannte Maximal-
resistenz) über 0,28%. Im Gegensatz hierzu ist häufig beim Katarrhalischen Ikterus
und bei manchen experimentellen Anämien die Resistenz der roten Blutkörperchen
erhöht, so daß selbst bei höheren Verdünnungen eine Hämolyse nicht auftritt.

20. Die Bilirubinbestimmung im Serum

Bei manchen Blutkrankheiten bietet die Betrachtung der Serumfarbe gewisse diagnostische Aufschlüsse. Im allgemeinen zeigt normales Serum, wenn es klar gewonnen
ist, eine mattgelbe Färbung. Bekannt ist die auffallend gelbgrüne Färbung des Serums
bei beginnendem Ikterus und die dunkle, fast braunschwarze Färbung bei lange be-
stehendem Ikterus. Im Gegensatz hierzu weist das Serum einer echten perniziösen
Anämie meist eine auffallend goldgelbe Farbe auf. Das Blut der Chlorose hat hin-
wiederum eine nur schwache helle Serumfarbe. Abgesehen von den Serumverände-
rungen, die durch mechanischen Gallenverschluß bedingt sind und bei denen durch
Übertritt der Galle in das Blut natürlich die oben angeführte intensive Verfärbung
eintreten muß, ist die Serumfärbung bei den Anämien bedingt durch das bei dem

Hämoglobinzerfall vermehrt gebildete Bilirubin, sowie durch die Harnfarbstoffe Uro-
chrom, Uroerythrin und das Pentdyopent. Da das Bilirubin mit 80 bis 90%
den Hauptfarbstoff des Serum darstellt, so gibt die Messung der Serumfarbe einen hin-
reichenden Maßstab für die Bilirubinkonzentration (HEILMEYER) ab.

Zur quantitativen Bestimmung des Bilirubins sind kolorimetrische Methoden angegeben, von denen für praktische Zwecke das Bilirubinometer von MEULENGRACHT
brauchbar ist, wenn auch die Bestimmung bei den Anämien weniger exakt ausfällt
als bei den stärkeren Färbungen beim Ikterus. Das MEULENGRACHTsche Bilirubinometer beruht auf dem Vergleich der Serumfarbe mit derjenigen einer Standardlösung
von Kaliumbichromat. Das Serum wird bis zur Farbgleichheit mit der Standardlösung
verdünnt und der Bilirubinwert an einer Skala abgelesen. Genauer ist die kolorimetrische Methode von HIJMANS VAN DEN BERGH. Sie beruht auf der Erscheinung,
daß Bilirubin bei Zusatz des EHRLICHschen Diazoreagens sich rot färbt. Auch mit dem
ZEISSschen Stufenphotometer oder dem ZEISS-IKON Bilirubinometer (nach HEIL-
MEYER) kann die Bilirubinbestimmung vorgenommen werden.

Für praktische Zwecke einfacher ist die Anstellung der sogenannten direkten und
der sogenannten verzögerten oder indirekten Reaktion der Diazoreaktion auf
Bilirubin, die auf einfache Weise nach der Methode von LEPEHNE folgendermaßen
ausgeführt wird.

Ausführung:

Man füllt in drei kleine Reagenzgläser 0,3 cm³ Serum. Zum ersten Gläschen fügt
man 0,2 cm³ Aqua dest. hinzu. In das dritte bringt man einige Körnchen Coffeinum
natrio-salicylicum und eine Spur Ammoniak, indem man einen vorher mit Ammoniak
benetzten Glasstab in das Serum eintaucht. Zum Schluß setzt man zu dem zweiten
und dritten Röhrchen je 0,2 cm³ Diazoreagens zu. Im dritten Röhrchen tritt die
Reaktion der Rotfärbung sofort ein. Es handelt sich hierbei um die sogenannte ver-
zögerte oder indirekte Reaktion, die nur bei Zusatz von Koffein auftritt. Wird auch
das zweite Röhrchen rot, so handelt es sich um eine direkte Reaktion, das heißt um
eine solche, die durch Zusatz des Diazoreagens allein eintritt. Das erste Röhrchen
dient lediglich dem Vergleich. Die sofortige direkte Reaktion (Rotfärbung des zweiten
Röhrchens) zeigt Stauungsbilirubin (bei mechanischem Ikterus durch Behinderung des
Gallenabflusses) an, während die indirekte Reaktion vor allem bei der perniziösen
Anämie und beim hämolytischen Ikterus durch Blutzerfall auftritt (dynamischer
Ikterus).

Das zur Reaktion notwendige Diazoreagens wird jedesmal frisch aus der Diazolösung
I und II nach EHRLICH hergestellt. Lösung I: Sulfanilsäure 5,0, reine Salzsäure 50,0,
Aqua dest. 1000. Lösung II: 5% Natriumnitritlösung. Das Reagens wird hergestellt
durch Vermischen von 25 cm³ der Lösung I mit genau 10 Tropfen der Lösung II.

Bei Hämolyse zeigt das Serum infolge Hämoglobinaustritts eine spontane Rotfärbung.

21. Die Knochenmarkspunktion

Durch die Einführung der Knochenmarkspunktion (Sternalpunktion) am Lebenden
hat die Kenntnis der physiologischen und pathologischen Zustände des Marks eine
wesentliche Förderung erfahren; aber auch die Diagnose der Blutkrankheiten wird
durch ihre Ausführung in vielen Fällen entscheidend beeinflußt. Wenn auch die Technik
nicht schwierig ist, so muß doch gesagt werden, daß die hämatologische Beurteilung
des Punktionsmaterials schwierig ist und große Erfahrung erfordert. Auf die jeweiligen
Knochenmarksbefunde werden wir bei den einzelnen Krankheiten eingehen.

Technik.

Ort: Mittellinie des Sternums in der Höhe des 2. bis 4. Zwischenrippenraumes. Instrument: Spezialnadel von Rohr, Klima und Rosegger u. a. mit Sicherungsvorrichtung gegen zu tiefes Einstechen. Anästhesie (mit 1%iger Novocainlösung + 1 bis 2 Tropfen Suprarenin) bis in das Periost. Einstechen der Nadel bis auf den Knochen, Einstellung der Sicherheitsvorrichtung auf 0,5 cm. Kräftiges Nachdücken, wobei man die Durchbrechung der Knochenlamelle deutlich spürt. Ansaugen von $\frac{1}{2}$ bis 1 cm³ Knochenmarksaft mit einer luftdicht auf die Kanüle passenden Recordspritze. Beim Ansaugen entsteht ein Schmerzgefühl, das rasch nachläßt. Kommt kein Saft, so spritzt man etwas physiologische NaCl-Lösung ein und aspiriert erneut. Objektträgerausstrich und Pappenheim-Färbung.

Bei der Sternalpunktion muß man darauf achten, daß es auch sogenannte leere Punktionen gibt, bei denen man kein rotes, sondern gelbes Mark erhält. Es liegt das daran, daß das hämopoëtische Mark inselförmig angeordnet ist. Man muß also unter Umständen an verschiedenen Stellen punktieren.

Bei Kindern empfiehlt es sich, an Stelle des Sternums die weniger gefährliche Punktion der Crista iliaka zu wählen, die dem Sternalpunktat gleiche Myelogramme fördert. Man benützt eine etwas dickere Nadel, die in sagittaler Richtung ca. 5 cm hinter der Spina anterior superior eingestochen wird. Eine Verletzung des Bauchraumes ist bei dieser Technik unmöglich.

Das Auftreten einer Angina pectoris, wie es bei Sternalpunktion beim Ansaugen des Markes beobachtet wurde, dürfte immerhin ein seltenes Vorkommnis sein. Vereinzelte Todesfälle durch Perforation der Lamina interna sind gemeldet worden.

22. Die Milzpunktion

Eine Milzpunktion kann nur an einem pathologischen, den Rippenbogen deutlich überragenden Milztumor ausgeführt werden: rechte Seitenlage, Bestimmung der Milzgrenzen durch Palpation und Perkussion, Hautanästhesie. Man geht mit einer Lumbalnadel unterhalb des Rippenbogens oder im untersten Interkostalraum 4 bis 6 cm tief ein und saugt mit der Rekordspritze einige Tröpfchen an. Zu vermeiden ist die Milzpunktion bei splenomegaler Leberzirrhose und bei portaler Stauungsmilz wegen der Gefahr tödlicher Blutung. Ausführung der Punktion nur durch Chirurgen!

23. Die Lymphdrüsenpunktion

Man geht nach Schöner mit einer dünnen, mit Spritze armierten Nadel in die Drüse ein, die man mit der anderen Hand fixiert. Zur Untersuchung genügt ein kleines Gewebstückchen, das an der Nadel haften bleibt.

24. Die Bluttransfusion

Zu den bei den Blutkrankheiten zur Anwendung kommenden Heilmitteln gehört die Bluttransfusion. Eine unerläßliche Bedingung für eine jede Bluttransfusion ist die vorherige Bestimmung der Blutgruppe des Spenders und des Empfängers, da nur bei zueinanderpassenden Blutgruppen gefährliche, oft tödliche Zwischenfälle vermieden werden können. Der praktische Arzt ist zwar nach den gesetzlichen Bestimmungen verpflichtet, wenn genug Zeit zur Verfügung steht, die Blutgruppenbestimmung in einer Blutspenderzentrale oder in einem dafür autorisierten Laboratorium ausführen zu lassen, wenn er es nicht überhaupt vorzieht, den Kranken zur

Transfusion einem Krankenhaus zu überweisen. Indessen wird er in dringenden Fällen doch in die Lage kommen, sowohl die Bestimmung der Blutgruppen wie auch die Transfusion selbst vorzunehmen. Beides muß daher kurz besprochen werden.

a) Die Blutgruppen (Landsteiner, Wiener, Hirszfeld, Dahr)

Bringt man rote Blutkörperchen eines Menschen mit dem Serum eines anderen Menschen zusammen, so tritt in vielen Fällen eine Agglutination und eventuell auch eine Hämolyse der Blutkörperchen auf. Der Vorgang kommt dadurch zustande, daß in dem Serum Antistoffe gegen die arteigenen Blutkörperchen (Isoagglutinine und Isohämolysine) vorhanden sind. Das Vorkommen der Isoagglutinine und Hämolysine läuft parallel, wahrscheinlich handelt es sich um denselben Stoff oder jedenfalls sind beide eng miteinander verbunden. Für die Bestimmung der Blutgruppen wird die Agglutination allein in Rechnung gestellt.

Es gibt zwei agglutinable Substanzen an den roten Blutkörperchen, die mit A und B bezeichnet werden. Diese können im Blute eines Menschen entweder jedes einzelne für sich oder auch beide zusammen vorkommen, oder auch beide fehlen. So ergeben sich die vier Hauptblutgruppen A, B, AB und 0. Andererseits enthält das Blutserum auch zwei agglutinierende Antikörper (Agglutinine) gegen A und B. Sie werden mit α und β, heute meist auch als Anti-A und Anti-B bezeichnet. Die letztere Bezeichnung ist an sich logischer und auch begrifflich besser. Auch diese Antikörper können jeder für sich vorhanden sein, zusammen vorkommen oder fehlen. Normalerweise enthält das Serum eines Menschen immer nur die Antikörper, welche nicht gegen die eigenen Blutkörperchen gerichtet sind, sonst würde das Serum ja die eigenen Erythrozyten agglutinieren und hämolysieren müssen. So ergeben sich folgende vier Hauptblutgruppen nach ihrer serologischen Formel (Dahr):

Blutgruppe	Blutgruppenantikörper
A	Anti-B oder β
B	Anti-A oder α
AB	keine
0	Anti-AB oder α β

Serologische Blutgruppenformel.

Da das Blut der Gruppe 0 keine agglutinablen Substanzen besitzt, so kann diese Gruppe 0 als Universalspender gelten. Die Menschen der Gruppe AB sind Universalempfänger, da sie keine Antikörper haben. Denn es kommt im großen darauf an, daß das Empfängerserum nicht die Blutkörperchen des Spenders hämolysiert. Das Spenderserum wird bei der Transfusion so stark verdünnt, daß es keine wesentliche Gefahr bildet. Am besten ist es, wenn man nur gruppengleiche Menschen zu Bluttransfusionen miteinander verbindet. Ist eine solche Kombination nicht möglich, so wählt man Gruppe 0 als Spender und nur wenn auch diese nicht vorhanden ist, eine der übrigen möglichen Kombinationen, die sich aus dem folgenden kleinen Schema ergeben:

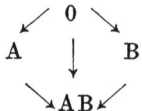

Die Pfeilrichtung von einer Gruppe zur anderen zeigt an für welche Gruppe die Ausgangsgruppe des Pfeiles Spender sein kann.

Mit der Bestimmung der Hauptgruppen ist aber eine Vollständigkeit noch nicht erreicht, da eine Reihe von Untergruppen von A und B sowie andere Faktoren (irreguläre Agglutinine, Kälte-Agglutinine etc.) eine Rolle spielen. Von der Gruppe A sind noch folgende Untergruppen bekannt geworden: A_1, A_2 und A_3, so daß sich folgende international bezeichnete Gruppierung ergibt:

$$A_1, A_2, A_3, B, O, A_1B, A_2B, A_3B.$$

Mit dem Anwachsen der Übung der Blutübertragung hat sich gezeigt, daß trotz Verwendung sicher gruppengleichen Blutes oft schwerste hämolytische Reaktionen auftreten, besonders bei wiederholten Transfusionen desselben Blutes, das anfänglich gut vertragen wurde. Es kommt im Verlaufe der wiederholten Transfusionen zu einer Isoimmunisierung gegenüber unbekannten Bluteigenschaften des Spenders, so daß bei wiederholter Übertragung Agglutination bzw. Hämolyse auftreten. Diese Erscheinung ist auf ein irreguläres Agglutinin (LEVINE) zu beziehen, das von LANDSTEINER u. WIENER als Rhesusagglutinin erkannt wurde, d. h. als ein Agglutinin gegenüber den Erythrozyten der Affenart Makkakus Rhesus. Bei Versuchen über Heteroimmunisation von Kaninchen mit Rhesus-Erythrozyten zeigte sich, daß das Serum dieser Kaninchen (Antirhesus-Serum) nicht nur die Blutkörperchen der Affen, sondern auch die Blutkörperchen von Menschen in 85% agglutinierte.

Diese neue Eigenschaft menschlicher Erythrozyten gegenüber Rhesus-Agglutininen wird Rhesus-Faktor (Rh.-Faktor) benannt. Die Menschen, welche diese Eigenschaft ihrer roten Blutkörperchen besitzen (85%), werden als Rhesus-positiv (Rh) bezeichnet, die, welche sie nicht besitzen, als Rhesus-negativ (rh).

Es hat sich nun gezeigt, daß die Zwischenfälle bei Transfusionen selbst gruppengleichen Blutes fast immer durch das Rhesus-System (Rhesus Antigen-Antikörperreaktion) verursacht werden und daß die ca. 10% der Fälle, wo der Rh-Faktor nicht ursächlich zu wirken scheint, die neuerdings bekannt gewordenen Rh-Untergruppen schuld sind: Rh', rh', Rh_1, Rh_0, Rh_2, Rh'', rh''. Dazu treten die allerdings nicht sehr wichtigen Faktoren M, N, P, G, H des menschlichen Blutes sowie atypische Agglutinine (Kälteagglutinine, Panagglutinine) hinzu.

Es würde zu weit führen, hier das ganze schwierige Gebiet der Blutgruppenforschung abzuhandeln, zumal es noch immer im Flusse ist. Immerhin können durch die einfache Bestimmung von Rh und rh mittelst Standardserum ca. 90% der an sich schon nicht häufigen rhesusbedingten Transfusionsstörungen ausgeschaltet werden (DAHR).

Das eine dürfte aber für den Praktiker erkennbar sein, daß die Vornahme einer exakten und fehlerfreien Blutgruppenbestimmung unmöglich in sein eigenes Arbeitsgebiet gehört, und daß er gehalten ist, diese verantwortungsvolle Untersuchung einem dafür konzessionierten Institut zu überlassen, wie es auch die gesetzlichen Richtlinien vorschreiben. Nur im Notfalle ist es auch dem praktischen Arzt erlaubt, eine Blutgruppenbestimmung selbst vorzunehmen, die durch den Kreuzversuch (s. unten) und die biologische Vorprobe zu sichern ist.

b) Die Bestimmung der Blutgruppen

Von dem Reichsministerium des Inneren sind am 5. III. 1940 und von dem Ministerium für Arbeit, Aufbau und Gesundheit des Landes Niedersachsen am 2. III. 1949 Richtlinien für die Durchführung von Blutübertragungen erlassen worden. In Anlehnung an diese Erlasse gebe ich im folgenden eine kurz zusammengefaßte Darstellung der Blutgruppenbestimmung.

Grundsätzlich hat vor jeder Bluttransfusion die Ermittlung der Blutgruppe beim Spender und Empfänger zu erfolgen durch Untersuchung:

a) der Blutkörpercheneigenschaften mittels staatlich geprüfter Testseren der Blutgruppen A, B, 0 und der Untergruppen von A.

b) der Serumeigenschaften mit Hilfe bekannter Blutkörperchenaufschwemmungen der Gruppen A und B.

c) Prüfung auf das Vorhandensein von Rh/rh-Faktoren mit staatlich geprüften Rh-Testseren.

Ausführung:

Durch Venenpunktion oder durch tiefen Einstich in das Ohrläppchen (bei Säuglingen in die gestaute Ferse) werden ca. 2 cm³ Blut entnommen und nach dem Gerinnen zentrifugiert. Das Serum wird mit einer fein ausgezogenen Kapillarpipette abgehoben.

Zur Herstellung einer etwa 5%igen Blutkörperchenaufschwemmung fängt man 2 Bluttropfen in 1 cm³ physiologischer Kochsalzlösung auf. Man kann auch eine Leukozytenpipette bis zur Marke 0,5 mit Blut und bis 11 mit NaCl-Lösung füllen (gut schütteln!).

Auf Milchglasplatten mit Hohlschliffen (Firma Ulrich und Schreckel in Ilmenau/Thür.) bringt man in die mit der eingeätzten Bezeichnung A, B, 0 gekennzeichneten Hohlschliffe je einen Tropfen des entsprechenden Testserums und fügt je einen Tropfen der zu prüfenden Blutkörperaufschwemmung hinzu. Die Proben werden mit einem Glasstäbchen verrührt. (Stäbchen jedesmal abreiben, ehe man in eine neue Probe eintaucht!)

Auf einer zweiten Glasplatte wird je ein Tropfen des zu prüfenden Serums mit je einem Tropfen bekannter A- und B-Blutkörperchenaufschwemmungen in der gleichen Weise zusammengebracht.

Die Bestimmungen müssen bei einer Zimmertemperatur von mindestens 18⁰ C vorgenommen werden.

Unter keinen Umständen darf unaufgeschwemmtes Vollblut verwendet werden.

Hat man keinen Träger mit Hohlschliff zur Verfügung, so sind die Proben mit Fettstift oder Vaselinestrich gut voneinander abzugrenzen.

Die Proben auf Rh/rh werden in der gleichen Weise angesetzt. Unter leichtem, sehr vorsichtigem, wiederholtem Schütteln kann das Ergebnis nach 5 bis 10 min abgelesen werden.

Resultat: Eine stattgefundene Agglutination ist gekennzeichnet durch Verklumpung der roten Blutkörperchen. Ein negatives Resultat ist dort vorhanden, wo die Blutkörperchen nicht verklumpt sind, sondern in dem Serum fein verteilt bleiben.

5. Auswertung der Ergebnisse. (Abb. 7) Es empfiehlt sich, nach folgendem Schema vorzugehen:

Blutkörperchen X + Serum A =

,,   X +   ,,   B =

,,   X +   ,,   0 =

Serum   X + Blutkörperchen A =

,,   X +   ,,   B =

a) Werden die zu untersuchenden Blutkörperchen X vom Serum B wie vom Serum 0 verklumpt, jedoch nicht vom Serum A, dann handelt es sich um die Blutgruppe A. In diesem Falle muß das Serum des zu untersuchenden Blutes X die Blutkörperchen B verklumpen, jedoch nicht die Blutkörperchen A.

b) Werden die zu untersuchenden Blutkörperchen X vom Serum A und vom Serum 0 verklumpt, jedoch nicht vom Serum B, dann handelt es sich um die Blutgruppe B.

In diesem Falle muß das Serum des zu untersuchenden Blutes X die Blutkörperchen A verklumpen, jedoch nicht die Blutkörperchen B.

c) Werden die zu untersuchenden Blutkörperchen X von keinem der 3 Sera verklumpt, dann handelt es sich um die Blutgruppe 0. Das Serum des zu untersuchenden Blutes X muß, wenn dieses zur Blutgruppe 0 gehört, sowohl die Blutkörperchen A wie die Blutkörperchen B verklumpen.

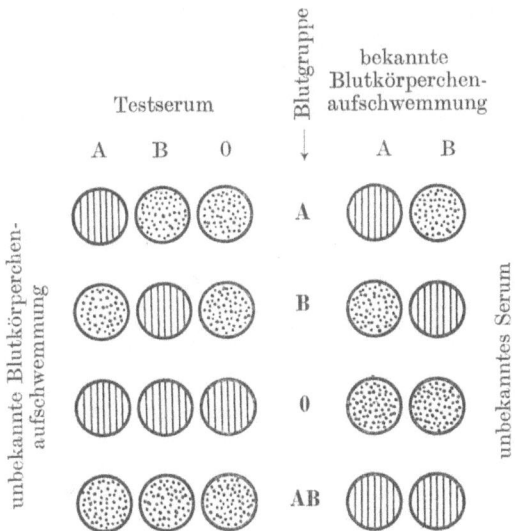

Abb. 7. Blutgruppenbestimmung (aus „Richtlinien" modifiziert)
Punktierte Felder = Agglutination
Schraffierte Felder = keine Agglutination

d) Werden die zu untersuchenden Blutkörperchen X von allen Sera verklumpt, dann handelt es sich um die Blutgruppe **AB**. In diesem Falle muß das Serum des zu untersuchenden Blutes X mit bekannten Blutkörperchen A und B ein negatives Resultat ergeben. Die Untersuchung des Serums ergibt also schon eine Kontrolle der Untersuchungsergebnisse der Blutkörperchen.

Die so bestimmten Blutgruppen können noch nicht als vollkommen gesichert gelten, da die Bluteigenschaft A in sehr schwach agglutinierbaren erblichen Formen (A_2 und A_3) vorkommen kann; außerdem können starke Senkungsbereitschaft (s. Pseudoagglutination), Abkühlung, Bakterieneinwirkungen, irreguläre Agglutinine (Kälteagglutinine und Panagglutinine) und technische Fehler vorkommen, so daß eine aktenmäßige Feststellung der Blutgruppe noch zahlreicher Kontrollen bedarf. Für die Praxis ist daher folgender Kreuzversuch unerläßlich:

Direkter Kreuzversuch zwischen Spender- und Empfängerblut.

a) Eine etwa 5%ige Aufschwemmung der Blutkörperchen in physiologischer Kochsalzlösung, sowohl des Spenders wie des Empfängers ist herzustellen (etwa ein kleiner Tropfen Blut auf 0,5 cm³ physiologischer Kochsalzlösung).

b) Serum des Blutes des Spenders wie des Empfängers sind durch Zentrifugieren je einer kleinen etwa 0,5 cm³ großen Blutmenge zu gewinnen.

c) In ein kleines Reagensglas kommt etwa 0,1 bis 0,2 cm³ Serum des Empfängers, in ein anderes die gleiche Menge des Spenders. Dem ersten Reagensgläschen wird ein Tropfen der Blutkörperchenaufschwemmung des Spenders, dem zweiten ein Tropfen Blutkörperchenaufschwemmung des Empfängers zugefügt, so daß also das Serum der einen Person mit den Blutkörperchen der anderen vermischt ist.

d) Hämolyse tritt gegebenenfalls bei Zimmertemperatur oder nach Stehen der Gläschen im Brutschrank bei 37⁰ nach 10 bis 15 Minuten auf. Werden in solchen Fällen die Gläschen zentrifugiert, dann haben sich am Grunde die Blutkörperchen, die aufgelöst sind, natürlich nicht abgesetzt. Hat Hämolyse dagegen nicht stattgefunden, dann sind die Blutkörperchen am Boden des Glases nach Zentrifugieren abgesetzt und verteilen sich bei leichtem Klopfen des Gläschens wieder vollkommen in der Flüssigkeit. Tritt eine solche Verteilung der Blutkörperchen aber nicht ein, sondern schwimmen sie zu einem feinen Häutchen zusammengebacken oder in einzelnen Klümpchen in der Flüssigkeit, dann ist Agglutination erfolgt. Die beiden Blute passen nicht zueinander. Die Gruppe ist falsch bestimmt. Der Spender ist zur Transfusion für diesen Patienten ungeeignet!

Der Kreuzversuch soll auch bei wiederholter Blutübertragung (auch mit dem früher gut vertragenen Spenderblut) vorgenommen werden, um Transfusionsschäden infolge erfolgter Antikörperbildung, insbesondere des Rh/rh-Systems, auszuschließen.

Bei Verwendung von 0-Blut als Universalspender für eine andere Blutgruppe ergibt die Prüfung des Spenderserums gegenüber den Empfängerblutkörperchen im Kreuzversuch immer das Auftreten einer Agglutination oder Lyse, was jedoch nicht auf eine Unverträglichkeit hindeutet.

Im allgemeinen sollen Spender und Empfänger stets zu gleichen Blutgruppen gehören, bei der Gruppe A möglichst auch zu der gleichen Untergruppe. Universalspender der Gruppe 0 sollen nur in Ausnahmefällen herangezogen werden.

Hinsichtlich des Rhesusfaktors geben die Richtlinien noch folgende, zu beachtende Vorschriften:

Eine durch das Rh/rh-System bedingte Unverträglichkeit kann man im Kreuzversuch dadurch ausschalten, daß man die Reaktionsgemische auf dem Objektträger mindestens 20 Min. unter einer Lupe beobachtet, wobei auch nicht die feinsten Agglutinate auftreten dürfen. Zur Ausschaltung von Störungen durch blockierende Rh-Antikörper ist neben der Prüfung des Empfänger- bzw. Spenderserums gegenüber den entsprechenden Blutkörperchen in Kochsalzaufschwemmung gleichzeitig die Prüfung der Seren gegenüber den entsprechenden Blutkörperchenaufschwemmungen im menschlichen AB-Serum vorzunehmen (2 Tropfen Vollblut auf 1 cm³ AB-Serum).

Bei Kindern mit familiärer Erythroblastose darf weder das Blut der Mutter noch das des Vaters transfundiert werden. Sie müssen rh-negatives Blut eines anderen Spenders erhalten. Frauen, welche ein Kind mit Erythroblastose geboren haben, auch solche, die oft Fehl- oder Totgeburten hatten, dürfen nur rh-negatives Blut bekommen. Bei Frauen kann eine Sensibilisierung gegenüber einem rh-unverträglichen Blut auch durch normal verlaufene Schwangerschaften mit gesunden Kindern zustande kommen. Daher ist bei allen Frauen, die geboren haben, die Prüfung auf Rh-Antikörper auszuführen oder wo dies nicht möglich ist, zum mindesten der direkte Kreuzversuch in der eben besprochenen Modifikation anzuwenden. Bei Frauen mit gehäuften Tot- oder Fehlgeburten oder Erythroblastose-Kindern sollte dagegen eine Blutübertragung ohne exakte Rh-Bestimmung niemals vorgenommen werden.

Eine letzte und nie zu unterlassende Sicherung gegen Zwischenfälle
ist die Biologische Vorprobe zu Beginn einer jeden Transfusion (s. unten). Jedoch können durch diese biologische Probe Rh-bedingte Störungen nicht vermieden
werden.

Beim Spender sind außer den Blutgruppenbestimmungen auch die serologischen
und klinischen Untersuchungen auf Lues und Malaria durchzuführen.

c) Die Technik der Bluttransfusion

Als erstes ist nach den im Kapitel b) gegebenen Richtlinien die Blutgruppe des
Empfängers sorgfältig zu bestimmen und der passende Spender zu ermitteln.

Blutspenderorganisation: Eine segensreiche Einrichtung ist bei der wachsenden
Bedeutung der Bluttransfusion die internationale Einrichtung von Spenderorgani-
sationen. In Deutschland ist diese Organisation durch die Verordnung in RMBl. 1940
H. 11, 450 geregelt.

Sie ist meist an die großen Krankenhäuser angegliedert und umschließt die für
ihren Dienst vertraglich verpflichteten Spender, die hinsichtlich ihrer Brauchbarkeit
geprüft sind und alle Vierteljahre kontrolliert werden. Sie haben Ausweiskarten
(Gruppe 0 rot, Gruppe A grün, Gruppe B gelb und Gruppe AB weiß). Ein Tag- und
Nachtbereitschaftsdienst sorgt dafür, daß stets ein Spender zur Verfügung steht.
Wenn der Spender einer zugelassenen Spenderorganisation angehört und die notwendige Karteikarte mit sich führt, ist eine Untersuchung seiner Blutgruppe nicht nötig.
Stets aber ist die biologische Vorprobe durchzuführen. Bei nicht organi-
sierten und nicht geprüften Spendern muß die Blutgruppenbestimmung
und der „Kreuzversuch" vorangehen.

Die biologische Vorprobe: Man injiziert dem Empfänger 10 cm³ Blut des
Spenders intravenös oder unterbricht die Übertragung nach 10 cm³ für 2 Minuten und
beobachtet, ob beim Empfänger Reaktionen wie Unbehagen, Kopfschmerzen, Lenden-
schmerzen und Frösteln auftritt. Bei unsicherem Verhalten und bei schwächlichen
Personen wird der Versuch mit 20 bis 30 cm³ wiederholt. Erst wenn bei dieser Vorprobe
keinerlei ernstere Symptome auftreten, darf die Transfusion vorgenommen werden,
sonst muß sie abgebrochen werden.

Die Technik: Für den ärztlichen Praktiker kann nur die indirekte Transfusion in Betracht kommen. Die direkte Transfusion von Vene zu Vene verlangt
Apparaturen und Assistenz, die nur im Krankenhaus geleistet werden können. Für
die Allgemeinpraxis geeignete Apparate für direkte Transfusion sind diejenigen von
OEHLECKER und von BRANDTNER. Die Voraussetzung für eine indirekte Transfusion ist die Aufhebung der Gerinnbarkeit des Blutes. Früher haben wir an
der Kieler med. Universitätsklinik und an meiner inneren Abteilung diese dadurch
erreicht, daß das in einem Glaszylinder aufgefangene Blut des Spenders mit einem
Glasstab oder in einem Kolben mit Glasperlen solange geschlagen, bzw. geschüttelt
wurde, bis alles Fibrin sich abgesetzt hatte. Das Blut wurde durch ein dichtes Gaze-
filter filtriert. Mit dieser Methode habe ich viele Übertragungen ohne Zwischenfälle
gemacht (s. 1. Auflage). Man kann diese Methode im Notfall auch heute noch anwenden, wenn man gerinnungshemmende Zusatzmittel nicht zur Hand hat.

Sicherer und empfehlenswerter ist aber die Aufhebung der Gerinnungsfähigkeit mit Natrium citricum. Nachteile haben wir mit dieser Methode nicht gesehen.

Ausführung (nach HEILMEYER):

Man fängt das Spenderblut in einem graduierten sterilen Glaszylinder von 500 cm³
Inhalt auf und setzt zu je 100 cm³ Blut 3 cm³ einer 10%igen Natriumcitricum-Lösung

zu, während das Blut des Spenders in den Zylinder einläuft. Dabei muß man durch Umschwenken des Zylinders dauernd für gute Durchmischung sorgen. Dann filtriert man das Blut durch eine dicke Schicht steriler Gaze in den sterilen Glasirrigator, der zur Infusion dienen soll. Das Infusionssystem aus Irrigator, Schlauch und Nadel ist vorher mit steriler Ringerlösung gefüllt. Ein vor der Nadel eingeschaltetes Hähnchen oder ein Quetschhahn soll die Möglichkeit geben, die Zulaufmenge zu regulieren.

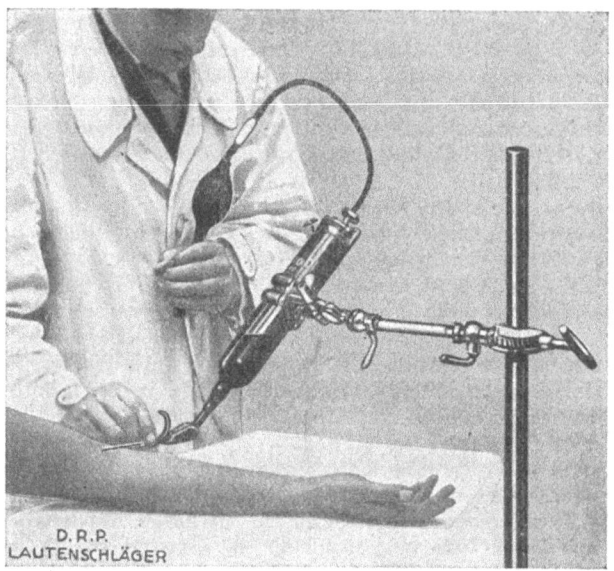

Abb. 8. Blutübertragung mit dem Athrombitapparat von Lampert-Neubauer

Von Heparin (Vetren), das in Ampullen zu 0,4 g in den Handel kommt, setzt man zu je 150 cm³ Blut 1 Ampulle zu. Die Technik des Zusetzens und der Infusion wie oben. Die Wirksamkeit ist jedoch unsicherer als die obige Methode mit Natriumzitrat.

Von Neubauer und Lampert, Bürkle de la Camp und Clemens sind gerinnungs-verhindernde Gefäße aus bernsteinartigem Kunstharz (Athrombit, Neoathrombit und Prohämit) eingeführt worden. Dasselbe Ziel hat auch die Thrombophob-röhre. Diese Gefäße mit sehr glatten Wandungen sind sehr praktisch, sie verzögern aber die Gerinnung nur auf kurze Zeit, so daß sehr rasch gearbeitet werden muß. Hochglanzpolierte Ainitnadeln aus rostfreiem Stahl sind zu empfehlen (Abb. 8 u. 9).

Die Blutkonserve. Sie verfolgt den Zweck, dem Spender entnommenes Blut konservieren und zur Verwendung jederzeit bereithalten zu können. Nach den Unter-suchungen von Schilling ist die beste Methode der Konservierung die Glukose-Zitrat-Konserve. Sie enthält gleiche Teile Blut und einer Lösung von 5,0 g Natr. citr. und 40 g Glukose Merck auf 1000,0 Aqua bidestillata. Das fertige Gemisch enthält 0,25% Natr. citr. und 2% Glukose. Die Konserve ist, wenn sie bei 4 bis 5⁰ Kälte gehalten wird, bis zu zwei Wochen haltbar, sie ist flüssig und gut verträglich. Ihre Übertragung erfolgt wie oben, geschieht aber am besten mit dem von Schilling angegebenen Transfusionsgerät.

An Stelle der wenig haltbaren Vollblutkonserve kommt seit dem 2. Weltkriege mehr die Serum- oder Plasmakonserve in Anwendung, die gebrauchsfertig von den serologischen Instituten bezogen werden kann und zwar in flüssigem wie trockenem Zustand (Trockenkonserve).

Exsanguistransfusion. Sie wird auf Seite 113 dargestellt werden.

Intramuskuläre Blutübertragung. Eine ziemlich weite (1 bis 1,5 mm) Kanüle

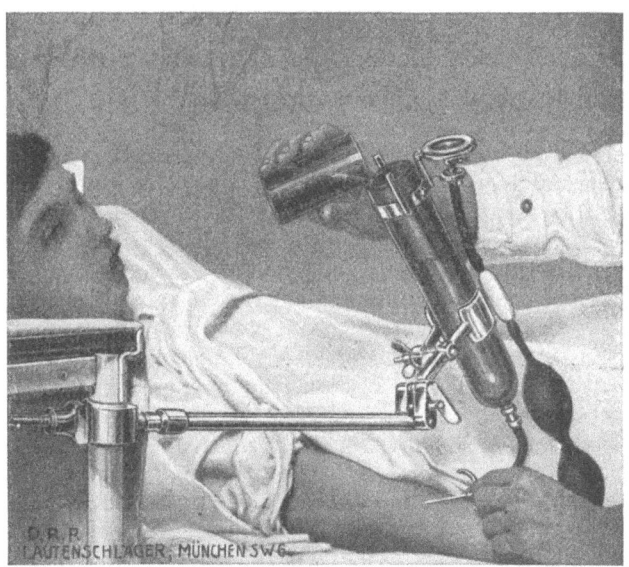

Abb. 9. Nachfüllen von Blut mit dem Athrombitbecher

wird in die Glutäalmuskulatur des Empfängers tief eingestochen. Dem Spender entnimmt man 20 cm³ Blut aus der Vene, die Spenderkanüle wird rasch von der Spritze abgenommen und die Spritze sofort auf die Empfängerkanüle aufgesetzt und das Blut injiziert. Wiederholung alle 3 bis 5 Tage. Auch hier sind Vorproben nötig, da sonst Schockwirkungen auftreten können.

Die Dauer-Tropf-Blutinfusion kann mit Konserven- oder Zitratblut ausgeführt werden, in der Weise, wie auch die Dauertropfinfusion einer physiologischen NaCl-Lösung aus einem angewärmten Irrigator mit Tropfer üblich ist. 80 bis 120 Tropfen in der Minute, Dauer bis zu 24 Stunden.

Die Indikationen der Bluttransfusion werden an den entsprechenden Stellen des speziellen Teiles besprochen werden.

Zwischenfälle und Gefahren der Bluttransfusion. Harmlose Reaktionen sind Schüttelfrost und Temperaturanstieg, die ½ bis mehrere Stunden nach der Infusion auftreten, sie kommen auch bei passender Blutgruppe vor. Ebenso kann es durch Übertragung von Allergenen zu allergischen Reaktionen kommen (Urtikaria, Quinckesches Ödem etc.).

Eine eigentliche Gefahr droht nur bei Verwendung einer falschen Blutgruppe. Es kommt dabei durch Hämolyse der infundierten Blutkörper zu Schockerscheinungen

3 Schlecht, Blutkrankheiten, 2. Aufl.

und Kollaps, Leib- und Rückenschmerzen, Beklemmung, Erbrechen, Stuhlabgang und Hämoglobinurie. Bei den ersten Anzeichen ist die Infusion sofort zu unterbrechen, da bei ihrer Fortsetzung der Tod im Schock oder durch Anurie und Urämie eintritt (Verstopfung der Nierenkanälchen mit Hämoglobinschollen). Zur Behandlung wird die Zufuhr großer Alkalimengen, 12 bis 24 g Natr. bicarb. pro die per os, oder auch intravenös empfohlen (PETERS).

B. Die Menge und die Zusammensetzung des Blutes - Die Plasmaeiweißkörper

Die Gesamtblutmenge beträgt 6—8% des Körpergewichtes. Ihre Bestimmungsmethoden mit Trypanrot, Kongorot oder neuerdings mit radio-aktiven Stoffen kommen für die Praxis nicht in Betracht. Soweit die Veränderungen des Blutvolumens, das ist der Blutmenge, bei einzelnen Blutkrankheiten von Bedeutung sind, werden wir sie erwähnen.

Die Zusammensetzung des Blutes erkennen wir, indem wir ungerinnbar gemachtes Blut stark zentrifugieren, wobei das Blutplasma sich von den zelligen Bestandteilen sondert. Ihre Mengenbestimmung erfolgt mit dem Hämatokritverfahren. Das Plasmavolumen beträgt 54—58%, die Blutkörperchen 42—46%. Die Blutflüssigkeit, welche wir durch die Gerinnung des Blutes gewinnen, bezeichnen wir als Blutserum. Blutplasma wie Blutserum ist eine meist klare, gelblich getönte Flüssigkeit. Nach reichlicher Fettmahlzeit und bei bestimmten Krankheiten ist das Plasma oder Serum durch die Beimengung von Fettröpfchen getrübt (Lipämie, z. B. bei Diabetes und den Nephrosen). Die Plasmafarbe ist bei vielen Blutkrankheiten verändert. So ist sie z. B. bei den Eisenmangelanämien sehr blaß, bei den hämolytischen Anämien dagegen goldgelb.

Das Blutplasma enthält die Plasmaeiweißkörper (Plasmaproteine) Sie dienen einmal der reversiblen Bindung und dem Transport von mannigfaltigen Stoffen (Vehikelfunktion von BENNHOLD), besonders von Lipoiden, von Abkömmlingen des Blutfarbstoffes, aber auch von blutfremden Elementen (z. B. von Medikamenten). Dagegen werden der Sauerstoff und die Kohlensäure des Blutes vom Hämoglobin der Erythrozyten gebunden.

Des weiteren gehört zur wichtigen Aufgabe der Plasmaproteine die Aufrechterhaltung des kolloid-osmotischen Druckes. Ferner spielen sie eine bedeutende Rolle bei der Antikörperbildung, bei der Blutgerinnung und den Blutgruppen.

Das Volumen der Gesamteiweißkörper des Plasmas liegt normalerweise zwischen 6—8%.

Eine quantitative Veränderung dieses Volumens nach oben oder unten kann bedingt sein einmal durch eine Störung des Wasserhaushaltes im Sinne einer Hydrämie oder einer Anhydrämie, zum anderen durch eine echte Hyper- oder Hypoproteinämie infolge einer Störung des Eiweißhaushaltes. Die ersteren Zustände sind die häufigeren. Erhöhungen des Gehaltes an Plasmaproteinen finden wir z. B. bei schweren Wasserverlusten durch profuse Durchfälle und unstillbares Erbrechen, beim Myelom dagegen durch erhöhte Produktion der Eiweißkörper. Eine Herabsetzung des Gesamtplasmaeiweißes zeigen die Nephritis und besonders die Nephrosen, auch die Anämie nach schwerem Blutverlust, wo die verlorene Blutmenge durch eiweißarme Gewebsflüssigkeit ersetzt wird, ferner die Unterernährungskrankheiten, vor allem das Hungerödem. Bereits im ersten Weltkriege sahen SCHITTENHELM und SCHLECHT bei Kranken mit Hungerödem ein Absinken der Plasmaproteine bis auf 3,9%, nach dem zweiten Weltkriege BANSI u. a. sogar auf 3%.

Aber nicht nur das mengenmäßige Verhalten der Gesamteiweißkörper ist wichtig, sondern auch dasjenige seiner Teile. Das Plasmaeiweiß besteht aus Albuminen (60%) und Globulinen (35%). Die Bestimmung des Verhältnisses von Albumin zu Globulin (Albumin-Globulinquotient) ist bei vielen Krankheiten wertvoll. In neuerer Zeit sind mittels der Methode der Elektrophorese (TISELIUS) und anderer Methoden etwa folgende Fraktionen gefunden worden (COHN, WUHRMANN und WUNDERLY):

Unterfraktion I = Fibrinogen, II und III = γ- und β-Globulin, IV = a-Globulin, V = Albumin. In Fraktion II sind auch die Isohämagglutinine und Rhesusagglutinine eingeschlossen. Vorzüglich die γ-Globuline werden heute mit der Antikörperfunktion in Zusammenhang gebracht. Die Fraktion II enthält wohl auch das Prothrombin.

Die Bildung der Plasmaeiweißkörper erfolgt in der Hauptsache in der Leber und im Knochenmark. Es ist ziemlich sicher, daß ein Teil der Plasmaproteine, besonders der Globuline in den Plasmazellen des Retikulums produziert wird.

Wir müssen es uns versagen, an dieser Stelle eine ausführliche Darstellung der neueren Forschungen auf dem Gebiete der Plasmaproteine zu geben. Es sei nur noch erwähnt, daß die bekannte TAKATA-Reaktion, wie auch die Methode der Blutsenkungsbestimmung durch das Verhalten der Plasmaeiweißkörper bedingt sind. Im übrigen werden wir bei der Beschreibung der einzelnen Blutkrankheiten, überall dort, wo es von Bedeutung ist, auf das Verhalten der Plasmaeiweißkörper zurückkommen.

C. Die Zellen des Blutes

Das Studium der unter normalen und krankhaften Bedingungen im Blut vorkommenden Zellformen besitzt auch für den Praktiker für die Diagnose und die Therapie der Bluterkrankungen eine ausschlaggebende Bedeutung. Die Betrachtung der Blutzellen erfolgt in den beschriebenen teils ungefärbten, in der Hauptsache aber in gefärbten Präparaten.

I. Die roten Blutkörperchen (Erythrozyten)

1. Die normalen roten Blutkörperchen (Normozyten)

Sie bilden im frischen Blutpräparat leicht gelblich-grünlich gefärbte, kreisrunde, annähernd gleichgroße Scheiben von einem mittleren Durchmesser von 7,1 bis 8 μ. Die Mitte ist auf beiden Seiten verdünnt, so daß sie hell-

farbiger ist als die Peripherie. Bei seitlicher Betrachtung erscheinen infolgedessen die Erythrozyten auch bikonkav bzw. biskuitförmig. Im normalen
Blut bilden die roten Blutkörperchen im frischen, ungefärbten Nativpräparat
häufig Geldrollenformen, während sie im stark verdünnten anämischen Blut
im frischen Präparat vereinzelt liegen. Der verminderte Hämoglobingehalt
bei den Anämien macht sich bereits im frischen Blutpräparat durch Abnahme des Farbtones und durch Zunahme der hellen Delle im Zentrum
bemerkbar.

Im gefärbten Ausstrichpräparat (kombinierte panoptische MAY-GRÜN-
WALD-GIEMSA-Färbung) erscheinen die roten Blutkörperchen durch Aufnahme des sauren Eosins leuchtend rot. Auch hier ist die mittlere Delle
heller, die Peripherie stärker gefärbt. Das normale rote Blutkörperchen ist
kernlos. Eine Zellmembran oder ein Zellgerüst sind nicht zu erkennen. Die
färberische Nichtdarstellbarkeit einer Membran und eines Stromas spricht
natürlich nicht gegen deren Existenz. Vielmehr ist sicher, daß eine z. T.
aus Lipoiden (Cholesterin) und aus protoplasmatischen Substanzen bestehende semipermeable Membran vorhanden ist sowie eine netzartige
Gerüstsubstanz, die wahrscheinlich aus Nukleoprotein besteht und deren
Zwischenräume das Hämoglobin enthalten. Durch technische Fehler bei
der Herstellung der Präparate entstehen die sogenannten Stechapfelformen,
sie sind nicht pathologisch. Die normale Zahl der Erythrozyten pro mm³
ist etwa 4,5 Millionen bei der Frau und etwa 5 Millionen beim Mann.
Schwankungen bis zu einer halben Million sind physiologisch (Tafel I, Nr. 1).

2. Die pathologischen Erythrozyten

Unter krankhaften Bedingungen treten im Blut Formen der roten Blutkörperchen auf, die z. T. als pathologisch veränderte Blutkörperchen aufzufassen sind, z. T. aber auch jugendliche Formen darstellen, die normalerweise nur in den blutbildenden Organen sich vorfinden. Bei ersteren handelt
es sich um pathologische Degenerationsformen, bei den letzteren dagegen um
Regenerationsformen, bei denen lediglich ihr Erscheinen im peripheren Blut
als anormal zu bezeichnen ist.

a) Die Anisozyten (Anisozytose)

Anisozytose nennen wir das Auftreten von stärkeren Größendifferenzen
der roten Blutkörperchen, wobei auffallend kleine als Mikrozyten und
auffallend große als Makro- und Megalozyten bezeichnet werden. Die
Mikrozyten (Tafel I, Nr. 4) sind rund und von einer Größe von 4 bis 6 μ.
Als Schistozyten bezeichnen wir ganz abnorm kleine und unregelmäßig
gestaltete Zellen von etwa 2 bis 3 μ Durchmesser. Die Makrozyten (Tafel
I, Nr. 3) sind abnorm, über 9 μ, große und hämoglobinarme, daher heller
gefärbte und oft polychromatische (s. unten) Rote. Die Megalozyten,
gleichfalls über 9 μ große Zellen sind dagegen hämoglobinreich und färben
sich meist über den ganzen Zelleib satt leuchtend rot mit Eosin (Tafel I, Nr. 5).

Vollkommen runde Mikrozyten mit starkem Hämoglobingehalt sind die sogenannten Sphärozyten (Tafel I, Nr. 8).

Die Beachtung der Zellgröße hat für die Erkennung der Anämien ihre Bedeutung, die noch dadurch erhöht wird, daß die Ausmessung der Erythrozytengröße und ihre Rubrizierung in Größengruppen kurvenmäßige Darstellung ermöglicht (s. Seite 17). Die Durchmesser von 300 Roten werden in Größenklassen eingeteilt und in einer statistischen Verteilungskurve (sog. PRICE-JONES-Kurve) dargestellt.

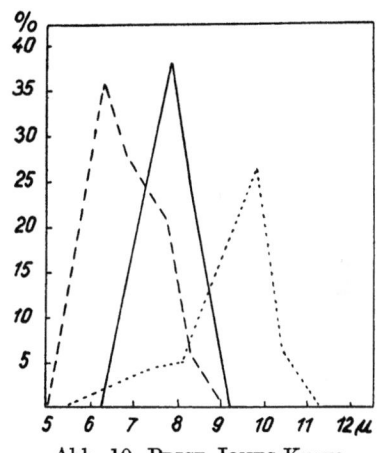

Die Abb. 10 zeigt eine solche Kurve von einem hämolytischen Ikterus mit sehr kleinen Roten, ein Normalblut und eine Perniziosa mit Megalozyten. Bei der Perniziosa ist die Kurve nach rechts, bei dem hämolytischen Ikterus nach links verschoben. Mit der Größenmessung und ihrer kurvenmäßigen Darstellung läßt sich auch sehr gut der Erfolg einer Behandlung demonstrieren, indem bei Besserung die Kurven sich immer mehr der Norm nähern und zuletzt mit ihr verschmelzen können. Besonders große Megalozyten bezeichnet man als Gigantozyten (Tafel I, Nr. 2). Die Megalo- und Gigantozyten treten bei schweren Anämien, vor allem bei der Perniziosa, im peripheren Blutbild auf.

Abb. 10. PRICE-JONES-Kurve.
——— normal, — — — mikrozytäre Anämie, ... makrozytäre Anämie.

So wichtig nun auch die Beachtung der Größenverhältnisse der Roten für die Diagnose der Anämien ist, so können die exakten Meßverfahren für den Praktiker deshalb nicht in Frage kommen, weil sie sehr lange Zeit (2 bis 3 Stunden) in Anspruch nehmen. Denn man muß mindestens 300 Zellen exakt ausmessen, um einen einigermaßen brauchbaren Durchschnitt zu erhalten. Wenn man aber erst einmal gewohnt ist, viele normale und pathologische Blutbilder zu studieren, so kommt man sehr gut mit der Abschätzung des Verhältnisses der abnorm großen, der abnorm kleinen und der normal großen Zellen aus, besonders wenn man sie nach dem LÖWYschen Verfahren zu beurteilen gelernt hat (s. Seite 17).

b) Die Poikilozyten (Poikilozytose)

Unter Poikilozytose versteht man das Auftreten von roten Blutkörperchen mit abnormer äußerer Gestalt wie Birnen-, Keulen-, Hantel-, Pessar- und Amboßformen. Sie kommen als degenerative Erscheinung bei allen schweren Anämien vor und weisen auf Schädigung des Knochenmarks hin. Daß die Poikilozytose für das Vorliegen einer Perniziosa beweisend sei, kann heute nicht mehr anerkannt werden (Tafel I, Nr. 9).

c) Die Elliptozyten (Ovalozyten) und die Sichelzellen (Drepanozyten)

Etwa in 10% der Norm zeigen die Erythrozyten statt der rundlichen, eine elliptische Form. Ihr größter Durchmesser hat einen Wert von 8,5 bis 10,3 μ, ihr kleinster Durchmesser 3,9 bis 4,8 μ. Das Verhältnis von Länge zu Breite beträgt im Durchschnitt 2,5:1. Die Zellen werden auch als Ovalozyten bezeichnet, jedoch ist der Name Elliptozyten vorzuziehen, da sie tatsächlich mehr einer elliptischen als einer Eiform nahekommen. Eine Vermehrung der Elliptozyten kommt als familär-hereditäre Formanomalie vor. In der Tierreihe finden sich elliptische Blutkörperchen bei den Kameliden (Tafel I, Nr. 6).

Zur Feststellung der quantitativen Verhältnisse des Auftretens einer Elliptozytose empfiehlt sich gegenüber dem gefärbten Ausstrich besser die Betrachtung der frischen ungefärbten Roten in einer Aufschwemmung in isotonischer Salzlösung. Eine sichere Vermehrung der Elliptozyten liegt dann vor, wenn sie mindestens 25% der Gesamt-Erythrozyten ausmachen. Die Sichelzellen (Drepanozyten) haben die Form einer Sichel (Tafel I, Nr. 7).

d) Die Hypochromie und die Hyperchromie

Enthält das einzelne Blutkörperchen wenig Hämoglobin, so imponiert es im ungefärbten Präparat blasser, die Delle vergrößert. Auch im gefärbten Präparat erscheint der Hämoglobinrand schmäler. Die Hämoglobinarmut bezeichnen wir als Hypochromie. Sie kommt besonders vor bei den sekundären Anämien und der Chlorose. Enthält das Blut sehr reichlich hypochrome Zellen, so ist der Zustand gegeben, bei dem nach Seite 11 der Färbeindex unter 1 sinkt.

Hämoglobinreiche rote Blutkörperchen zeigen sowohl ungefärbt als auch gefärbt ihren Hämoglobinreichtum durch Kleinerwerden oder Verschwinden der zentralen Delle und durch einen intensiven Farbton an; zu ihnen gehören insbesondere die obengenannten Megalozyten und Gigantozyten. Diese großen und übernormal Hämoglobin enthaltenden Zellen sind bei stark vermehrtem Auftreten die Veranlassung für eine Erhöhung des Färbeindexes über 1, Hyperchromie. Dieses Vorkommen ist besonders charakteristisch für die perniziöse Anämie.

e) Die Polychromasie

Im anämischen Blut finden sich mehr oder weniger zahlreich Zellen, welche im Gegensatz zu der reinen starken Rotfärbung der Normozyten (Orthochromasie) einen mehr violettrötlichen oder violettblauen Farbton annehmen. Die Erscheinung beruht darauf, daß diese Zellen neben ihrer Affinität zu sauren Farbstoffen (Eosin) gleichzeitig eine solche zu basischen Farben (Methylenblau) besitzen. Sehr gut darstellbar ist diese Polychromasie auch vermittels der einfachen Methylenblaufärbung, wobei die polychromatophilen Zellen einen blauen Farbton annehmen gegenüber dem Gelbgrün der normalen Erythrozyten. Die feinsten Grade der Polychromasie erkennt man mit der oben skizierten supravitalen Methylenblaufärbung. Die Polychromasie ist ein Ausdruck der Jugendlichkeit der Zellen.

f) Die basophile Punktierung

Die basophile Punktierung stellt eine feine blaue Körnelung oder Tüpfelung in den roten Blutkörperchen dar, die gleichfalls besonders gut in Methylenblaupräparaten, aber auch bei der panoptischen Färbung zum Ausdruck kommt (Tafel I, Nr. 10). Sie steht in Beziehung zur vitalfärbbaren Substantia reticulofilamentosa (s. unten) und ist ein Zeichen von gesteigerter Regeneration der Blutzellen. Sie kommt bei vielen Anämien, bei der Leukämie und anderen Blutkrankheiten vor. Besonders charakteristisch und diagnostisch zu verwerten ist ihr zahlreiches Auftreten bei der Bleivergiftung.

g) Die Retikulozyten

Unter Retikulozyten verstehen wir rote Blutkörperchen, die eine sehr feine punkt- oder strichförmige, z. T. auch netzförmige basophile Zeichnung (Substantia granulo-filamentosa) zeigen, die nur mit der Supravitalfärbung festzustellen ist (Tafel I, Nr. 11 und 12). Die Retikulozyten sind gleichfalls jugendliche Elemente. Im normalen Blut kommen sie in einer Menge von durchschnittlich $10^0/_{00}$ vor. Ihr vermehrtes Auftreten (bis zu $500^0/_{00}$ und mehr) im pathologischen Blut weist auf eine besonders intensive Blutregeneration hin (Retikulozytenkrise).

Die Polychromasie, die basophile Punktierung und die Substantia granulo- bzw. retikulo-filamentosa werden nach neueren Anschauungen als verschiedene Erscheinungsformen ein und derselben basophilen Grundsubstanz des Protoplasmas aufgefaßt (SCHILLING). So zwar, daß die basophile Punktierung aus der feinen Netzsubstanz durch Zusammenballung und Verklumpung (z. B. durch Toxine, wie bei der Bleivergiftung) entstünde und die diffuse Polychromasie durch eine Lösung der Netzsubstanz. Unter allen Umständen bedeutet das Auftreten dieser Formen eine ausgesprochen regenerative Tendenz der Erythropoese (s. Anämien). Anderslautende Ergebnisse der Elektronenmikroskopie über den Bau der Erythrozyten bedürfen noch der Bestätigung.

h) Die kernhaltigen roten Blutkörperchen

Die kernhaltigen roten Blutkörperchen sind die Bildner der Erythrozyten. Sie kommen nur unter pathologischen Umständen im peripheren Blute vor. Man unterscheidet verschiedene Formen, die durch Struktur des Kernes und durch die Größe der Zelle unterscheidbar sind. Der Oberbegriff für alle kernhaltigen Bildner der Erythrozyten ist eigentlich die alte Bezeichnung Erythroblast. Es ist aber (leider!) fast allgemein üblich geworden, den Erythroblast mit dem unten zu nennenden Makroblasten synonym zu verwenden. Der Name Erythroblastose wird heute für eine

krankhafte Hyperfunktion der normalen Erythropoëse gebraucht und die
Bezeichnung Megaloblastose für eine pathologische Abirrung der Erythropoëse über den Megaloblasten.

α) Die Normoblasten

Sie haben die Größe eines normalen roten Blutkörperchens und enthalten
einen runden Kern, der sich vom Protoplasma scharf abhebt und sich
mit den basischen Kernfarbstoffen intensiv färbt. Bei der panoptischen
Färbung erscheint das Protoplasma stark rot, mitunter aber auch jugendlich
polychromatophil, der Kern dagegen intensiv blau bis rotblau (Tafel I,
Nr. 19 u. 20. Der Kern zeigt öfter eine ausgesprochene Radspeichenform,
die dadurch zustande kommt, daß in ihm leichte, kreisförmig angeordnete
Aufhellungen zu sehen sind. Ältere Kerne erscheinen kleiner, geschrumpft,
pyknotisch und lassen meist keine Struktur mehr erkennen (Tafel I,
Nr. 21 bis 23). In den polychromatischen Normoblasten erscheint häufig auch
die basophile Punktierung. Auch hier ist ihr Auftreten das Zeichen der
Jugendlichkeit der Zelle.

β) Die Makroblasten oder Erythroblasten

Sie sind größer als die normalen roten Blutkörperchen, 8 bis 10 μ, ihr
Protoplasma ist stärker basophil, vom tiefen Blau bis zu einem polychromatischen, blauvioletten Ton. Der Kern ist etwas lockerer als der kompakte
Normoblastenkern und meist größer als dieser, doch zeigt er mitunter auch
Radspeichenform. Die Bezeichnung Makroblast und Erythroblast wird
heute allgemein synonym verwendet. Diese Zellen sind die Vorstufen und
Bildner der Normoblasten (Tafel I, Nr. 17 und 18). Weiter können im Blut
auch Zellen auftreten, die stets ein tiefblaues Protoplasma haben, sowie
einen sehr großen Kern, der ein feines lockeres Gerüst, niemals Radspeichenform hat. Es ist dies der Proerythroblast, eine Vorstufe der Makroblasten
(Tafel I, Nr. 16).

γ) Die Megaloblasten

Die Zellen sind wesentlich größer als die Normoblasten. Das charakteristische Unterscheidungsmerkmal zwischen Normoblasten und
Megaloblasten ist aber weniger ihre Größendifferenz als die Beschaffenheit des Kernes. Der Kern der Megaloblasten ist verhältnismäßig
groß und zeigt gegenüber dem stark sich färbenden, grobmaschigen und
radspeichenförmigen Normoblastenkern ein außerordentlich feines Netz-
werk. Auch die Abgrenzung des Kernes gegenüber dem Protoplasma ist
weniger scharf (Tafel I, Nr. 13 u. 14). Das Protoplasma ist bei älteren Formen
orthochromatisch rot gefärbt, bei jüngeren Formen polychromatophil und
oft vitalgranuliert. In älteren Exemplaren wird auch der Megaloblastenkern
allmählich durch Schrumpfung pyknotisch, so daß nunmehr die Unterscheidung von Normo- und Megaloblasten schwierig ist (Tafel I, Nr. 15 u. 27).
Als Gigantoblasten werden besonders große Exemplare von Megaloblasten

bezeichnet. Die Megaloblasten sind die Vorstufen bzw. Bildner der oben beschriebenen Megalozyten. Ihr Auftreten im Blut ist besonders charakteristisch für die perniziöse Anämie. Sie kommen ferner vor bei den schweren Anämien des Kindesalters und in vereinzelten Exemplaren auch bei schweren toxischen Anämien der Erwachsenen u. a.

i) Die HOWELL-JOLLY-Körper, die CABOTschen Ringe und die Erythrokonten

Wir haben oben dargelegt, daß im normalen Blut nur kernlose rote Blutkörperchen zu finden sind. Sie entstehen aus den kernhaltigen durch Entkernung. Diese Entkernung erfolgt im wesentlichen durch Kernauflösung, früher wurde von manchen auch eine Ausstoßung des Kernes angenommen. Im pathologischen Blut kann man unter Umständen alle Stadien der Kernzerstörung beobachten. Der Kern zerfällt durch Abschnürung in kleinere und größere Bröckel, zuletzt bleiben nur punktförmige, sich stark rot färbende Reste, die sogenannten HOWELL-JOLLY-Körper (Tafel I, Nr. 25) oder ringförmige Gebilde (CABOTsche Ringe) (Tafel I, Nr. 24) als Reste der Kernwand übrig. Im pathologischen Blut kommen auch freie Kerne vor, deren Protoplasma nicht mehr zu erkennen ist. Das Auftreten von HOWELL-JOLLY-Körpern wird besonders nach Milzentfernung und Milzatrophie beobachtet.

Als Erythrokonten bezeichnet man azurophile (blaurote) Stäbchen, die bei intensiver Giemsafärbung bei Perniziosa, Malaria, hämolytischer und schwerer sekundärer Anämie, auch bei Leukämien vorkommen. Eine differentialdiagnostische Bedeutung kommt ihnen anscheinend nicht zu.

k) Die HEINZschen Innenkörper

Es sind tiefblaue, etwas exzentrisch liegende, scharf umschriebene, kugelförmige Gebilde. Ihre Darstellung gelingt am besten, indem man eine ½%ige Nilblaulösung auf einem Objektträger ausstreicht, einen feuchten Blutausstrich Schicht gegen Schicht darauflegt und 7 bis 10 Minuten in einer feuchten Kammer hält. Sie scheinen zur Milzfunktion in Beziehung zu stehen, kommen im Blut nach Milzentfernung, aber auch bei schweren hämolytischen Anämien, besonders Blutgiftanämien (Anilin, Antefibrin, Nitrobenzol, Pyridin) vor (Tafel I, Nr. 26).

l) Die fluoreszierenden Erythrozyten

Es sind Blutkörperchen, die in ultraviolettem Licht eine rote Fluoreszenz aufweisen. Im normalen Blut finden sie sich nur vereinzelt (unter $1^0/_{00}$), dagegen vermehrt nach Blutungsanämie, bei der Perniciosa, bei Bleianämie. Der die Fluoreszenz verursachende Stoff scheint Porphyrin zu sein.

Jüngst werden in der Literatur sog. Schießscheiben- oder Kokardenzellen (target cell) bei Anämien beschrieben (Tafel I, Nr. 30). Mitte und Rand der Erythrozyten sind durch einen farblosen Ring voneinander getrennt. Sie sind nicht mit den alten Pessarformen (Anulozyten) zu verwechseln, bei denen das Zentrum der Zelle ungefärbt ist.

Siderozyten (DONIACH, GRÜNEBERG u. PEARSON) sind Rote, in denen mit Hilfe der Berliner Blau-Reaktion vereinzelte Eisengranula nachweisbar sind; im normalen Blut nur 0,5 bis 0,8%; bei Bleivergiftung, Perniziosa und hämolytischem Ikterus stark vermehrt von 10 bis 100%.

Die sog. Halbmondkörper der Erythrozyten (SCHILLING) sowie die wahrscheinlich mit ihnen identischen Achromozyten und Achromoretikulozyten (EILERS), die nur nach 6- bis 12stündiger Färbung mit Giemsa sichtbar werden, kommen besonders bei schweren Anämien vor. Ihre Darstellung entzieht sich der ärztlichen Praxis.

3. Die Bildung und die biologische Funktion der Erythrozyten

Für das Verständnis der Erkrankungen des roten Blutbildes, speziell der Anämien, ist die Kenntnis der Genese der Erythrozyten sowie ihrer Funktion bis zu ihrer Zerstörung unerläßlich. Sie sei daher in ganz kurzen Zügen skizziert.

a) Die embryonale Bildung der Erythrozyten

Sie nimmt ihren Ausgangspunkt von den Blutinseln des Dottersacks. Dies sind einkernige, basophile, primitive Mesenchymzellen, welche die erste primitive Gefäß- und Blutanlage produzieren. Die peripheren Zellen der ersten Anlage werden zu Endothelien der primitiven Blutgefäße und die zentralen durch Hämoglobinaufnahme zu den ersten Blutkörperchen. Von den Blutinseln aus schreitet die Blutbildung später auf die Kapillaren und Blutsinus des Embryos selbst fort. Die ersten Blutzellen sind vom Typus der Megaloblasten. Es sind auffallend große Exemplare mit dem typischen zarten, netzförmigen Megaloblastenkern und mit jugendlich basophilem Protoplasma, erst später zeigt sich die erste Hämoglobinaufnahme an. Die Megaloblasten sind die Vorstufen der Megalozyten. Diese megaloblastische Blutbildung beherrscht als erste Population vollkommen die ersten embryonalen Monate (NAEGELI). Erst nach dem dritten Monat beginnt als zweite Population die normoblastische. Im weiteren Verlauf nimmt allmählich der megaloblastische Typ der Blutbildung ab und der normoblastische überwiegt, um im postfötalen Leben normalerweise der vorherrschende zu sein. Die embryonale Blutbildung erstreckt sich anfangs auf die Gefäßanlage des gesamten Organismus. Später zieht sie sich auf bestimmte embryonale Organe, besonders die Leber, aber auch auf Milz, Lymphdrüsen, Thymus und Nieren zurück. Erst relativ spät bildet sich das Knochenmark aus, das dann aber bis zum Ende der Embryonalzeit immer mehr an Intensität der Blutbildung zunimmt, während die übrigen Blutbildungsstätten an Bedeutung verlieren und zuletzt verloren gehen.

b) Die postembryonale-Bildung der Erythrozyten

Normalerweise ist im postfötalen Leben das Knochenmark die einzige Bildungsstätte der roten Blutkörperchen. Die kernlosen Erythrozyten des Blutes, die Normozyten, entstehen im Mark aus ihren kernhaltigen Vorstufen, den Normoblasten, diese wieder aus etwas größeren Zellen mit polychromatischem Protoplasma (Erythroblasten oder Makroblasten) und diese wiederum aus großen basophilen Zellen mit zartmaschigem Kern, den Proerythroblasten (Hämozytoblasten), von denen es noch nicht feststeht, ob es sich um eine differenzierte, nur für die Erythropoese geeignete Mesenchymzelle handelt, oder um eine primitive omnipotente undifferenzierte Zelle des Bindegewebes, die sowohl zur Bildung der roten wie auch der weißen Blutzellen befähigt ist. Morphologisch ist diese Zelle vom Myeloblast (s. unten) und auch vom Erythroblast kaum zu unterscheiden.

Die beiden Formen der Blutbildung im fötalen und postfötalen Leben sind übersichtlich in folgendem Schema dargestellt:

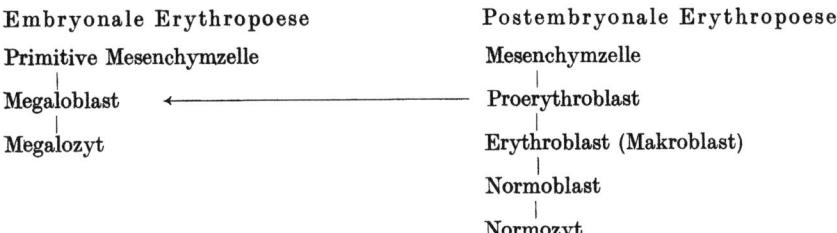

Embryonale Erythropoese   Postembryonale Erythropoese

Primitive Mesenchymzelle   Mesenchymzelle

Megaloblast ◄———————————— Proerythroblast

Megalozyt   Erythroblast (Makroblast)

     Normoblast

     Normozyt

Unter pathologischen Umständen ändert sich diese Erythrozytenbildung vollkommen, besonders bei bestimmten Formen der Anämie, zum Beispiel der perniziösen Anämie. Einmal kommt es zu einem Wiederaufleben der alten embryonalen Bildungsstätten in der Leber, der Milz usw. Zum anderen schlägt die Bildung der Roten aus dem normalen normoblastischen Typ in den megaloblastischen Typ zurück. Diese megaloblastische Blutbildung bei den schwersten, meist primären Anämien steht in striktem Gegensatz zu dem normoblastischen Typ der sogenannten symptomatischen, sekundären Anämie, wo zum Beispiel selbst bei schwersten Blutverlusten der normoblastische Typ erhalten bleibt. Das Auftreten von Megaloblasten und ihren Abkömmlingen, den Megalozyten, im Blut der perniziösen Anämie wird aus einem Rückschlag der Erythropoëse in den embryonalen Typus erklärt, der von einem Wiederaufleben der erythropoëtischen Potenzen der überall in den Stützgeweben der Organe sich findenden obengenannten primitiven Mesenchymzellen ausgehe. Die Theorie des Rückschlages in die embryonale Blutbildung (EHRLICH) wird heute nicht mehr allgemein anerkannt. Die Megaloblasten sollen keine eigene Zellart, sondern eine Entartungsbildung der Proerythroblasten sein, die immer dann auftritt, wenn das „Leberprinzip" (Antiperniziosaprinzip, s. Seite 85) fehlt (ALDER, MARKOFF u. a.). Diese neue Lehre halte ich nicht für zutreffend, um so weniger, als durch vergleichende biologische Untersuchungen an Megaloblasten von Embryonen und von Perniciosakranken deren völlige Wesensgleichheit resultiert (KNOLL u. STARK). Der Megaloblast ist auch stammesgeschichtlich die erste Generation der roten Zellen (MINOT). Vorläufig dürfte die EHRLICHsche Theorie immer noch zu Recht bestehen.

Die Erythropoëse vollzieht sich im postembryonalen Leben in den flachen Knochen, wie Brustbein, Wirbel, Rippen, Schulterblatt und den proximalen Enden der großen Röhrenknochen. Nur beim Neugeborenen ist noch das ganze Knochenmark rotes, blutbildendes Mark. Später wird es mit Ausnahme der oben genannten Stellen durch Fettmark ersetzt. Unter krankhaften Bedingungen, die eine starke Reparation erfordern, wird das Fettmark wieder in rotes Mark umgewandelt, und zwar entweder gleichförmig, oder auch in inselförmiger Anordnung, so daß einzelne Inseln blutbildenden Gewebes im Fettmark sich ausbilden (ASKANAZY). Wir haben schon oben darauf hingewiesen, daß man auf diese Tatsache bei der Knochenmarkpunktion achten muß.

Trotzdem nun dies überall mächtig auflebende Erythroblastenmark den Versuch einer Ersatzleistung darstellt, so ist trotzdem oft gleichzeitig eine Zellarmut im Blut festzustellen, wahrscheinlich deshalb, weil in den neuauftretenden Bildungsstätten nur unreife Zellen gebildet werden, die nicht ans Blut abgegeben, sondern zur Reifung im Mark zurückgehalten werden (Maturationsarrest nach Fitz-Hugh, Krumbhaar).

Der Regulationsmechanismus der Erythrozytenbildung. Den besten Maßstab für die Anpassungsfähigkeit der Erythropoëse auf die sie treffenden Reize bildet die Untersuchung der Retikulozytenzahl, mit deren Steigerung im peripheren Blute das normal funktionierende Knochenmark auf den Reiz antwortet. Einen kräftigen Reiz hat z. B. der Aderlaß zur Folge. Nach einem solchen kommt es zu starkem Retikulozytenanstieg. Wir erinnern uns daran, daß man früher sogar bei Anaemie Aderlässe machte, um die Regeneration in Gang zu bringen. In gleicher Weise wirkt der Sauerstoffmangel z. B. im Hochgebirge und in der Unterdruckkammer, aber auch bei Anoxämie durch Kreislaufversagen bei Herzleiden, besonders den kongenitalen Vitien. Auch die Zerfallsprodukte der roten Blutkörperchen regen die Blutbildung an, hierauf beruht die oft gute Wirkung von kleinen, wiederholten intramuskulären Übertragungen von Eigen- oder Fremdblut. Auch hormonale Einflüsse sind beteiligt. doch ist die Rolle, welche z. B. die Hypophyse, die Schilddrüse und die Generationsorgane spielen, nicht restlos geklärt. Den Einfluß der Nahrung auf die Erythropoëse hat Whipple an Aderlaßhunden grundlegend untersucht, wobei er die Leber als das Organ erkannte, das am stärksten hämotopoëtisch wirkt, ferner aber auch Milz, Fleisch, Vollblut und Eiereiweiß. Die z. Zt. in Deutschland wegen der ungenügenden Eiweißzufuhr auftretenden mehr oder weniger schweren Anämien in Folge von Mangel an vollwertigem Eiweiß, sind eine traurige Bestätigung dieser experimentellen Feststellung. Im Gemüse wirkt der Eisengehalt als Reizstoff. Für die meisten Vitamine ist ein stimulierender Effekt auf die Rotenbildung nachgewiesen. Die neuesten Mitteilungen über die Fraktionen der Leberextrakte (Folsäure, Anahämin, Vitamin B_{12}) erweisen die Bedeutung dieser Stoffe. Fördernd wirken auch Reizbestrahlungen, besonders das ultraviolette Licht und die Bestrahlung mit Röntgenstrahlen und Radium in Reizdosen. Wahrscheinlich produziert das ganze Drüsensystem der Verdauungsorgane Wirkstoffe der Erythropoëse.

Die neueren Forschungen haben uns gezeigt, daß alle diese Regulationen unter einem zentralnervösen Einfluß stehen und zwar werden sie vom Zwischenhirn gesteuert (Hoff, Heilmeyer und Ginzberg, Denecke u. Dockhorn u. a.). Ich kann auf die Beweise an dieser Stelle nicht ausführlich eingehen. Es ergaben aber die schönen Versuche von Beer und Böhm an Symbiosetieren, daß die Blutbildung nicht nur zentral nervös sondern auch vor allen Dingen humoral gesteuert wird. Beim Menschen wurden Retikulozytenvermehrungen nach Suboccipitalstich, nach Einstich in den Hypothalamus, nach Luftfüllung der Hirnventrikel, nach Diathermie des Schädels, ja sogar nach Lumbalpunktion gesehen, wozu noch die Erythrozytenvermehrungen kommen, die bei Erkrankungen der Zwischenhirnregion vielfach beobachtet wurden.

c) Die biologische Funktion der Erythrozyten - Das Hämoglobin

Die hervorragendste biologische Funktion der roten Blutkörperchen ist gebunden an ihren Hämoglobingehalt, der etwa 90% der Trockensubstanz der Zelle ausmacht. Sie besteht in dem Transport und in der Übertragung des Sauerstoffes. Das Sauerstoffbindungsvermögen kann durch besondere Methoden bestimmt werden. Minderwertige rote Blutkörperchen zeigen oft eine starke Verminderung oder ein Fehlen dieser Sauerstoffbindung. Das Hämoglobin verbindet sich mit dem Sauerstoff der Luft zu Oxyhämoglobin von hellroter Farbe. Durch Sauerstoffabgabe in den Kapillaren wird aus ihm das dunkler gefärbte sogenannte reduzierte Hämoglobin. Das normale Blut enthält ca. 16 Gramm Hämoglobin auf 100 Gramm Blut im Durchschnitt (s. Seite 7).

Das Hämoglobin ist ein zusammengesetzter Eiweißkörper aus dem globulinhaltigen Körper Globin und dem eisenhaltigen Farbstoff Hämochromogen. Letzteres ist mit seinen vier zu einem Ring vereinigten Pyrrholkernen eine Verbindung, die dem für die Atmung der Pflanze wichtigen Farbstoff Chlorophyll chemisch nahesteht. Die Bildung des Hämoglobins erfolgt ausschließlich in den Erythroblasten des Knochenmarks, wie ist noch nicht definitiv bekannt. Der Abbau und der Zerfall des Hämoglobins führt zur Bildung von Bilirubin. Entgegen der früheren Lehre, daß dieser Abbau fast ausschließlich in der Leber vor sich gehe, wissen wir heute, daß derselbe ubiquitär im Gewebe erfolgt, überall da, wo Hämoglobin aus den Gefäßen austritt. Dabei ist das RES in hohem Maße mitbeteiligt. Im Darm wird das Bilirubin in Urobilin (Sterkobilin) und in Urobilinogen weiter abgebaut, zum Teil rückresorbiert, zum größten Teil aber ausgeschieden. Eine klinisch wichtige Verbindung des Hämoglobins ist das Kohlenoxydhämoglobin, das durch Einatmen von CO entsteht, ferner das Methämoglobin (heute auch Hämiglobin genannt) bei dem der Sauerstoff so fest gebunden ist, daß er für die Gewebsatmung nicht mehr brauchbar ist. Wir finden es bei Vergiftungen mit Blutgiften (s. Seite 104). Das Hämatin ist ein Zersetzungsprodukt des Hämoglobins, das z. B. im Blute bei schwerer Sepsis, bei perniciöser Anämie und bei Vergiftung mit bestimmten Blutgiften auftritt. Hämatoidin, das man in alten Blutungsherden als charakteristische Kristalle findet, ist mit dem Bilirubin identisch. Ein letzter Hämoglobinabkömmling ist das von Bingold entdeckte Pentdyopent, das wahrscheinlich die Vorstufe zu dem Bilifuscin ist. Im Gegensatz zur weitgehenden Ausscheidung der Abbauprodukte des Hämochromogens wird das Globin als wertvoller Eiweißkörper nicht abgebaut, sondern wieder verwendet.

Das Auftreten von Urobilin und Urobilinogen ist, falls eine primäre Erkrankung der Leber ausgeschlossen werden kann, charakteristisch für manche mit Blutzerfall einhergehenden hämolytischen Anämien. Die Bestimmung des Urobilins im Stuhl und Harn bietet neben der Bestimmung der Serumfarbe (s. Seite 23) somit eine relativ gutes Maß für den Grad des Blutzerfalls, jedoch kein absolutes, da der Abbau des Hämoglobins noch über andere Verbindungen wie z. B. das Mesobilifuscin stattfindet, das die Hauptmasse des Stuhlfarbstoffes darstellt.

Es scheint, daß die Erythrozyten auch die Fähigkeit besitzen, gewisse Substanzen, bestimmte Toxine und Salzlösungen zu resorbieren (DE LA RIVIÉRE). HIRD glaubt bewiesen zu haben, daß sie das Grippevirus absorbieren können.

Die Lebensdauer der Erythrozyten wird auf 33 bis 48 Tage und ihre Reifungszeit auf 24 Stunden geschätzt. Ihre Zahl ist für den einzelnen Menschen unter normalen Verhältnissen eine ziemlich konstante, insofern die bei der Ausübung ihrer Funktion ständig abgenutzten und zu Grunde gehenden Zellen durch Neubildung im Knochenmark sofort ergänzt werden. Man schätzt die Zahl der täglich zu Grunde gehenden Erythrozyten auf 100000 pro mm³. Über tageszeitliche Schwankungen siehe unten.

Aus der Bestimmung des Blutzerfalls durch Messung der Serumfarbe und der Bestimmung des Urobilins im Kot und Urin einerseits und der Bestimmung der Blutregeneration mittels Zählung der Retikulozyten andererseits läßt sich die Korelation von Blutbildung und Blutzerfall (die sog. Blutmauserung oder der Blutumsatz) beurteilen.

II. Die weißen Blutkörperchen (Leukozyten)

1. Die normalen Formen der Leukozyten

Die Leukozyten sind alle kernhaltig. Im normalen Blut finden wir 3 verschiedene Klassen. Die erste ist gekennzeichnet durch eine, das Protoplasma füllende spezifische Granulation, weshalb sie als Granulozyten bezeichnet werden. Die Zellen der zweiten Gruppe sind die Lymphozyten, sie sind ungranuliert. Die dritte Gruppe sind die Monozyten, welche auch keine spezifische Granulation führen.

Die Granulozyten teilt man nach dem färberischen Verhalten ihrer Granulation ein in neutrophile, eosinophile und basophile Leukozyten.

a) Die neutrophilen Leukozyten

Die neutrophilen Leukozyten des normalen Blutes sind 9 bis 12 μ groß. Sie sind bereits im Nativpräparat an dem Kern und ihrer feinen, lichtbrechenden Granulation zu erkennen. Im gefärbten Präparat zeigt der Kern eine stark basophile Komponente, d. h. er färbt sich intensiv blau bis blaurot. Der Kern ist außerordentlich vielgestaltig, daher auch die Bezeichnung polymorphkerniger Leukozyt. Er bildet einen vielfach gewundenen, segmentierten Stab, der ein kräftiges Chromatinnetz aufweist, daher der Name segmentkerniger Leukozyt. Man kann sagen, daß je vielgestaltiger der Kern ist, die Zelle um so älter ist. Junge Zellen haben mehr einen einfach stabförmigen Kern. Bei sehr starker Segmentierung sind die einzelnen Segmente durch schmale Kernbrücken miteinander verbunden. Da diese öfters nicht sichtbar sind, so hielt man früher den Leukozyten für mehrkernig und nannte ihn polynukleär. Das den Kern umgebende Protoplasma ist gewöhnlich schwach azidophil, d. h. es färbt sich mit sauren Farbstoffen, z. B. dem Eosin leichtrosa. Entsprechend dem allgemeinen Gesetz, daß das Protoplasma jugendlicher Zellen mehr oder weniger basophil ist, zeigt auch das Protoplasma jugendlicher neutrophiler Leukozyten einen mehr bläulichen Farbton. In diesem Plasma trägt die Zelle eine sehr feine, fast staubartige Körnelung, die sich mit einem neutralen Farbstoff darstellen läßt. So färbt sie sich z. B. mit dem neutralen Farbgemisch der panoptischen Färbung rötlich-violett. In jugendlichen Zellen ist die Granulation weniger stark ausgebildet als in älteren. In ganz jungen Zellen zeigen auch einzelne Granula eine basophile Quote, sie färben sich mit dem basischen Methylenblau (Tafel II, Nr. 39 bis 42).

b) Die eosinophilen Leukozyten

Sie sind etwas größer als die neutrophilen Leukozyten. Schon im ungefärbten Präparat sind sie an ihren großen, stark lichtbrechenden, etwas gelblich schimmernden, dicht gesäten Granula mit Leichtigkeit zu erkennen. Im gefärbten Präparat zeigt der Kern, der gleichfalls polymorph ist, eine wesentliche zartere Färbung mit basischen Farbstoffen. Er ist hellblau. Der Kern enthält weniger Chromatin, die Segmentation ist meist nicht so hochgradig. Oft ist der Kern zweilappig oder kleeblattförmig. Die Granula sind wesentlich größer, als die der neutrophilen Leukozyten. Sie haben eine ausgesprochene Affinität zu sauren Farbstoffen und färben sich daher mit der panoptischen Methode durch Eosinaufnahme leuchtend rot. Junge Zellen enthalten auch basophile Granula (Tafel II, Nr. 46).

c) Die basophilen Leukozyten (Blutmastzellen)

Die basophil granulierten polymorphkernigen Leukozyten sind etwa 10 μ groß. Der Kern ist chromatinarm und wenig segmentiert. Das schwach azidophile Protoplasma ist mit sehr groben Granula angefüllt, die sich mit Methylenblau intensiv blau bis blauschwarz färben. Die Granulation der Mastzellen ist leicht wasserlöslich, daher nur in gut mit Methylalkohol fixierten Präparaten darstellbar. Aber selbst dann wird durch den Methylalkohol die Granulation teilweise noch aufgelöst, so daß Lücken entstehen. Mitunter erfolgt die Färbung mehr blauviolettrot (metachromatisch). Über die Gewebsmastzellen s. Seite 52.

d) Die Monozyten

Die Monozyten wurden früher auch als sogenannte Große Mononukleäre und Übergangsformen bezeichnet, ein Name, der heute mit Recht nicht mehr Verwendung findet. Die Zellen sind sehr groß, 12 bis 20 μ. Ihr Kern ist groß, chromatinarm, von rundlicher, ovaler, oft auch eingebuchteter und lappiger Form. Er zeigt ein feines wabiges Chromatinnetz. Kernkörperchen sind selten, meist nur in jüngeren Formen. Die Kernfärbung mit basischen Farbstoffen ist meist schwächer als bei den Kernen der Granulozyten. Das Protoplasma ist immer sehr breit, es färbt sich mit der panoptischen Methode schwach blaugrau. Eine echte Granulation besitzen die Monozyten nicht. Bei der Färbung nach GIEMSA oder PAPPENHEIM findet man jedoch im Protoplasma eine Körnung, die sich mit dem Azur der Farblösung metachromatisch rotbraun färbt (Azur-Granulation).

Als Monozytoide werden Zellen angesprochen, die den Monozyten ähnlich sind, ohne daß man sie sicher mit ihnen identifizieren kann. Sie sind meist etwas kleiner und zeigen oft einen perinukleären Hof.

e) Die Lymphozyten

Sie haben eine Größe von durchschnittlich 7 bis 8 μ, doch kommen sowohl kleinere wie auch größere Zellen vor. Die letzteren sind jugendliche Zellen bis zu einer Größe von 16 μ. Im Gegensatz zu den Monozyten ist das Protoplasma schmal, so daß der Kern den größten Teil der Zelle einnimmt. Er ist grobbalkig, sehr chromatinreich, rund bis leicht oval, seltener nierenförmig, und enthält zwei bis drei deutliche Kernkörperchen. Zwischen Kern und Protoplasma findet sich ein hellerer, perinukleärer Hof. Das Protoplasma färbt sich mit Methylenblau intensiv blau. Eine echte Granulation fehlt. Das Protoplasma enthält dagegen eine spärliche Azurkörnung und die ALTMANN-SCHRIDDEschen Granula (Tafel II, Nr. 51 und 52).

2. Die pathologischen Formen der Leukozyten

Pathologische Formen können im peripheren Blut dadurch auftreten, daß
Zellen aus den blutbildenden Organen ausgeschwemmt werden, die normaler-
weise das Blut nicht bevölkern, oder dadurch, daß an den normalen Zellen
Veränderungen der Struktur vor sich gehen.

a) Die Myeloblasten

Sie sind nach dualistischer Lehre die Stammzellen der Knochenmarksreihe der Blutzellen. Die Myeloblasten sind 12 bis 20 μ groß. Ihr Protoplasma ist schmal und basophil, es färbt sich hell bis dunkelblau und enthält keine Granulation. Der Kern ist kreisrund bis leicht oval. Er ist groß
und zeigt ein sehr feines, zartes, netzförmiges Chromatingerüst mit 3 bis
6 leicht bläulichen Kernkörperchen. Die Oxydasereaktion ist bei sehr
jungen Myeloblasten negativ, bei älteren positiv. Normalerweise findet man
die Myeloblasten nur im Knochenmark (Tafel II, Nr. 31 und 32).

Unter pathologischen Bedingungen zeigen die Myeloblasten die mannigfaltigsten Formabweichungen, besonders ihrer Kernstruktur und ihrer
Größe. Wir nennen sie dann mit NÄGELI Paramyeloblasten. (Tafel II,
Nr. 57 und 58). Sie führen mitunter kleine stäbchenförmige, mit Azur
rotgefärbte Einschlüsse (sog. AUER-Stäbchen).

b) Die Myelozyten

Sie entstehen aus den Myeloblasten durch Granulabildung im Protoplasma und sind selbst die Vorstufen der Blutleukozyten. Die Myelozyten
mit noch spärlicher Granulation in der Umgebung des Kerns nennt man
Promyelozyten. Der reife Myelozyt ist eine bis 20 μ große Zelle mit
rundem oder ovalem, großen Kern. Der letztere ist chromatinarm. Das
Protoplasma ist granuliert und zwar entweder neutrophil, eosinophil oder
basophil; dementsprechend unterscheiden wir neutrophile, eosinophile und
basophile Myelozyten. Das Protoplasma selbst färbt sich hellblau. Sobald
der Kern eine stärkere Einbuchtung aufweist, sprechen wir von Metamyelozyten oder Jugendformen (Tafel II, Nr. 33 bis 37).

c) Die Lymphoblasten

Sie sind die Vorstufen der Lymphozyten des Blutes und finden sich
normalerweise in den Keimzentren der Lymphfollikel in der Milz und den
Lymphdrüsen. Der Lymphoblast ist größer als der Lymphozyt, dem er
sonst im Aufbau des Kernes und des Protoplasmas ähnelt, doch zeigen die
jüngeren Formen einen chromatinärmeren und zarteren Kern. Ihr ganzes
Aussehen nähert sich dann demjenigen der Myeloblasten, von denen sie oft
schwer zu trennen sind. Die Myeloblasten zeigen meist 3 bis 4 und mehr,
die Lymphoblasten nur 1 bis 2 Kernkörperchen. Die Oxydasereaktion ist
stets negativ (Tafel II, Nr. 50).

d) Die Plasmazellen

Als solche bezeichnen wir ziemlich große, einkernige Zellen, bei denen das Protoplasma sich mit basischen Farbstoffen intensiv tiefblau färbt und häufig Vakuolen enthält. Der Kern zeigt mitunter Radspeichenform. Nach dem heutigen Stande der Forschung muß ein großer Teil dieser Zellen als eine dem retikulären Gewebe des Knochenmarks entstammende, durchaus selbständige Zelle angesehen werden, während der andere Teil aus dem lymphatischen Gewebe stammt (Tafel II, Nr. 60).

e) Die Endothelzellen

Unter pathologischen Bedingungen kommen im peripheren Blut auch längliche, zum Teil geschwänzte Zellen mit mattfärbbarem Kern vor, welche als Endothelien der Blutgefäße zu betrachten sind. Besonders häufig findet man sie bei Sepsis, der Endokarditis lenta und maligna im Blut. Man kann sie künstlich dem Blute stärker beimischen, wenn man z. B. bei der Blutentnahme das Ohrläppchen stark reibt (BITTORF) (Tafel II, Nr. 62).

f) Die Retikulumzellen (Histiozyten)

Sie sind den Monozyten ähnlich, haben jedoch nicht den typischen Monozytenkern, auch fehlt ihnen die feine, staubartige azurophile Granulation der Monozyten. Sie haben eine starke Fähigkeit zu Phagozytose. Es sind Zellen, die dem retikulären Bindegewebe entstammen. Sie finden sich im Blute bei Endokarditis, bei Monozytenleukämie, bei Sepsis, Agranulozytose und in der Rekonvaleszenz nach rheumatischem Fieber sowie bei den Retikuloendotheliosen (Tafel II, Nr. 61).

g) Die FERRATA-Zellen

Es sind große Zellen mit einem sehr lockeren schwammartigen Kern mit einigen Nukleolen und einem sehr unregelmäßig umgrenzten großen Protoplasmaleib mit rötlichen, ungleichmäßig verstreuten Granulis. Die Oxydasereaktion ist positiv. Man findet diese Zellen sehr selten im Blute und in den blutbildenden Organen bei der Leukämie. FERRATA hielt sie für die Blutstammzellen des Mesenchyms und nannte sie Hämohistioblast. Andere halten sie für das Kunstprodukt eines zerquetschten Myelozyten oder Promyelozyten. HEILMEYER möchte sie für eine Zelle der Myelozytenreihe mit abnormer Kernprotoplasmareifung ansehen. Eine diagnostische Bedeutung kommt der Zelle nicht zu.

3. Die blutbildenden Gewebe

a) Das Knochenmark

Das Knochenmark besteht histologisch aus einem feinen, retikulären Stützgewebe und aus einem System netzförmig anastomosierender, sehr weiter Kapillaren (Sinusoide), deren Endothel den Retikulumzellen ähnelt. In den Maschen dieses Gewebes liegen alle die vorne beschriebenen roten und weißen Blutzellen mit ihren Mutterzellen.

Während früher die Untersuchung der blutbildenden Gewebe meist nur postmortal möglich war, sind wir heute in der glücklichen Lage, schon bei Lebzeiten uns mittels

der oben beschriebenen Knochenmarkspunktion über die Zusammensetzung des Zell-
staates weitgehend zu informieren. Wir fertigen mit dem durch Punktion gewonnenen
Material Ausstrichpräparate an und färben sie mit den oben genannten Methoden.
Die einzelnen Zellformen werden ausgezählt und so ein Myelogramm angelegt.

Die Zusammensetzung des normalen Zellstaates des Knochenmarks ist ungefähr
folgender (HEILMEYER):

Erythrozytenreihe:

Proerythroblasten	1%
Megaloblasten	0%
Makroblasten	5%
Normoblasten	25%
Retikulozyten	16%

Thrombozytenreihe:

Megakaryozyten	sehr schwankend
Blutplättchen	sehr schwankend

Leukozytenreihe:

Myeloblasten	2,8%
Promyelozyten	3,2%
Myelozyten, neutrophile	21,5%
Myelozyten, eosinophile	2,4%
Myelozyten, basophile	0,1%
Metamyelozyten (Jugendformen)	20,0%
Stabkernige Neutrophile	23,4%
Segmentkernige Neutrophile	20,0%
Segmentkernige Eosinophile	2,4%
Lymphozyten	3,6%
Monozyten	0,4%

Diese Zahlen sind Durchschnittswerte. Starke Schwankungen nach oben und unten
kommen vor.

Die Funktion des Knochenmarks als einheitliches Organ ist gegeben in der
Produktion der Zellen der Erythrozyten-, der Thrombozyten-, und der Leukozyten-
Reihe. Die weite Verteilung des Markes über den ganzen Körper macht es zu einem
der räumlich größten Organe (ca. 2200 g). Reize vegetativer, zentral-nervöser und
humoral-hormomaler Art steuern die Blutbildung im Mark. Es entläßt aus seinem
Verbande normalerweise nur reife Zellen in das Blut. Auf Reize hin kann das Knochenmark mit Erhöhung seiner Produktion, aber auch mit einer Hemmung der Zellbildung
antworten, vielleicht auch mit einer Hemmung der Ausschwemmung für die normal-
gebildeten Zellen.

Wahrscheinlich können nur solche Zellen das Knochenmark in Richtung der Blutbahn verlassen, welche der Diapedese fähig sind, da nach neueren anatomischen Untersuchungen eine offene Kommunikation zwischen dem Knochenmarksparenchym und
der Blutbahn nicht existiert. Eine solche Diapedese kommt aber bei den Erythrozyten
nur den Normozyten und den Retikulozyten, bei den Leukozyten nur den reifen
Granulozyten und den jugendlichen zu. Die unreifen Zellen, wie Megaloblasten,
Myeloblasten, Myelozyten etc. sind sessil und bewegungsunfähig. Folgerichtig wird
angenommen (ROHR), daß, wenn unreife Zellen pathologischer Weise im Blute auftreten, diese nur aus extramedullären Herden entstammen können.

Bei den Blutkrankheiten erfährt die Zellzusammensetzung des Knochenmarks die mannigfaltigsten Veränderungen. Wir werden darauf bei den einzelnen Krankheitsbildern ausführlich eingehen.

b) Die Milz

Histologisch läßt die Milz zwei Gewebe erkennen: einmal die sogenannten Milzfollikel (MALPIGHIsche Körperchen). Sie entsprechen den Lymphfollikeln der Lymphdrüsen und bestehen aus kleinen Lymphozyten. Im Zentrum enthalten sie ein Keimzentrum aus Lymphoblasten. Die Follikel sind in die Milzpulpa eingestreut, welche das ganze übrige Milzgewebe bildet, das sich in die becherförmig das Organ durchziehenden Trabekel einbettet. Die Pulpa und die Follikel durchzieht ein retikuläres Bindegewebe. In den weiten, venösen Sinus der Pulpa, die von dem Sinusepithel ausgekleidet sind, finden sich reichlich rote Blutkörperchen. Sonst bestehen die Zellen der Pulpa aus den Endothelzellen und den Retikulumzellen.

Die Milzpunktion in vivo wird der Praktiker am besten dem Krankenhaus überlassen. Der Milzausstrich zeigt (nach TEMPKA und KUBICZEK) folgende durchschnittliche Zellenverteilung = Splenogramm

Lymphozyten	41—59,5 %
Lymphoblasten	0,3 — 4 %
Lymphozytenkerne, „nackte"	1,14—11,4 %
Granulozyten, neutrophile:	
„ segmentkernige	5,0 — 8,0 %
„ stabkernige	0,3 — 1,5 %
„ jungkernige	0,12— 0,6 %
Eosinophile	0,12— 0,6 %
Basophile	0,12— 0,5 %
Retikulumzellen	0,6 — 2,5 %
Monozytoide	0,4 — 1,15%
Monozyten	0,5 — 1,5 %
Plasmazellen	0,25— 0,83%
Endothelien	0,03 %
nicht differenzierbare Zellen	0,14— 0,2 %

Kernhaltige Rote, Megakaryozyten und unreife Vorstufen der Leukozyten finden sich im normalen Milzausstrich nicht. In welcher Weise sich das Milzpunktat bei den Blutkrankheiten ändert, werden wir noch besprechen.

Die Funktionen der Milz sind sehr vielseitig. Ihre Haupttätigkeit ist die in den Follikeln stattfindende Bildung von Lymphozyten. Sie kann in ihrem Blutreservoir große Blutmengen speichern und aus diesen sog. Flutkammern Blut abgeben. Die Milz hat eine hämolytische Funktion. Die Roten werden in ihr zerstört. Das durch den Zerfall der Roten gebildete Hämosiderin wird in den Retikuloendothelzellen der Milz gespeichert. Daraus ergibt sich die Funktion der Milz im Hämoglobin- und Bilirubin- sowie im Eisenstoffwechsel. LAUDA hält allerdings die Befähigung der Milz zur aktiven Tätigkeit beim Eisenstoffwechsel nicht für erbracht. Durch die phagozytäre Eigenschaft ihrer Makrophagen besitzt die Milz immunisatorische Eigenschaft. Nimmt man hinzu, daß die Lymphfollikel als Bakterienfilter wirken, und daß man ihr

4*

anderseits die Fähigkeit der Antikörperbildung zuspricht,so erhellt hieraus die wichtige Rolle der Milz bei der Bekämpfung aller Infektionen (Milzschwellung!). Man spricht der Milz einen die Knochenmarkstätigkeit hemmenden Stoff zu, der die an sich hemmungslose Blutbildung und Zellreifung im Knochenmark in normale Bahnen reguliert, der vielleicht auch die Ausschwemmung der Zellen kontrolliert. Die Milz enthält möglicherweise auch hormonale Substanzen, welche auf die Sekretionsverhältnisse des Magens und des Pankreas einwirken (SCHLIEPHAKE).

c) Die Lymphdrüsen

Die Lymphdrüsen enthalten in ihrer Grundsubstanz die Lymphfollikel, in deren Mitte sich wiederum die Keimzentren befinden, in denen zahlreiche Mitosen gefunden werden können. Sie sind die Bildungsstätten der Lymphozyten, worin die Hauptfunktion der Lymphdrüsen besteht. Außerdem wirken die Lymphdrüsen als mannigfaltiger Filterapparat. Man spricht ihnen auch eine Bedeutung im Fettstoffwechsel zu. Die gleichen Funktionen hat das über den ganzen Körper verbreitete System der Lymphknötchen und Lymphzellengruppen in den Schleimhäuten und im retikulären Gewebe.

d) Das retikuloendotheliale System (RES, ASCHOFF)

Es umfaßt die gesamten retikulären und endothelialen Zellen des Körpers, die eine ausgesprochene Neigung zur Speicherung von Farbstoffen und zur Phagozytose haben.

Unter Speicherung versteht man das Vermögen bestimmter Zellen, intravenös injizierte, gelöste Farbstoffe aufzunehmen und granulär zu binden (RIBBERT, ARNOLD, SCHLECHT, GOLDMANN und KYONO). Bereits RIBBERT und auch SCHLECHT hatten darauf hingewiesen, daß diese speichernden Zellen besonders häufig im Knochenmark und in den Lymphsinus, sowie in den retikulären Zellen des Peritoneums und des großen Netzes zu finden sind, ferner in den KUPFERschen Sternzellen der Leber. Zum RES rechnen wir heute die gesamten retikulären und retikuloendothelialen Zellen des Körpers, insbesondere die retikulären Zellen und die endothialen Zellen der Kapillaren in Knochenmark, Lymphsinus und Milz.

Aus dem RES stammen nach Auffassung vieler neuerer Autoren die Monozyten des Blutes. Doch ist diese Frage keineswegs völlig geklärt. Unter pathelogischen Bedingungen gewinnen die ruhenden und wandernden Zellen der RES, insbesondere die Endothelien und jüngsten Retikulumzellen wieder die Fähigkeit zur Entwicklung hochdifferenzierter Blutzellen (s. S. 53—55, 140 u. 141).

Die Zellen des RES haben eine hohe Bedeutung als Schutz- und Reinigungsorgane gegenüber Schädlichkeiten stofflicher und bakterieller Art. Sie stehen in enger Beziehung zur Antikörperbildung bei der Immunisierung. Sie entsprechen dem, was RANVIER als Klasmatozyten und METSCHNIKOFF als Makrophagen bezeichnet hat. Im Retikulum der blutbildenden Organe finden sich ferner die Gewebsplasmazellen, die Bildner der Plasmaeiweißkörper (ROHR) und die Gewebsmastzellen, aus denen das Heparin stammt. Die Gewebsmastzellen sind 10 bis 30 μ große Zellen mit grobscholligem, meist exzentrischem Kern und einer feinen dunkelvioletten Granulierung. Im Gegensatz zur Blutmastzelle, von der die Gewebsmastzelle streng zu sondern ist, sind ihre Granula nicht in Methylalkohol löslich und geben keine Oxydasereaktion. Sie treten nie in das Blut über.

4. Die Bildung und Abstammung der Leukozyten

Wie bei der Bildung der roten Zellen müssen wir auch für die Bildung der weißen zwischen der embryonalen und der postembryonalen Blutbildung zunächst unterscheiden. Sicher ist, daß die ersten weißen Blutkörperchen gleichfalls aus primitiven Zellen des embryonalen Mesenchyms entstehen.

Aber bereits hier teilen sich die Meinungen darüber, ob die ersten primitiven Zellen als die Bildner des gesamten Blutes aufzufassen sind, oder ob schon in dieser frühen

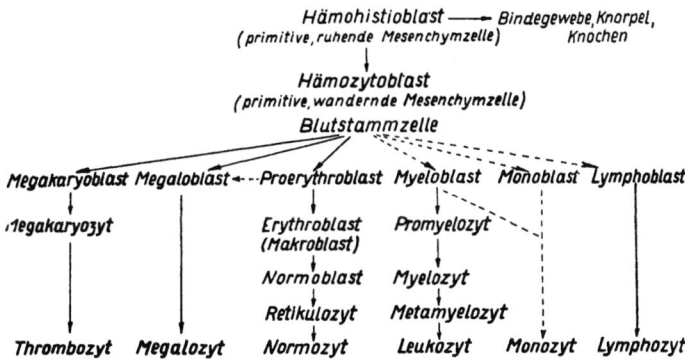

Abb. 11. *Stammtafel* der *Blutzellen*

Zeit eine Teilung der Leukopoëse und Erythropoëse besteht. Viele betrachten die zuerst auftretenden Blutzellen als Megaloblasten. Erst im dritten Monat soll die Leukopoëse mit der Bildung des Myeloblasten beginnen, während die ersten Lymphozyten noch später erscheinen. Demgegenüber vertreten andere die Meinung, daß die weißen und roten Blutzellenbildungen gleichzeitig beginnen und ihren Ausgang von der ersten primitiven noch unentwickelten und seßhaften Mesenchymzelle, dem Hämohistioblast nehmen. Diese Zelle wird einerseits die Reihe der Bindegewebszellen (Bindegewebe, Knochen und Knorpel) entwickeln, andererseits die ersten noch unentwickelten aber beweglichen Blutzellen, die Hämozytoblasten, welche die eigentlichen Stammzellen des Blutes sind. Aus diesem Hämozytoblasten entwickeln sich die Stammzellen des roten und weißen Blutbildes und der Thrombozyten (s. Stammtafel).

Im embryonalen Leben ist die Blutbildung nicht auf bestimmte Organe beschränkt sondern sie ist ubiquitär im ganzen mesenchymalen, retikuloendotelialen Gewebe. Mit der weiteren Entwicklung des Embryos zieht sich die weiße Blutbildung allmählich auf die blutbildenden Organe: Knochenmark, Milz, Leber, Lymphdrüsen und Thymus zurück. Am Ende der Embryonalzeit haben sich als wesentliche Organe der Leukopoese das Knochenmark, die Milz und die lymphatischen Organe ausgebildet.

Im postembryonalen Leben ist die Bildung der weißen Blutzellen im allgemeinen auf diese Organe beschränkt. Die Auffassung über die Art der postembryonalen Blutbildung ist noch immer uneinheitlich. Die verschiedenen wissenschaftlichen Richtungen werden mit den Namen Dualismus, Unitarismus, Trialismus und Polyphyletismus bezeichnet.

Der Dualismus (NAEGELI, SCHRIDDE, ZIEGLER, SCHLECHT, ROHR) geht von der Anschauung aus, daß im postembryonalen Leben die Bildung der Leukozyten in zwei streng voneinander getrennten Gewebsystemen erfolge, zwischen denen es Übergangsstufen nicht gibt.

Das eine ist das myeloische System, besonders repräsentiert durch das Knochenmark, das andere das lymphatische System, repräsentiert durch die Follikel der Milz, der Lymphdrüsen und überhaupt die gesamten lymphatischen Follikel und Zellen des Körpers, aber auch durch die spärlichen Lymphzellen des Knochenmarks. Die Stammzelle des myeloischen Systems ist der oben beschriebene Myeloblast. Aus ihm entsteht durch Kerndifferenzierung und durch allmählich einsetzende Granulierung des bis dahin ungranulierten Protoplasmas der Myelozyt. Aus den Myelozyten bilden sich durch weitere Differenzierung des Kerns, der dabei seine runde Form allmählich in Kernpolymorphie überführt, die gewöhnlichen Blutleukozyten. Zwischen der Stufe des Myeloblasten und des Myelozyten finden wir den sogenannten Promyelozyten, womit der Moment bezeichnet wird, in welchem in der Umgebung des Kernes des Myeloblasten der ersten Anzeichen der Granulierung eintreten. Zwischen Myelozyten und Blutleukozyten finden wir den Metamyelozyten und bezeichnen damit Zellen, bei denen der Myelozytenkern sich durch nieren- oder hufeisenförmige Einbuchtung zur Polymorphie anschickt. Seitdem man das Knochenmark in vivo untersuchen kann, ist immer wieder aufgefallen, daß im normalen Mark der Myeloblast nur ganz selten Kernteilungsfiguren zeigt, während die Promyelozyten sie reichlich aufweisen. Es wird daraus geschlossen, daß die postembryonale Leukopoese unter normalen Verhältnissen vom Promyelozyten ausgeht. Die Blutmonozyten leitet der Dualismus gleichfalls vom Myeloblasten ab. Streng getrennt von diesem myeloischen System ist das lymphatische System. Hier ist die Stammzelle der oben beschriebene Lymphoblast, aus dem in den Lymphfollikeln die Blutlymphozyten entstehen. Der Myeloblast und der Lymphoblast sind zwei vollkommen differente, selbständige Zellen, zwischen denen es einen Übergang nicht gibt.

Der Unitarismus (MAXIMOW, FERRATA, PAPPENHEIM, SCHITTENHELM u. a.) verwirft die Trennung der Blutbildung nach zwei Stammzellen und zwei Entwicklungsreihen. Er vertritt vielmehr die Ansicht, daß auch im postembryonalen Leben die Blutbildung aus einer gemeinsamen Stammzelle dem sogenannten Hämozytoblasten (Lymphoidozyten nach PAPPENHEIM) erfolgt.

Diese Stammzelle ist die Mutterzelle einmal des Proerythroblasten, von dem dann die weitere rote Blutbildung ausgeht, ferner die Mutterzelle des Myeloblasten und der Knochenmarksreihe, des Monoblasten, als Bildner der Monozyten und des Lymphoblasten als Bildner der lymphatischen Reihe. Die neuere Blutzellforschung geht dabei noch einen Schritt weiter und nimmt an, daß die gesamten Zellen des retikuloendothelialen Gewebes (Histiozyten und ruhende Wanderzellen, sog. Polyblasten) unter bestimmten Verhältnissen die Fähigkeit zur lokalen Umwandlung in Blutzellen wiedergewinnen. Es handelt sich also um omnipotente Zellen, die in der Lage sind, auch außerhalb der blutbildenden Organe in dem retikulären Gewebe alle Formen der Leukozyten zu bilden. Im Knochenmark und den Lymphdrüsen sowie in der Milz geht die Blutbildung ebenfalls von den Retikulum-Zellen aus. Welche Zellen dabei von dieser omnipotenten Zelle jeweils gebildet werden, hängt nicht von der spezifischen Tendenz der Zelle ab, sondern von der chemischen Zusammensetzung der umgebenden Gewebsflüssigkeit, vom Stoffwechsel, den sie treffenden Reizen u. a. ab.

Der Trialismus (SCHILLING) betrachtet die Monozytenreihe, mit dem Monoblasten als Stammzelle, als ein drittes dem myeloischen und lymphatischen System selbständig gegenüberstehendes, blutbildendes System.

MAXIMOW leitete die Monozyten von den Lymphozyten ab, was heute nicht mehr anerkannt wird. NÄGELI, ZIEGLER und SCHLECHT lassen sie von den Myeloblasten abstammen, wofür sich auch heute noch vieles anführen läßt. Beide Zellarten zeigen oft parallele Reaktionen, bei der sog. Monozytenleukämie sieht man myeloische Markveränderungen, beide Zellen geben die Oxydasereaktion, ihre Kerne zeigen gewisse Strukturähnlichkeiten und bei Monozytosen sieht man oft ein Promyelozytenmark. Alle möglichen Übergänge vom Myeloblasten und Monozyten kann man besonders bei der akuten Leukämie sehen. Die Entscheidung ist schwer, weil man aus rein morphologischen Gesichtspunkten seine Schlüsse ziehen muß. Für die Abstammung von RES nimmt man als Beweis vor allem die Speicherungsfähigkeit in Anspruch. Aber einmal speichern die echten Blutmonozyten im Vergleich mit den Zellen des RES normalerweise sehr ungern (SCHLECHT) und zum anderen sind die sogenannten Monozyten, welche man bei sehr hoch getriebener Speicherung (Farbstoffüberschüttung) im Blute findet, von den echten Blutmonozyten morphologisch meist so verschieden, daß man sie höchstens als Monozytoide bezeichnen könnte, womit man zwar eine Ähnlichkeit aber durchaus keine Identität zugibt. Bei sehr hoch getriebener Speicherung kann man im Blute auch speichernde neutrophile Leukozyten finden. Konsequenterweise müßte man daraus schließen, daß auch die granulierten Leukozyten aus dem RES stammen!

Aber neuerdings setzt sich doch immermehr die Meinung durch, daß die Monozyten aus dem retikuloendotbelialen System stammen (SCHILLING, NORDENSON, SCHITTENHELM, TEMPKA). Manche wollen auch eine doppelte Abstammung vom myeloblastischen Gewebe wie auch vom RES für diskutabel halten (ASCHOFF, TISCHENDORF u. a.). Der von SCHILLING begründete Trialismus sieht dabei die Monozyten als eine dritte, völlig selbständige Zellart an, die aus einem dritten Zellsystem, eben dem RES, entstammt.

In dem Schema einer Stammtafel (Seite 53) habe ich die Möglichkeiten der Abstammung der Blutzellen dargestellt. In dem Schema sind die sichergestellten Entwicklungsreihen durch ausgezogene Linien, die noch strittigen durch punktierte angedeutet. Der Polyphyletismus (UNDRITZ), die jüngste der Abstammungstheorien, nimmt auch für die Unterarten der Granulozyten je eine spezifische Stammzelle an.

Die Regulation der Leukopoëse. Auch auf die Bildung der Leukozyten sind körpereigene und körperfremde Wirkstoffe (Leukopoëtine), besonders Eiweißkörper von Einfluß (BAUMANN, WALLBACH, SCHLECHT, HOFF, ARNETH). Hohe Dosen führen zuerst zu Leukopenie, die dann von Leukozytose gefolgt wird. Über die Einwirkung von lebenden und toten Bakterien wird weiter unten zu reden sein. Von Bedeutung ist die Verschiebung des Säurebasengleichgewichtes, Verschiebung nach der sauren Seite erweckt Leukozytose, eine solche nach der alkalischen Seite Leukopenie. In den lokalen Entzündungsherden ist die Leukozytenhäufung umso stärker, je saurer das Gewebe ist. Was den Mineralstoffwechsel anlangt, so macht Kalziummangel Leukopenie, Kalziumüberschuß und Parathormon Leukozytose. Eine sympatikonische Reaktionslage geht oft mit Leukozytose, Linksverschiebung und Eosinopenie einher, eine vagotonische dagegen mit Leukopenie, relativer Lymphozytose und mitunter mit Eosinophilie. Die oben zitierten Versuche von BEER und BÖHM haben auch für die Regulation der Leukopoëse einen humoral-nervösen Mechanismus nachgewiesen

nachdem schon früher HOFF, HEILMEYER u. HINSBERG die Leukozytosen bei Luftfüllung der Hirnventrikel entdeckt hatten. Eine durch Reizung des Hirnstamms zu
erreichende Leukozytose bleibt aus, wenn das Halsmark durchschnitten wird.

5. Die biologischen Funktionen der Leukozyten

Die Leukozyten sind Wanderzellen und als solche Träger und Überträger
mannigfaltiger biologischer Funktionen.

Allen Leukozytenarten gemeinsam ist die Fähigkeit der amöboiden Bewegung.
Sie vermögen auf chemische und taktile Reize hin aus den Blutgefäßen auszuwandern
(Chemotaxis und Thigmotaxis). Besonders beweglich sind die neutrophilen
Leukozyten. Die Leukozyten haben die Fähigkeit zur Phagozytose, d. h. zur Auf-
nahme und Verarbeitung von Fremdkörpern stofflicher und bakterieller Art. Die
neutrophilen Zellen bezeichnet man als Mikrophagen, sie fressen hauptsächlich
Bakterien. Die Makrophagen, die Zellen des retikuloendothelialen Systems und die
Monozyten nehmen Zellen- und Gewebstrümmer sowie Farbstoffe auf. Die phagozytäre
Kraft der Leukozyten wird durch die im Blutserum vorhandenen Opsonine angeregt.

Die Granulozyten besitzen eine Reihe von Fermenten. So enthalten die neutro-
philen ein proteolytisches Ferment, die Protease. Die Proteasen wirken teils in der
Zelle selbst, teils treten sie aus den Leukozyten aus und entfalten ihre Tätigkeit im
Gewebe, wie z. B. bei der Autolyse der Pneumonie. Das Blutserum enthält ein die
Protease hemmendes Antiferment (E. MÜLLER, SCHLECHT und WIENS). Die Lympho-
zyten und Monozyten enthalten keine Protease.

Manche Leukozyten haben an die Granula gebundene oxydierende Fermente (Oxydasen und Peroxydasen). Ihr Nachweis erfolgt mit den Seite 16 angegebenen
Methoden. Besonders die neutrophilen, eosinophilen und basophilen Leukozyten führen
Oxydasen, auch der Myeloblast. Der Lymphoblast, der Lymphozyt und sehr junge
Myeloblasten enthalten keine Oxydasen, wohl aber manche Zellen des RES und in
schwachem Grade auch der Monozyt. Endlich sind uns noch humoral-bakterizide und
antitoxische Substanzen (Leukine) der Leukozyten bekannt, die im Kampfe gegen
die Infektion wirksam werden.

Die eosinophilen Leukozyten haben nach meinen experimentellen Untersuchungen ihre bestimmte Funktion beim Abbau des artfremden Eiweißes, sowie bei
der Allergie und Anaphylaxie, was heute klinisch allgemein anerkannt wird. Das
gleiche gilt vielleicht für die Mastzellen (basophile Leukozyten).

Bei den Granulozyten ist die Funktion an die Granulation geknüpft. Sie ist geradezu
der Ausdruck der funktionellen Wertigkeit der Zelle. Im Kampfe gegen Infektion oder
Intoxikation zeigt daher die Granulation oft charakteristische Veränderung. Die Körnchen der Neutrophilen sind nicht mehr staubförmig fein, sondern grob und eckig. Ihre
Färbung wird mehr rotviolett, oder bräunlich bis dunkelschwarzblau. Das Protoplasma zeigt zahlreiche Vakuolen und eine schmutzig grau-bläuliche Färbung, (pathologische Neutrophile, toxische Granulation) (Tafel II, Nr. 45). Die Granulation
wird beim Kampfe gegen Fremdwirkungen, z. B. lokal im Gewebe, von den Zellen ausge-
stoßen und in das Gewebe ausgestreut (ESSAIMAGE). Ich sah eine solche Essaimage der
eosinophilen Granulation in großen Ausmaßen bei der lokalen allergischen Entzündung in
der Haut und in den Bronchien im anaphylaktischen Versuch. Pathologische Granulation der Eosinophilen und starke Granulationslücken sah ich dabei auch im Blut.
Bei den Zellen mit pathologischer Granulation ist auch der Kern oft verändert, er wird
plump, pyknotisch und stabförmig, schlecht segmentiert, nur selten übersegmentiert.

Das feine Chromatinnetz ist verlorengegangen (Tafel II, Nr. 40). Die pathologische Granulation gibt keine Oxydasereaktion mehr. Oft sind die Zellen sogar völlig granulafrei. Alle Veränderungen an der Granulation sind durch zwei Momente bedingt, einmal durch den Verbrauch bei der Ausübung ihrer Funktion und zum anderen durch fehlerhafte Bildung infolge der schädigenden Einwirkung ihrer Ursache auf die blutbildenden Organe. Daß die pathologische Granulation und die Kernanomalien nicht degenerativen Zeichen, sondern im Gegenteil Zeichen der Regeneration seien (STODTMEISTER) halte ich für unwahrscheinlich.

Gegenüber anderen Darstellungen neuerer Zeit halte ich daran fest, daß die Spezifität der Leukozytengranula zu Recht besteht. Sie sind die Träger ganz bestimmter Funktionen. Ein Übergang der einen Granulation in die andere erfolgt im Blute nicht. Insbesondere ist der behauptete Übergang von neutrophilen in eosinophile Granula nicht bewiesen. Das gelegentliche Auftreten von basophilen Granula in neutrophilen und besonders in eosinophilen Zellen weist auf die Jugendlichkeit der Zellen hin.

Daß die Granulation der Leukozyten durch Aufnahme von Substanzen von außen entsteht, ist abzulehnen, so auch die Entstehung der eosinophilen Granula durch Aufnahme von Hämoglobin. Auch die lokale Entstehung der Granulozyten außerhalb des Knochenmarks ist für normale Verhältnisse nicht bewiesen. Daß die Leukozyten Stoffe von außen aufnehmen und verarbeiten ist sicher. Bei diesem Prozeß sind aber die Granula nicht die Produkte, sondern die spezifischen Träger des auf die Verarbeitung und Zerstörung des aufgenommenen Materials gerichteten Stoffwechsels der Zelle.

Die biologische Funktion der Lymphozyten ist noch wenig bekannt. Sie besitzen keine Proteasen, sondern nur Lipasen. Ihre Beweglichkeit ist gering, sie phagozytieren nicht, doch ist ihre Emigrationsfähigkeit aus dem Blute in das Gewebe sicher. Die Lymphozyten haben wohl mit den Monozyten eine gewisse Abwehr- und Schutzfunktion gegenüber Bakterien und Toxinen gemeinsam, besonders bei chronischen Infektionen. Die Angabe, daß sie Trägerdienste beim Hormontransport leisten sollen, bedarf der Nachprüfung. Doch bilden sie Antikörper (McMASTER u. a.).

Die Monozyten sind funktionell wohl mit immunisatorischen Vorgängen verbunden. SCHLECHT hat bereits 1908 und 1910 ihr Ansteigen nach Seruminjektionen beim Menschen gesehen und auch bei seinen experimentellen Versuchen mit artfremdem Eiweiß auf die starke Vermehrung der Monozyten hingewiesen, so auch später CREMER und SCHMIDT. Dabei ist die reaktive Vermehrung der Monozyten in der Regel mit derjenigen der eosinophilen und der basophilen Leukozyten verbunden, so daß ich glaube, daß diese drei Zellarten, wenigstens im Tierversuch, gemeinsam im Abwehrkampf gegen artfremdes Eiweiß stehen.

Die Funktion der Plasmazellen besteht in der Bildung von Plasmaeiweißkörpern (ROHR, MARKOFF) und wahrscheinlich auch von Antikörpern (FAHRAEUS).

Der Untergang der funktionsuntüchtigen Leukozyten erfolgt im Knochenmark, Milz, Lymphdrüsen und Leber, ein Teil von ihnen geht mit den Exkreten verloren.

6. Die Leukozytenformel–Differentialzählung der Leukozyten

Die Gesamtzahl der Leukozyten beträgt im Mittel 6000 im mm³ (Schwankungsbreite 4000 bis 8000). Für die Diagnose benötigen wir neben der Bestimmung der Gesamtzahl noch der Feststellung der Zahl der im Blute im gegebenen Falle vorhandenen Leukozytenarten = Differentialzählung.

Man gewinnt die sog. prozentuale Leukozytenzahl dadurch, daß man die gefärbten Blutpräparate auszählt und dabei die einzelnen Leukozytenarten jeweils durch
einen Strich in einer Tabelle nach dem Muster auf Seite 176 anmerkt, dabei legt man
durch je 4 Striche den fünften quer, wodurch sich nachher das Zusammenrechnen erleichtert. In der Rubrik rechts werden die erhaltenen Prozentzahlen eingetragen und
mit den rechts davon stehenden Normalzahlen verglichen. Für schnelle Orientierung
genügt die Auszählung von 100 Zellen. Genauere Werte beanspruchen eine solche von
mindestens 200 bis 300 Zellen. In den Blutausstrichen liegen nun die verschiedenen
Leukozytenarten leider nicht gleichmäßig verteilt. Die Lymphozyten und Monozyten
liegen mehr in der Mitte und die granulierten Zellen an den Rändern des Ausstrichs.

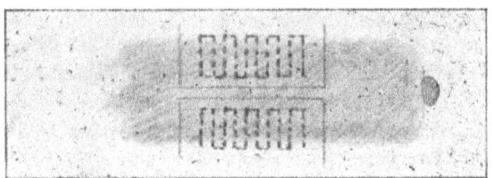

Abb. 12. Mäanderlinie

Um einen guten Durchschnitt zu erhalten, zählt man daher die Hälfte der Zellen in der
Mitte und die andere Hälfte in der Randpartie oder noch besser in der Form einer
Mäanderlinie. (s. Abb. 11). Nachdem so die Prozentzahlen festgestellt sind, errechnet
man die absoluten Leukozytenzahlen für die einzelnen Formen, indem man die
Prozentzahl mit der um zwei Nullen gekürzten Gesamtzahl der Leukozyten multi-
pliziert.

Für normale Verhältnisse sind die in Tabelle 1 angegebenen Zahlen
gültig:

Tabelle 1

Leukozytengesamtzahl 4000 bis 8000 Durchschnitt in %:		Durchschnittszahl 6000 Absolute Werte im Durchschnitt:
Neutrophile	55	3300
Jugendliche	0—1	0—60
Stabkernige	2—3	120—180
Segmentkernige	52	3120
Eosinophile	2—4	120—240
Basophile	0—1	0—120
Lymphozyten	35	2100
Monozyten	4—8	240—480

In dieser Tabelle fällt auf, daß die prozentualen und absoluten Werte für die Lymphozyten gegenüber früheren Angaben (25%, absolut 1.500) wesentlich höher liegen. Es
wird aber tatsächlich seit den Jahren nach dem ersten Weltkriege bis heute von allen
Hämatologen und auch von uns diese eigenartige Zunahme der Lymphozyten beobachtet. Es ist noch völlig unklar, auf welche Ursache diese merkwürdige Verschiebung in den letzten 30 Jahren zurückgeführt werden muß.

Die klinische Forschung hat gezeigt, daß die Auszählung der neutrophilen Leukozyten noch diagnostisch wesentlich wertvoller gestaltet werden kann, wenn man bei der Differentialzählung die neutrophilen Zellen nach ihrer Kernstruktur in besondere Unterabteilungen oder Klassen einteilt. Wir haben oben bereits darauf hingewiesen, daß die Jugend oder das Alter einer Zelle an ihrer Kernstruktur zu erkennen ist. Je älter d. h. reifer der neutrophile Leukozyt ist, um so stärker ist die Kernsegmentierung, je jünger d. h. unreifer er ist, um so einfacher ist seine Kernstruktur. Dabei unterscheiden wir bei diesen jüngeren Zellen solche mit einem stabförmigen, zart gebauten Kern = Stabkernige, und noch jugendlichere mit hufeisenförmigem Kern = Jugendformen, welch letztere den oben bereits genannten Metamyelozyten entsprechen. Je mehr bei einem krankhaften Prozeß die neutrophile Blutbildung beansprucht wird, um so mehr unreife jugendliche Formen erscheinen im peripheren Blut. Das reichliche Auftreten von Stabkernen und Jugendformen gibt also mancherlei Aufschluß für die Intensität der Beanspruchung wie auch für die Reaktionsbreite der blutbildenden Organe.

Im Schema Blutstatus (S. 176) ist daher zur Differentialzählung die Gruppe der Neutrophilen in die drei Untergruppen a) Jugendformen, b) Stabkernige und c) Segmentkernige unterteilt. Unter krankhaften Bedingungen macht sich im Blutbild der neutrophilen Zellen eine stärkere Inanspruchnahme jugendlicher Zellformen dadurch bemerkbar, daß sich die Zellzahlen, geordnet nach der Kernform von den segmentierten Kernen mehr nach der unkomplizierteren Stab- und Hufeisenform verschieben. Man spricht daher klinisch auch von einer Kernverschiebung der Neutrophilen.

ARNETH, der als erster auf diese diagnostisch wichtige Kernverschiebung hinwies, sprach von einer „Linksverschiebung", weil bei seiner tabellarischen Aufzeichnung die Gruppierung der Kernklassen ihrer fortschreitenden Reifung nach von links nach rechts erfolgte. Seine etwas weitgehende Unterteilung der Kernklassen wurde von SCHILLING durch Zusammenfassung mehrerer Gruppen für den praktischen Gebrauch sinngemäß vereinfacht.

Tabelle 2: Linksverschiebung (Kernverschiebung)

Myelozyten	Jugendformen (Metamyelozyt)	Stabkernige	Segment-kernige	
0	0—1	2—3	51—67	= normal
2	13	22	45	= pathologische, starke Kernverschiebung

In der Norm sind die Zellen der einzelnen Klassen zahlenmäßig entsprechend der ersten Horizontalreihe der Tabelle verteilt. Ist eine Linksverschiebung vorhanden, so nehmen die Zahlen der drei linken Kolumnen zu, in der vierten dagegen ab. Heute spricht man im allgemeinen nur von einer Kernverschiebung. Die Bezeichnung Linksverschiebung hat aber doch ihre Berechtigung, denn man kann unter gewissen pathologischen Bedingungen auch von einer „Rechtsverschiebung" sprechen, und zwar dann, wenn überwiegend viel stark segmentierte neutrophile Kerne vorhanden sind, die gleichzeitig die Anzeichen des Alterns (Vergröberung und Verklumpung der Kernstruktur) tragen, sowie auch Stabkerne sich finden, die im Gegensatz zu dem zarten Kernbau der jugendlichen Stabkernigen gleichfalls einen Alterskern aufweisen und somit als relativ alte Zellen anzusehen sind. Außerdem sollte bei jeder Differentialzählung auch noch der Vermerk gemacht werden, ob Neutrophile mit einer pathologischen Granulation (s. S. 56) vorhanden sind (Tafel II Abb. 40 u. 45).

Für die Praxis halte ich zur Ausführung der Differentialzählung und zur Niederlegung der Befunde mein Schema (s. S. 176) für zweckmäßig. In diesem ist ein Beispiel einer Differentialzählung eingetragen. Am meisten im Gebrauch ist heute die Differentialzähltafel von Schilling (Fa. Lautenschläger in Berlin).

7. Die Leukozytose und die Leukopenie

Vermehrung der Gesamtzahl der weißen Blutzellen über die Norm bezeichnen wir als Leukozytose, eine Verminderung unter die Norm als Leukopenie. Eine exessive (aber nicht leukämische) Leukozytenvermehrung nennt man Hyperleukozytose. Je nachdem die einzelnen Zellformen des Blutes vermehrt oder vermindert sind, sprechen wir von neutrophiler Leukozytose (Neutrophilie) und von Neutropenie, von Eosinophilie und Eosinopenie, von Basophilie und Basopenie, von Lymphozytose und Lymphopenie, von Monozytose und Monozytopenie.

Die Leukozyten zeigen bereits unter gesunden Verhältnissen im Laufe des Tages Schwankungen in ihrer Zahl. Man spricht von physiologischen Leukozytosen. Zum Teil sind hier abnorme Verteilungen der Zellen auf die einzelnen Körpergebiete die Ursache (Verteilungsleukozytosen) zum anderen Teil kennen wir auch tatsächliche Schwankungen in der Zellproduktion und Ausfuhr. So wird ein Einfluß der Verdauung auf die Leukozytenzahl im allgemeinen anerkannt. Man soll daher die Leukozyten stets in nüchternem Zustand und bei Bettruhe auszählen, weil auch Muskelarbeit nicht ganz ohne Einfluß ist. Schwankungen finden sich auch bei der Menstruation und der Schwangerschaft.

a) Die Leukozytenverschiebungen bei den Infektionskrankheiten

Bei allen Infektionskrankheiten kommt es zu starken Verschiebungen sowohl der Gesamtzahl wie auch der Differentialzahlen der Leukozyten, wobei sowohl die Bakterien selbst wie auch deren Toxine als Ursache fungieren.

Bei den meisten Infektionskrankheiten zeigen hierbei sowohl die Gesamtleukozytenzahl wie auch die Kurven der einzelnen Leukozytenarten ziemlich charakteristische Gesetzmäßigkeiten.

Schlecht und Ziegler haben bereits im Jahre 1908 als erste an zahlreichen Kurven von Infektionskrankheiten demonstriert, daß bei der Leukozytose der Infekte durchweg eine einheitliche und strenge biologische Gesetzmäßigkeit besteht. (s. Abb. 13). 1928 hat Schilling diese Gesetzmäßigkeit erneut beschrieben und sie in Verbindung mit der Arnethschen Linksverschiebung als biologische Leukozytenkurve für die Praxis zu einer steigenden Geltung gebracht.

Ich muß jedoch darauf hinweisen, daß die von Schilling empfohlene Aufzeichnung der Leukozytenkurve auf der Basis von Prozentzahlen zu Fehldeutungen führen kann.

Nur wenn die Leukozytenkurve auf den absoluten Werten aufgebaut wird (ZIEGLER und SCHLECHT), gibt sie wahre Verhältnisse wieder. Für das einzelne Blutbild kann man sich natürlich mit den Prozentwerten begnügen, wenn man gleichzeitig die Gesamt-

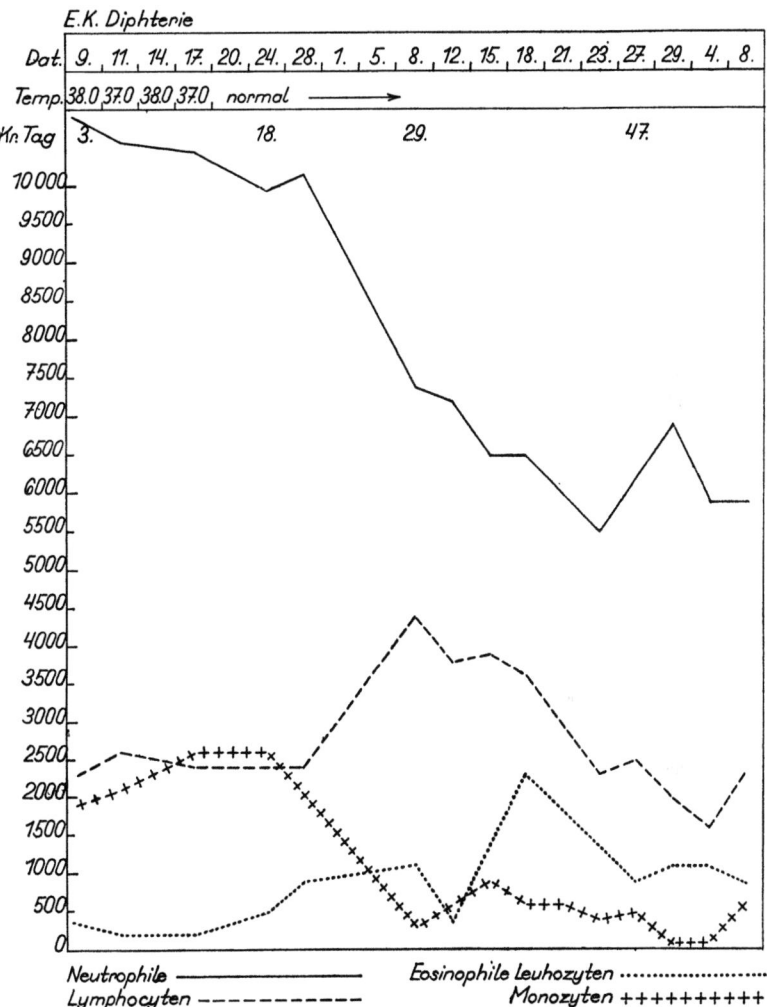

Abb. 13. Leukozytenkurve bei der Infektleukozytose

leukozytenzahl gebührend beachtet. Auf die Prozentwerte allein sich zu stützen, ist genau so fehlerhaft, als wenn man sich bei einem Diabetiker auf den Prozentgehalt des Zuckers im Urin verläßt und nicht die Gesamtzuckerausscheidung berechnet. Eine hohe Prozentzahl einer Zellart kann sich bei Umrechnung auf die absolute Zahl als

eine faktische Verminderung herausstellen. Oder anders: 25% Lymphozyten bei
8000 Leukozyten, 50% bei 4000 und 10% bei 20000 bedeutet immer einen Normalwert
an Lymphozyten von 2000 im mm³ (SCHULTEN).

Man pflegt daher auch bei der Prozentauszählung unter Berücksichtigung der
Gesamtzahl von einer relativen Vermehrung oder Verminderung zu sprechen.
Der Praktiker wird kaum Zeit finden, die Blutverhältnisse seiner Kranken in exakten
Kurven nach absoluten Werten anzulegen. Da nun auch in den führenden Lehrbüchern
und im allgemeinen Gebrauch die Beurteilung des Blutbildes nach Prozentzahlen sich
eingebürgert hat, so kann dem zugestimmt werden, wenn man nur beim einzelnen
Blutstatus sich daran erinnert, daß man nur relative Werte vor Augen hat und nicht
die wahren Zahlenwerte.

Bei der Mehrzahl der Infektionskrankheiten steigt die Gesamtzahl weit
über die Norm hinaus, so daß Werte bis zu 30-, 50- und 100000 Leukozyten
gezählt werden können. Den Beginn der Zellvermehrung machen meistens
die neutrophilen Zellen. Nach dem was wir oben über die Agressivität
dieser Zellen gegenüber den Bakterien gesagt haben, ist diese Zellreaktion
ohne weiteres verständlich. Zu dieser Zeit sind alle übrigen Zellarten stark
vermindert. Gleichzeitig bemerken wir je nach der Schwere des Falles eine
Zunahme der Linksverschiebung, also das Auftreten von Jugendformen
bis zu einzelnen Myelozyten. Nach einigen Tagen oder auch früher steigen
die Monozyten an auf übernormale Werte. Als dritte Phase schließen sich
dann, während die Neutrophilen und Monozyten wieder absinken, die Lymphozytose und die Eosinophilie an (s. Kurve Abb. 13).

Nachdem die neutrophilen Zellen als Kampftruppen eingesetzt wurden (Neutrophile
Kampfphase SCHILLING), deutet das Auftreten der Monozyten zuerst auf Abwehr
gegen die bei den Infektionen einsetzenden allergischen und immunisierenden Reaktionen hin. Die postinfektiöse Eosinophilie halte ich gleichfalls für eine allergische
Erscheinung.

Inmitten dieser allgemeinen Gesetzmäßigkeit weist das vermehrte Auftreten von
Stabkernigen und von neutrophilen Jugendformen auf die Schwere des Angriffes und
auf die starke Inanspruchnahme der Blutbildung hin. So wird klinisch eine starke
Linksverschiebung und das Auftreten von einzelnen Myelozyten sowie pathologischer
Granulation als bedrohliches Anzeichen schwerer Infektion betrachtet. Auch das
völlige Verschwinden der eosinophilen Zellen gilt als ungünstig, ihr Wiederauftreten
als günstig.

Wenn wir so einerseits sehen, daß die Leukozytose die Antwort des Blut-
zellenstaates auf die Infektion ist, so sehen wir anderseits auch, daß besonders schwere Infektionen, vor allem solche, bei denen wir eine intensive
Giftwirkung annehmen, eine Lähmung der Zellbildung in den blutbildenden Organen bewirken. Es kommt dann nicht zu einer Leukozytose,
sondern zur Leukopenie. Als besonders charakteristisch sehen wir die
Leukopenie beim Typhus abdominalis. Die Leukopenie ist bei allgemein
schwerem Krankheitsbild immer der Ausdruck stärkerer Schädigung, sie
ist es besonders dann, wenn das Differentialbild dazu eine starke Linksverschiebung zeigt. Das sehen wir bei schwersten septischen Erkrankungen,
bei der toxischen Diphtherie, bei der Miliartuberkulose und schweren
Formen der Appendizitis und Peritonitis. Anderseits sind aber auch Leuko-

penien zu finden bei leichteren Erkrankungen wie Masern, Grippe, Röteln, Morbus, Bang und anderen. Im Verlaufe einer Infektionskrankheit ist das plötzliche Abfallen der Leukozytenzahl von einer Leukozytose zur Leukopenie bei hochbleibendem Fieber ein ungünstiges Zeichen (Leukozytensturz).

Bei den chronischen Infektionen tritt entsprechend dem schleichenden Verlauf des Angriffs die neutrophile Phase im Blutbild immer mehr zurück, während die lymphozytäre und monozytäre Reaktion in den Vordergrund tritt, z. B. chronische Tuberkulose mit Lymphozytose, die Malaria mit Monozytose. Bei fast allen Infekten und Entzündungen ist die von SCHILLING und SCHULTZ entdeckte Aggregationsneigung der Leukozyten verstärkt (TISCHENDORF und FRITZE). Man bezeichnet diese der Agglutination der Erythrozyten adäquate Neigung der Leukozyten zur Zusammenballung heute auch als Leukergie (FLECK und MURCZYNSKA).

b) Die sonstigen neutrophilen Leukozytenreaktionen

Außer bei den Infektionskrankheiten sehen wir eine neutrophile Leukozytose bei allen durch Bakterien hervorgerufenen Entzündungen und Eiterungen.

Wir sehen sie aber auch als toxische Leukozytose bei Einwirkung von Blutgiften, (Phenylhydrazin, Kalium chloricum) bei Schlafmittelvergiftungen und bei Säurevergiftung z. B. der Azidose des Diabetes und bei der Urämie. Ferner tritt sie auf bei starken Blutverlusten (posthämorrhagische Leukozytose) und als Begleiterscheinung bösartiger Geschwülste.

Als Hyperleukozytose bezeichneten wir oben die extremhohen Vermehrungen der Leukozyten, bei denen unter Umständen mehr oder weniger reichlich Myelozyten und sogar Myeloblasten im Blut auftreten, so daß die Unterscheidung von der Leukämie schwer, oft unmöglich ist und nur aus dem gutartigen Verlauf getroffen werden kann. Man spricht dann auch wohl von einer Myelozytose oder leukämoiden Reaktion. Man sieht sie bei sehr schweren Infektionen, bei den Blutkrisen mancher Blutkrankheiten, aber auch beim diabetischen und urämischen Coma, der CO-Vergiftung und in der Agone. Eine neutrophile Leukopenie (Neutropenie) findet sich bei der perniziösen Anämie, bei Milzerkrankung und besonders bei der Agranulozytose. Da infolge der Neutropenie die Lymphozyten im Blutbild überwiegen, redet man dann auch wohl von einer lymphozytotischen Leukopenie.

c) Die eosinophile Leukozytose (Eosinophilie) und die Eosinopenie

Man spricht von einer allgemeinen oder Bluteosinophilie (Hämoeosinophilie), wenn die eosinophilen Zellen im Blute vermehrt sind und von einer lokalen oder Gewebseosinophilie (Histoeosinophilie), wenn sie im Gewebe gehäuft auftreten.

Die Eosinophilen sind gemäß ihrer oben beschriebenen Funktion die charakteristischen Zellen der Anaphylaxie und Allergie (SCHLECHT, HEILMEYER). Dementsprechend findet sich eine Vermehrung dieser Zellen im Blute bei der experimentellen Anaphylaxie und bei protrahierter, immunisierender Zufuhr artfremden Eiweißes (SCHLECHT, AHL und SCHITTENHELM, ISHIHARA u. a.). Aber auch überall da, wo es im Gewebe zu einer lokalen allergischen Entzündung kommt, finden wie eine Anhäufung dieser Zellen (SCHLECHT, RÖSSLE, v. MÖLLENDORFF u. a.). Diese experimentelle Hämo- und Histoeosinophilie steht durchaus in Parallele mit den Bewegungen der Eosinophilen bei den klinischen Manifestationen der Allergie. Als Beispiel nenne ich das allergische Asthma bronchiale. Die Bluteosinophilie und die Gewebseosinophilie in den Bronchien und in den Lungen des Asthmatikers entsprechen durchaus den Befunden im experimentellen anaphylaktischen Versuch (SCHLECHT und SCHWENKER).

Die Eosinophilie ist somit ein wichtiges Symptom für die allergische Natur vieler Krankheitszustände geworden und viele unklare Eosinophilien haben sich in den letzten Jahren als allergisch bedingt herausgestellt. Es muß jedoch betont werden, daß nicht jeder allergische Vorgang dauernd von ihr begleitet ist. So finden wir z. B. beim Asthma bronchiale im Anfall oft eine anfängliche Eosinopenie, wie ich das auch für den anaphylaktischen Schock beschrieben habe. Es liegt das daran, daß die Zellen aus dem Blute nach den Schockorganen auswandern, wo man sie dann in Massen nachweisen kann. Erst mit dem Nachschub aus dem Knochenmark steigen die Eosinophilen auch im Blute auf hohe Werte an.

Eine allergische Eosinophilie des Blutes und der Gewebe ist bisher bei folgenden Krankheitszuständen des Menschen nachgewiesen worden:

1. Serumkrankheit (SCHLECHT),
2. Heuschnupfen (WOLFF-EISNER),
3. Rhinopathia allergica (COWIE und JIMENEZ),
4. Asthma bronchiale (v. MÜLLER),
5. das eosinophile Lungeninfiltrat (LÖFFLER),
6. die eosinophile Bronchitis (SCHWENKENBECHER),
7. die Periarteriitis nodosa (BAHRMANN),
8. die allergische Endo- und Myokarditis (BOYKAN),
9. die Purpura hämorrhagika (SPIELMEYER, LANG),
10. die Urtikaria (BERGER und LANG),
11. das QUINCKsche Ödem (ASSMANN),
12. die Gastritis allergika (HANSEN),
13. die Enteritis und Colitis allergica (NEUBAUER und STÄUBLI, SCHLECHT und SCHWENKER),
14. das Ulkus ventrikuli (HANSEN und FRÄNZEL),
15. die Wurmkrankheiten, besonders die Trichinose (STÄUBLI),
16. Arzneimittel-Idiosynkrasien (SCHLECHT),
17. viele Dermatosen (BERING, SCHLECHT),
18. Hämorrhagien und Infarkte (SULTAN),
19. Hämorrhagische Exsudate (SCHLECHT, NAGEL, COBET),
20. die Myositis (BITTORF),
21. bei manchen Geschwülsten, besonders dem Lymphogranulom (NÖSSKE) und dem eosinophilen Granulom des Knochens (HENSCHEN),
22. die postinfektiöse Eosinophilie (SCHLECHT),

23. die exsudative Diathese der Kinder (STROBL) und die nutritive Eosinophilie bei Kindern,
24. die Aortitis und Endokarditis fibroplastika und die Thrombangitis obliterans (LÖFFLER),
25. die konstitutionelle Eosinophilie (KLINCKERT, TEMPKA),
26. die Eosinophilie bei Splenomegalie und nach Milzentfernung (GIFFIN),
27. die Eosinophilie bei Leukämie,
28. die tropische Eosinophilie (WILSON, FOND).

Die in dieser Zusammenstellung genannten Krankheitszustände sind in ihrer Pathogenese nicht alle als allergische Krankheiten zu bezeichnen, aber die bei ihnen auftretende Eosinophilie ist allergisch bedingt, nach meiner Theorie als Reaktion auf artfremdes oder abgeändertes (metabolisches) artgleiches Eiweiß (neuerdings auch DALTON, SAMTER, WANNAGAT).

Die Eosinophilie findet sich bei vielen dieser Zustände auch in den Sekreten und Exkreten, so im Nasenschleim bei Heuschnupfen, im Sputum beim Asthma bronchiale und im Darmschleim bei der Colitis allergica. Es ist bekannt, daß die hier zu findenden sogenannten CHARCOT-LEYDENschen Kristalle aus den eosinophilen Granulis entstehen. Eine besondere Stellung nimmt die oft angegebene Eosinophilie bei Vagotonie ein.

Zwar habe ich mit SCHWENKER entgegen anderen Angaben eine Eosinophilie mit vagusreizenden Stoffen experimentell nicht erzeugen können, aber es ist anderen doch gelungen. Niemals erreichen jedoch diese vagotonischen Eosinophilien die Höhe der anaphylaktisch-allergischen (8 bis 10% bei der Vagotonie, 30 bis 70% bei der Allergie). Aber man kann klinisch sehen, daß manche Vagotoniker eine leichte Eosinophilie trotz evt. Leukopenie haben. Nun verbergen sich aber nach meinen Erfahrungen hinter der Vagotonie oft echte Allergiker, die man mit Kutanproben als solche entlarven kann, oder Menschen mit einer konstitutionellen Eosinophilie. Von manchen wird die Vagotonie sogar als eine Allergie-Form angesehen, anderseits ist aber der anaphylaktische Schock eine der stärksten Belastungsproben des vagischen Systems. Die allergische Eosinophilie ist nach meiner Ansicht sicher keine rein nervöse, durch Vagusreizung ausgelöste Erscheinung, sondern die Antwort auf eine bei dem allergischen Geschehen entstehende eosinotaktische Substanz, welche die Eosinophilen aus dem Knochenmark anlockt. Wie wir aber oben gezeigt haben, daß die Zellreaktionen des Knochenmarks und des Blutes von einem zentral-nervösen Mechanismus gesteuert werden, so können wir auch für die Eosinophilie annehmen, daß humorale und nervöse Einflüsse bei ihr gepaart sind. Dafür sprechen auch die Versuche von ISHIHARA, daß die Eosinophilie bei Injektion artfremden Serums ausbleibt, wenn der Vagus durchschnitten wird. Auch er nimmt an, daß eine eosinotaktische Substanz unter dem Einfluß des zentralen Nervensystems wirksam wird. Eine lokale Entstehung eosinophiler Zellen im Gewebe habe ich nie gesehen. Die Zellen entstammen alle dem Knochenmark.

Unter den Infektionskrankheiten ist der Scharlach schon durch eine sehr frühzeitige, oft vor, meist mit dem Exanthem eintretende Eosinophilie gekennzeichnet. Die hohe Eosinophilie bei der Trichinose ist diagnostisch gegenüber dem Typhus sehr wichtig. Die Eosinophilie bei Wurmkrankheiten des Darmes ist, falls positiv, ein diagnostisch wichtiges Zeichen. Sie ist aber inkonstant.

Das erklärt sich aus dem Umstand, daß die Anwesenheit der Parasiten im Darm allein nicht zur Erzeugung einer Bluteosinophilie genügt, sondern daß es erst durch sie zu einer allergischen Reaktion kommen muß. Diese und mit ihr die Eosinophilie sind am stärksten, wenn die Larven aus dem Darm auswandern und sich parenteral in anderen Körperorganen ansiedeln, so z. B. beim Einwandern der Trichinen in die Muskulatur. So entsteht die Bluteosinophilie beim eosinophilen Lungeninfiltrat durch das Einwandern von Askarislarven in das Lungengewebe. Zu dieser Zeit ist der Darm sogar frei von Parasiteneiern. Sie treten erst 68 bis 86 Tage später auf, nachdem die Larven geschlechtsreif geworden sind. Für das bis vor kurzem pathogenetisch ziemlich unklare Krankheitsbild der tropischen Eosinophilie (WEINGARTEN, WILSON u. a.) oder eosinophilen Pneumopathie ist heute der gleiche Entstehungsmodus wie beim LÖFFLERschen eosinophilen Lungeninfiltrat nachgewiesen (FOND u. a.).

Für die Praxis ergibt sich aus allen unseren Ausführungen, daß bei jeder Bluteosinophilie sorgfältig auf das Vorliegen allergischer Reaktionen untersucht werden muß.

Als Eosinopenie bezeichnen wir eine Verminderung und als Aneosinophilie ein völliges Verschwinden dieser Zellen aus dem Blute. Wir finden sie in dem Beginn aller Infektionen (Ausnahme Scharlach) besonders stark beim Typhus abdominalis, bei schweren eitrigen Prozessen, im Beginn der anaphylaktisch-allergischen Reaktion oder bei sehr schweren allergischen Zuständen, bei denen es zu einer toxisch bedingten Bildungs- oder Ausschwemmungshemmung der Zellen im Knochenmark gekommen ist. (SCHLECHT) z.B. auch beim Asthma und bei sehr schweren Masseninvasionen mit Trichinen (STÄUBLI).

Das Verschwinden der Eosinophilen aus dem Blut sieht man bei Infektionen nicht gern, ihre Wiedererscheinung wird als ,,Die Morgenröte der Genesung" begrüßt. Eine bestehende, selbst hochgradige Eosinophilie kann bei interkurrenten, schweren Infektionen in Eosinopenie und Aneosinophilie umschlagen, da die Zellen eine ausgesprochen negative Chemotaxis gegenüber lebenden Bakterien besitzen.

Eine Eosinopenie sieht man auch nach Adrenalin (BERTELLI, FALTA und SCHWEEGER, SCHWENKER und SCHLECHT), ferner nach Cortison und ACTH (adrenocorticotropes Hormon), ein Umstand, der gleichfalls auf gewisse vegetativ-hormonale Beeinflussung der Eosinophilenzahl im Blute hindeutet. Diese Eosinophilenreaktion wird im sog. Thorntest als Probe auf den Funktionszustand der Nebennierenrinde benutzt.

d) Die basophile Leukozytose (Basophilie)

Als solche bezeichnen wir eine Vermehrung der Mastzellen im Blut. Sie kommt vor bei manchen Leukämien und der Polyzythämie, sonst in der menschlichen Pathologie kaum in nennenswertem Grade.

Im Tierexperiment erzielte ich sehr hochgradige Basophilie (bis 28%) nach Injektionen sehr großer Mengen artfremden Serums, merkwürdigerweise am stärksten nach der Übertragung des Serums einer myeloischen Leukämie. Über Mastzellen-Leukozytose findet sich noch in der neueren Literatur die Angabe von SCHITTENHELM und EHRHARDT, daß sie bei Speicherungsversuchen und gleichzeitiger Vaccine-

Injektion eine solche bis zu 22% beobachteten, dasselbe auch CATTANEO nach Vaccineurin. v. DEINSE und SOLONIDES wollen durch Einspritzungen virulenter Tuberkelbazillen regelmäßig eine Basophilie bis 58% gesehen haben. v. MÖLLENDORFF und STOCKINGER stellten Basophilie im Gewebe nach Höhensonnenbestrahlungen fest, die sie auf einen erhöhten Eiweißstoffwechsel beziehen. Interessanterweise fand GRIEBEL, daß bei der Einspritzung von mit ultraviolettem Licht bestrahlten Metallsalzen gleichfalls erhebliche Basophilie auftritt, was gleichfalls mit der Änderung des Eiweißcharakters zu erklären sei. Es besteht daher nach meiner Meinung die größte Wahrscheinlichkeit, daß die basophilen Leukozyten ebenso wie die eosinophilen an dem Abwehrkampf gegen artfremde Proteine beteiligt sind.

e) Die Monozytose

Bereits 1912 habe ich bei meinen Immunisierungsversuchen mit artfremden Serum darauf hingewiesen, daß es neben der Eosinophilie auch zu einer erheblichen Vermehrung der Monozyten im Blute kommt, und zwar bis zum 10fachen Betrag der Norm. Später wurden besonders von CREMER und SCHMIDT, SIMON, EVOUET und FLORENTIN, SCHITTENHELM und EHRHARDT diese Monozytosen eingehend studiert und mit Recht in Beziehung zu immunisatorischen Vorgängen gesetzt. Auch die oben beschriebene Monozytenvermehrung bei der biologischen Leukozytenkurve ist so zu deuten.

Hohe Monozytosen finden sich bei Malaria, Fleckfieber, Variola, Parotitis, Rekurrens, bei der Endokarditis lenta und bei der infektiösen Mononukleose. Über die Monozytenleukämie berichten wir später.

Die starken Vermehrungen der Monozyten und der Eosinophilen bei den immunisatorischen Vorgängen im Tierversuch verlaufen fast immer parallel (M. B. SCHMIDT, CREMER). Das ist auch mir aufgefallen. Es scheint, daß diese beiden Zellarten gemeinsam an dieser Aufgabe interessiert sind, wobei sich bei meinen Versuchen unter Umständen auch die Mastzellen beteiligten, was besonders dann der Fall ist, wenn die Seruminjektionen besonders hoch getrieben werden und der Zustand sich zum Schlechten wendet. Jedenfalls habe ich bei den Tieren mit hoher Basophilie sehr häufig den Versuch tödlich enden sehen. Eine genetische Abhängigkeit der Zellarten und ein Übergang zwischen ihnen besteht nicht. Im Peritonealexsudat nach Einspritzung artfremder Blutkörperchen kann man zahlreiche monozytoide Makrophagen bei ihrer Freßarbeit sehen, nie aber entsteht dabei aus dem aufgenommenen Hämoglobin eine eosinophile oder basophile Granulation (SCHLECHT).

f) Die Lymphozytose

Bei den Leukozytosen der Infektionskrankheiten sind die Lymphozyten im Anfang meist vermindert, erst nach Abklingen des akuten Stadiums tritt eine Lymphozytose auf (ZIEGLER und SCHLECHT, SCHILLING). Nur die Röteln, der Keuchhusten und die Parotitis sind durch eine frühzeitige Lymphozytose gekennzeichnet. Neuerdings wird eine infektiöse Lymphozytose beobachtet (s. Seite 150). Sonst ist diese in der Regel eine Begleiterscheinung chronischer Infektionen. Bei der Bedeutung von fokalen Infekten für viele Herzkrankheiten und Rheumatismen sei darauf hingewiesen, daß sie oft mit einer Lymphozytose einhergehen. Die früher ihr zugeschriebene diagnostische Bedeutung beim Basedow und anderen innersekretorischen Störungen erscheint heute sehr zweifelhaft. Viele vegetativ Stigmatisierte und Neurastheniker haben hohe Lymphozytenwerte. Auch darf eine Lymphozytose im Kindesalter nicht für die Diagnose Tuberkulose verwertet werden. Lymphopenie findet man im Endstadium der Urämie und Cholämie.

g) Die Plasmazytose

Eine Vermehrung der Plasmazellen kommt im Blute vor bei infektiöstoxischen Prozessen besonders bei den Virusinfektionen (Hepatitis epidemica, Variola etc.), zuweilen bei der Serumkrankheit (MARKOFF) beim Myelom und der Plasmazellenleukämie.

8. Die konstitutionellen Leukozytenanomalien

α) Die HUËT-PELGERsche Kernanomalie vererbt sich einfach dominant, nur selten rezessiv. Die Mehrzahl der Granulozyten bleibt in der Kernreifung zurück und zeigt in einem hohen Prozentsatz stabkernige, wenig segmentierte Kerne. Die letzteren sind kurz und gedrungen, das Chromatin ist grobschollig und pyknotisch. Es besteht also eine gewisse Dissoziation zwischen der jugendlichen Kernform (Stäbe) und der gealterten Kernstruktur. Die PELGER-Zellen sind funktionell voll leistungsfähig, eine pathologische Bedeutung kommt ihnen nicht zu. Es handelt sich um eine Bildungsanomalie, da die Zellen in dem Knochenmark vorkommen.

β) DieALDERsche Granulationsanomalie ist nur in wenigen Fällen beschrieben und hat keine praktische Bedeutung.

Bis zum Kriege waren ungefähr 30 Familien bekannt, deren Familienmitglieder die Anomalie besaßen.

γ) Weitere konstitutionelle Leukozytenanomalien wurden von UNDRITZ, HEGGLIN, STEINBRINCK und REILLY beschrieben. Sie alle haben für die Praxis keine Bedeutung. Ich verweise auf die Lehrbücher der Hämatologie.

III. Die Thrombozyten (Blutplättchen) und die Megakaryozyten (Knochenmarksriesenzellen)

1. Die Thrombozyten

Als sogenanntes „drittes Blutelement" finden sich diese Zellen im peripheren Blute neben den roten und weißen Blutkörperchen. Es sind kleine, 2 bis 4 μ große, rundliche oder eckige Gebilde, die eine starke Neigung zu Gruppenbildung haben. Sie sind bereits im Nativpräparat als schattenhafte, mattgrüne Gebilde zu erkennen. Im gefärbten Blutausstrich zeigen sie eine zentrale braunrötliche Granulation, den Granulomer und einen helleren Hof, den Hyalomer. Unter krankhaften Bedingungen kommen Riesenplättchen vor. Die Thrombozyten stammen von den Megakaryozyten des Knochenmarks ab (s. Tafel I, Zelle 29 und 29a).

Es treten an den Thrombozyten unter normalen, besonders aber in krankhaften Zuständen, mancherlei diagnostisch wichtige Formänderungen ein (JÜRGENS). So finden sich unter den normalen Plättchen sogenannte Jugendformen, deren Plasma bläulich und deren Granulation sehr fein und spärlich ist. Die Altersformen haben bei normaler Größe eine reichliche, grobe pyknotische und exzentrische Granulation in einem mehr rötlichen Plasma, in dem Vakuolen sich finden. Reizformen sind von übernormaler Größe, bilden Ketten, zeigen Wurst- und Schwanzformen, in einem rötlichen Plasma liegt eine sehr dichte reichliche Granulation.

Pathologische Plättchenformen: Unreife Jugendformen (sogenannte blaue Plättchen) sind normal groß oder vergrößert, die Granulation fehlt oder ist sehr gering. Das Plasma ist blau, wabig und hat Vakuolen. Degenerationsformen: Diese zeigen starke Anisozytose, Mikroplättchen und Riesenplättchen, geringe Granulation, das Plasma graurötlich mit Vakuolen. Pathologische Reizformen: Polymorphgestaltete, bizarre Riesenformen mit reichlicher, feiner Granulation in einem bläulichen oder rötlichen Protoplasma. Stammformen (Thromboblasten): große, runde Riesenformen, Sternformen mit Kernen oder Kernresten, Granulation grob bis fein. Das Plasma zeigt lange Ausläufer, die den Kern sternförmig umgeben, von stark blauer Färbung. Auch freie Plättchenkerne kommen vor.

Die Zahl der Thrombozyten schwankt je nach Verwendung der gewöhnlichen Zählmethode zwischen 200 000 bis 300 000, nach den Methoden von THOMSON im Venenblut oder von JÜRGENS (direkte Hautmikromethode) zwischen 450 000 und 800 000 (s. Seite 17).

Physiologische Schwankungen in der Plättchenzahl (nach Tages- und Jahreszeit, Verdauung, hormonalen und nervösen Einflüssen) müssen beachtet werden. Das Adrenalin macht Plättchenvermehrung, desgleichen große Blutverluste. Mit dem Einfluß der Ovarien hängen Schwankungen während der Menstruation zusammen. Von AHASAKI wurden isolierte Thrombozytenvermehrungen im Blut bis auf 2,7 Mill. beschrieben. Ein gleiches auch von HAMOGUCKI. Zu enormer Plättchenvermehrung kommt es nach Milzentfernung (Plättchenkrise), was auf eine hormonale Fernwirkung der Milz auf die Bildung der Plättchen im Knochenmark schließen läßt.

Der Zerfall und der Untergang der Thrombozyten vollzieht sich sowohl in der Blutbahn wie auch in der Milz.

2. Die Megakaryozyten

Sie sind die Stammzellen der Blutplättchen (WRIGHT) und kommen normalerweise nur im Knochenmark vor. Sie sind über 30 μ groß und werden deshalb auch als Knochenmarksriesenzellen bezeichnet. Sie sind außerordentlich vielgestaltig. Man unterscheidet unter ihnen die unreiferen Formen der Megakaryoblasten und Promegakaryozyten. Diese sind 30 μ groß, haben ein gleichmäßig basophiles Protoplasma ohne Granulation und einen großen, runden, plumpen Kern. Die Zelle sieht dem Myeloblasten ähnlich, ist jedoch viel größer als er. Die älteren Formen werden immer größer und polymorpher. Sie zeigen einerseits eine basophile Granulation und andererseits oft deutliche Zeichen der Plättchenbildung im Protoplasma sowie der Plättchenabschnürung oder Ausstoßung. Die Megakaryozyten werden von den einen als selbstständige Entwicklungsreihe vom Hämohistioblasten abgeleitet, während andere sie vom Myeloblasten abstammen lassen (s. Tafel I, Zelle Nr. 28).

3. Die biologische Funktion der Thrombozyten

Es kommt ihnen eine wichtige Funktion bei der Blutgerinnung zu, indem bei ihrem Zerfall Thrombokinase frei wird, welche die Gerinnung aktiviert. Außerdem ist der Granulomer der Plättchen das Gerüst, an dem die ersten Fibrinmizellen bei der Gerinnung sich anlegen, und endlich spielen sie bei der Retraktion des Blutkuchens eine unersetzliche Rolle, indem durch ein von ihnen abgegebenes Ferment, das Retraktozym (GLANZMANN) die Festigung und Zusammenziehung des Fibringerüstes besorgt wird. Dieser Vorgang bleibt bei Fehlen der Plättchen aus. Man spricht ihnen auch vasokonstriktorische Eigenschaft auf die Kapillaren zu. Des weiteren sind sie an der Gefäßdichtung bei Endothelschädigung der Gefäßwand beteiligt.

Bei akuten Infekten nimmt im Knochenmark die Bildung der Riesenzellen auf das zwei- bis dreifache zu (HEILMEYER u. GOHRBANDT), sie zeigen eine lebhaft gesteigerte Plättchenbildung. Riesenzellen können ins Blut gelangen und werden in den Kapillaren der Lunge gefunden. Vielleicht werden die massenhaften ins Blut ausgeworfenen Plättchen dabei als Bakterienfänger tätig. Man findet sie gehäuft in Leber, Milz und im RES.

Anhang

Das Blutbild bei den wichtigsten Infektionskrankheiten

Die tabellarische Übersicht kann nicht erschöpfend sein, sie will die wichtigsten, für den Praktiker wünschenswerten Angaben machen:

Angina catarrhalis. Meist leichte neutrophile Leukozytose, bei Abszeßbildung höhere Leukozytose und steigende Linksverschiebung.

Appendizitis. Neutrophile Leukozytose, fortlaufende Blutkontrolle wichtig, besonders bei drohender Abszeßbildung. Rapides Ansteigen der Leukozytenzahl und rasch zunehmende Linksverschiebung sowie pathologische Granulation weisen auf die Notwendigkeit des chirurgischen Eingriffs hin. Es kann aber plötzliche Leukopenie mit Linksverschiebung noch bedrohlicher sein. Die Appendizitis alter Leute verläuft oft ohne große Leukozytose. Der Blutbefund kann nie allein eine Indikation abgeben, nur in Verbindung mit dem sonstigen klinischen Befund.

BANGsche Krankheit. Weißes Blutbild uncharakteristisch, mitunter Leukopenie mit Lymphozytose, auch mit Monozytose, leichte hypochrome Anämie.

Bilharziosis (Schistosomiasis). Hypochrome Anämie mit Eosinophilie.

Cholera. Sehr hohe, neutrophile Leukozytose mit Linksverschiebung. Durch den Wasserverlust symptomatische Polyglobulie.

Dengue. Leukopenie mit Neutropenie, relativer Lympho- und Monozytose sowie starker postinfektiöser Eosinophilie.

Diphtherie. Meist nur leichte Leukozytose und Linksverschiebung. In schweren Fällen Thrombopenie und hämorrhagische Diathese. Blutbild meist uncharakteristisch.

Dysenterie. Bei Bazillenruhr uncharakteristisch. Meist leichte Leukozytose. Bei Amöbenruhr im Darmschleim viele Eosinophile, bei Leberabszessen hohe Leukozytose.

Endocarditis lenta. Leichte neutrophile Leukozytose, Linksverschiebung und pathologische Granulierung. Leukopenie prognostisch ungünstiger. Oft Endothelien und retikuläre Zellen (Makrophagen) im Blut.

Erysipel. Je nach Schwere des Falles steigende neutrophile Leukozytose mit wachsender Linksverschiebung.

Erythema infectiosum und nodosum. Blutbild atypisch, mitunter allergische Eosinophilie.

Exanthema subitum (Kritisches Dreitage-Fieber). Anfangs leichte Leukozytose, dann Leukopenie mit Neutropenie und hoher Lymphozytose (80 bis 90%). Auftreten von Plasmazellen.

Fleckfieber. Nach anfänglicher Leukopenie eine neutrophile Leukozytose mit Abnahme der Eosinophilen, starke Linksverschiebung, Auftreten von Plasmazellen atypische Lympho- und Monozyten (buntes Blutbild).

Fokale Infekte. Häufig leichte Monozytose, auch Eosinophilie bei allergischer Reaktion.

Filariasis. Hochgradige Eosinophilie, 20 bis 70%.

Fünftage-Fieber. Neutrophile Leukozytose periodisch mit den Fieberanfällen, mit Hypo- und Aneosinophilie, im Intervall Lymphozytose und leichte Eosinophilie (SCHITTENHELM und SCHLECHT).

Gelbfieber. Meist Leukopenie und Neutropenie.

Grippe. In der Regel nach initialer Leukozytose rasch eintretende starke Leukopenie mit Linksverschiebung, toxischer Granulation und Vakuolenbildung im Protoplasma. Hypo- oder Aneosinophilie, später auch Plasmazellen. Bei Komplikationen hohe Leukozytose.

Icterus infectiosus. Siehe WEILsche Krankheit.

Haffkrankheit. Leukozytose, oft hohe Neutrophilie. Es sollen regelmäßig HEINZsche Innenkörper auftreten (ROSENOW und TIETZ).

Hämatogene Hepatitis (Inokulationshepatitis oder homologe Serumhepatitis), eine Viruskrankheit, die von Mensch zu Mensch durch ungenügend desinfizierte Spritzen, durch Bluttransfusion und durch Blutentnahme übertragen wird. Sie zeigt wie alle Viruskrankheiten oft Plasmazellenvermehrung im Blut.

Kala-Azar (Orientbeule). Ausgesprochene Leukopenie mit Linksverschiebung und toxischen Neutrophilen, Monozyten und Monozytoide vermehrt. Im Blut und besonders im Markausstrich sind die Parasiten zu finden.

Leishmaniosis. Siehe Kala-Azar.

Malaria. Nachweis der Plasmodien im Blut am besten im dicken Tropfenpräparat, bei latenter Malaria evtl. mit der Provokationsmethode von SCHLECHT und SCHITTENHELM. Man gibt 1 cm^3 einer 1%/$_{00}$igen Adrenalinlösung subkutan, durch die Milzkontraktion werden Plasmodien ausgeschwemmt, die man im Blute findet. Außerdem kommt es evtl. zu einem Anfall. Wichtig zur Entdeckung von Plasmodienträgern ohne Symptome. Im Anfall neutr. Leukozytose, später hohe Monozytose. Anämie.

Maltafieber. Leichte Leukopenie, Lympho- und Monozytose.

Meningitis epidemica. Neutrophile Leukozytose mit Linksverschiebung, eine frühe Eosinophilie wird als günstig angesehen.

Meningitis purulenta. Sehr hohe, neutrophile Leukozytose.

Miliartuberkulose. Meist leichte, neutrophile Leukozytose, oft auch Leukopenie aber mit Neutrophilie. Hohe Lymphozytose und Aneosinophilie spricht mehr für Typhus.

Morbilli. In der Inkubation oft neutrophile Leukozytose und Eosinophilie, später Leukopenie mit Linksverschiebung, Monozyten oft hoch, mitunter Plasmazellen. Bei Komplikationen, besonders bei Pneumonie oder Eiterungen hohe neutrophile Leukozytose, Leukopenie dann ungünstig.

Myo- und Endocarditis allergica (rheumatica). Neutrophile Leukozytose, oft Eosinophilie, die man aber durch häufige Blutkontrollen suchen muß, da sie, wie jede allergische Eosinophilie, kurvenmäßig schwanken kann (SCHLECHT).

Papatacci. Leukopenie mit Neutropenie und vielen Stabkernigen, sowie Monozytose.

Parotitis epidemica. Leukopenie oder leichte Lymphozytose mit relativer Lymphozytose, Eosinophile mitunter vermehrt.

Peritonitis. Hohe neutrophile Leukozytose mit Linksverschiebung und toxischer Granulation.

Pertussis. Blutbefund inkonstant. Oft Lymphozytose bei hoher Gesamtleukozytenzahl, besonders in dem konvulsiven Stadium.

Pneumonie. Beginn mit hoher neutrophiler Leukozytose bis 30000 und mehr, erhebliche Linksverschiebung und reichliche pathologische Granulation. Bei Heilung Abfall der Neutrophilen, dann Lympho- und Monozytose und postinfektiöse Eosinophilie. In ungünstigen Fällen von Anfang an Leukopenie, oder im Verlauf Leukozytensturz mit noch zunehmender Linksverschiebung und pathologischer Granulation.

Polyarthritis. Leichte Leukozytose.

Rekurrens. Im Fieberanfall neutrophile Leukozytose, in den Remissionen Lympho- und Monozytose.

Psittacosis. Zu Beginn Leukopenie mit Linksverschiebung, bei Eintritt von Pneumonie hohe neutrophile Leukozytose.

Rubeolae. Leukopenie, Eosinophile verschwinden meist nicht, später oft viele Plasmazellen und Lymphozytose.

Scarlatina. Hohe, neutrophile Leukozytose und Linksverschiebung bei Kindern, bei Erwachsenen geringer. Charakteristisch oft am zweiten bis dritten Tage des Exanthems eine Eosinophilie. Diese kann durch sekundäre Infektion erheblich vermindert oder unterdrückt werden infolge Ansteigens der Neutrophilen. In seltenen Fällen Mono- und Lymphozytose, in schweren Fällen Thrombopenie und hämorrhagische Diathese. Die sogenannten Döhleschen Körperchen sind nicht die Scharlacherreger, sie sind auch nicht spezifisch für Scharlach, kommen aber bei ihm besonders häufig vor, so daß ihr Fehlen immerhin gegen Scharlach spricht.

Schlafkrankheit (Trypanosomiasis). Hypochrome Anämie, häufig Leukopenie mit Mono- und Lymphozytose, Linksverschiebung. Eosinophilie inkonstant. Bei Komplikationen neutrophilie Leukozytose. Trypanosomen im Blutausstrich. Autoagglutination der Roten.

Sepsis. Hohe Leukozytose besonders bei lokalisierten Eiterungen. Neutrophilie mit starker Linksverschiebung und toxischer Granulation, mitunter Auftreten von Myelozyten und Myeloblasten bis zu starker leukämoider Reaktion und exzessiv hohen Leukozytenzahlen. Leukopenie mit gleichzeitiger starker Linksverschiebung ist ungünstig. Mitunter Übergang in Agranulozytose. Im roten Blutbild hypochrome Anämie (besonders bei der Sepsis lenta) mit Polychromasie und basophiler Punktierung. In schweren Fällen Hämolyse und Hämoglobinurie.

Tetanus. Keine typischen Blutveränderungen.

Trichinose. Hohe Leukozytose mit ganz erheblicher Eosinophilie (bis zu 60 und 70 %). Die Eosinophilie unterscheidet die Trichinose bei kontinuierlichem Fieber vom Typhus abdominalis mit seiner Aneosinophilie. In sehr schweren Fällen von Trichinose kann die Eosinophilie aber auch fehlen (toxische Bildungs- und Anschwemmungshemmung im Mark), ebenso verschwindet sie bei bakteriellen Komplikationen und bei tödlichem Ausgang.

Tuberkulose. Im allgemeinen wenig charakteristische Bilder. Lymphozytose spricht für günstigen Verlauf, Leukozytose mit Linksverschiebung bei progredienten Fällen und akuten Verschlimmerungen. Eosinophilie wird vielfach als günstig betrachtet. Bei chronischen Fällen Lymphozytose und mehr oder weniger deutliche

Anämie. Die Lymphdrüsentuberkulose, besonders die Skrofulose weist Lymphozytose auf, die bei Vereiterung der Drüsen aber einer neutrophilen Leukozytose Platz macht.

Typhus abdominalis. Charakteristisch ist die Leukopenie während des ganzen Krankheitsverlaufes und trotz des hohen Fiebers. Die anfängliche leichte Leukozytose (SCHLECHT u. ZIEGLER) kommt meist nicht zur Beobachtung. Es besteht Linksverschiebung und toxische Granulation. Die eosinophilen Zellen fehlen in den ersten Wochen gänzlich, von der dritten bis vierten Woche an erscheinen sie als günstiges Zeichen wieder und steigen langsam an. Bei Komplikationen z. B. Lungenentzündung und Eiterungen tritt neutrophile Leukozytose auf, bleibt diese hierbei aus, so wird das als ungünstig betrachtet.

Varizellen. Blutbefund inkonstant, meist leichte Leukopenie mit relativer Lymphozytose. Mitunter soll sich das bunte Blutbild wie bei der infektiösen Mononukleose finden (s. S. 148).

Variola vera. Leukozytenzahl schwankend, aber doch häufiger hohe neutrophile Leukozytose mit starker Linksverschiebung. Beim Ausbruch der Pockenpusteln starke Zunahme der Monozyten mitunter Auftreten von Myelozyten. Nicht selten sind die Plasmazellen vermehrt und es treten Retikulumzellen auf. Im Markausstrich Vermehrung der Myelozyten, Plasmazellen und Retikulumzellen.

Viruskrankheiten. Bei ihnen treten neben wechselnd starker neutrophiler Leukozytose oft Plasmazellen im Blute auf, besonders bei den Viruspneumonien. In der Rekonvaleszenz starke lymphatische und monozytoide Reaktion.

WEILsche Krankheit (Icterus infectiosus). Leukozytose mit Neutrophilie und Lymphozytopenie, später Lymphozytose. Auftreten von Myelozyten und Normoblasten gilt als ungünstig. Regelmäßig deutliche Makrozytose.

Wolhynisches Fieber. Siehe Fünftage-Fieber.

D. Die Blutkrankheiten

I. Die Anämien

Anämie bedeutet Blutarmut. Als Oligämie bezeichnen wir einen Zustand, bei welchem die Blutarmut durch Abnahme der Gesamtblutmenge bedingt ist. Sie ist klinisch feststellbar, doch sind die Methoden der Blutmengenbestimmung schwierig und zeitraubend. Sie kommen für die Praxis nicht in Betracht. Dazu ist eine echte Oligämie sehr selten, weil das Blut seinen Mengenverlust durch Plasmaaufnahme aus den Geweben sehr rasch ersetzt. Klinisch wichtiger sind die Zustände, die auf eine Armut des Blutes an Hämoglobin und an Erythrozyten zu beziehen sind und die auch gewöhnlich unter dem Begriffe Anämie gemeint sind.

Eine Anämie kann entstehen durch gesteigerten Blutverbrauch in der Peripherie (z. B. bei schwerer Blutung), oder durch eine verminderte Blutbildung im Knochenmark.

Unter den allgemeinen Symptomen der Anämie steht die Blässe der Haut und der Schleimhäute an erster Stelle. Doch sollte der Arzt sich heute nicht mehr durch die Blässe der Schleimhaut täuschen lassen. Nur

die genaue Untersuchung des Hämoglobingehaltes und der Erythrozytenzahl vermag die Verwechslung mit einer Scheinanämie zu verhindern, bei
der die blasse Farbe der Haut und Schleimhäute nicht durch Blutarmut
bedingt ist, sondern mit den Zirkulationsverhältnissen der Haut besonders
bei Asthenikern und Neurasthenischen zusammenhängt.

Die übrigen allgemeinen Symptome einer Anämie stehen unter dem
Zeichen einer mangelhaften Sauerstoffversorgung des Organismus: Schwindelzustände, Leere im Kopf, Nachlassen der geistigen Leistungsfähigkeit
und Konzentrationskraft, rasche Ermüdbarkeit und zunehmende Körperschwäche mit Ohnmachtsanfällen. Die Sauerstoffnot führt zur Beschleunigung der Atmung und zur Dyspnoe bei Anstrengung, ferner zu Tachykardie,
zu Stechen in der Herzgegend und selbst zu den Beschwerden einer Angina
pectoris. Die mangelhafte Sauerstoffversorgung des Herzens kann sich im
Elektrokardiogramm mit den Zeichen der Koronarinsuffizienz (Senkung der
ST-Strecke) kenntlich machen. Doch ist eine echte Angina pectoris auf
dem Boden einer Anämie auch nach meinen Erfahrungen an einem sehr
großen Material nicht so häufig, wie man bisher angenommen hat. Oft
dagegen führt die mit einer Anämie verbundene Unterernährung des Herzmuskels zu muskulärer Herzschwäche, die sich in einer Herzvergrößerung
dokumentiert und mit den Anzeichen einer diffusen Muskelschädigung im
Ekg. Bekannt sind die akzidentellen, anämischen Herzgeräusche, die so
oft zur Fehldiagnose eines Herzfehlers mißbraucht werden, ferner die als
Nonnensausen bezeichneten Geräusche über den Halsvenen.

Viel Mühe und Scharfsinn ist immer wieder darauf verwendet worden,
eine logisch befriedigende Einteilung der Anämien zu finden. Eine solche
ist auch heute noch nicht gelungen. Ich verzichte darauf, einen neuen
Versuch zu machen und werde mich bei der Einteilung der Anämien von
pathogenetischen und von mehr praktischen Gesichtspunkten leiten
lassen.

1. Die Anämie durch akuten Blutverlust

Akute Blutungsanämien entstehen bei schweren Blutverlusten durch Verletzung, wobei die Blutungen nach außen oder nach innen erfolgen. Größere
Blutungen entstehen auch durch Zerreißung von Gefäßen, z. B. bei tuberkulösen Kavernen, bei Geschwüren des Magendarmkanals u. a. m. Die
Erkennung einer äußeren Blutung macht natürlich keine diagnostischen
Schwierigkeiten. Die innere Blutung ist gekennzeichnet durch den plötzlichen Kollaps, die blasse, fast weiße Hautfarbe, oft Bewußtseinsverlust,
Atemnot und Beschleunigung der Herztätigkeit mit außerordentlich kleinem
und schnellem Puls, niedrigen Blutdruck und endlich durch hochgradige
Körperschwäche. Bei den inneren Blutungen in den Magendarmkanal ist
das Auftreten von Teerstühlen charakteristisch.

Der Blutstatus bietet unmittelbar nach der Blutung hinsichtlich des
roten Blutbildes nichts abnormes, da zwar die Blutmenge mehr oder weniger
herabgesetzt ist, die Zusammensetzung des restierenden Blutes aber noch

keine Änderung erfahren hat. Nur die praktisch schwer ausführbare Bestimmung der Blutmenge könnte in diesem Stadium die echte Oligämie nachweisen. In diesem Augenblicke droht die Gefahr nicht etwa durch den Sauerstoffmangel infolge der absoluten Abnahme des Hämoglobins, sondern durch die Gefährdung des Kreislaufes infolge der Abnahme der Gesamtblutmenge (Leerschlagen des Herzens). Dieser Gefahr versucht im zweiten Stadium der Körper zu begegnen durch Einströmen von Flüssigkeit aus dem Gewebe in das Blut, um die Zirkulationsgröße wiederherzustellen. Das geht innerhalb der nächsten 12 bis 24 Stunden vor sich und zeigt sich im Blutbild an einem gleichmäßigen Abfall des Hämoglobins und der Erythrozytenzahl auf oft sehr niedrige Werte, wobei der Färbeindex zunächst gleich 1 bleibt. Schon zu dieser Zeit geben die blutbildenden Organe, besonders das Knochenmark und die Milz, große Mengen reifer Erythrozyten an das Blut ab. Nachdem der Flüssigkeitsersatz einigermaßen eingetreten ist, macht sich die durch den Reiz des Blutverlustes angeregte reparatorische Tätigkeit des Knochenmarks geltend. Es erfolgt eine stürmische Neubildung von roten Blutkörperchen und Ausschwemmung zahlreicher jugendlicher Formen in das Blutbild (Blutkrise). Es treten zahlreiche polychromatische Zellen, basophil punktierte Rote und Retikulozyten, Makro- und Mikrozyten und mehr oder weniger viele kernhaltige Blutkörperchen vom Typus der Normoblasten auf. Die Retikulozyten können bis zu 30% ansteigen. Da die nun überwiegend einströmenden, neugebildeten Zellen noch nicht zu vollem Hämoglobingehalt herangereift sind, so sinkt nunmehr der Färbeindex unter 1. Es scheint, daß diese Hypochromie und die mit ihr verbundene Mikrozytose besonders dann auftritt, wenn die Eisendepots des Körpers zur raschen Regeneration des Blutes nicht ausreichen, also eine Erschöpfung der Eisendepots vorliegt. Der Eisenspiegel des Blutes bleibt dann dauernd niedrig, und die akute Blutungsanämie geht in die posthämorrhagische, chronische Blutungsanämie (Eisenmangelanämie) über.

Der Reiz durch den Blutentzug bleibt nicht auf die Erythropoese beschränkt, sondern erstreckt sich auch auf die Leukopoese, die sich im Blutbild durch Auftreten einer neutrophilen Leukozytose anzeigt. Auch die Thrombozyten steigen an, was auf die Blutstillung nur günstig wirken kann.

Mit zunehmendem Blutersatz steigen Erythrozytenzahl und Hämoglobingehalt allmählich wieder an, bis normale Werte erreicht sind. Vielfach kommt es dabei sogar zu einer kompensatorischen Überproduktion, so daß die normalen Werte zunächst überschritten werden. Aber auch jetzt bleibt als Ausdruck der relativen Jugendlichkeit des gelieferten Ersatzmaterials der Färbeindex noch deutlich unter 1, um dann langsam anzusteigen. Damit erreicht die Reparation des Blutbildes ihr Ende und dieses zeigt wieder normale Verhältnisse.

Die Behandlung der akuten Blutungsanämie besteht in erster Linie in der Blutungsstillung und in der Beseitigung der Blutungsursache, in zweiter Linie ist sie auf den Ersatz der verlorenen Blutmenge gerichtet, um den Kreislauf aufzufüllen und die oft bedrohlichen Insuffizienzerscheinungen desselben zu beseitigen. Das geschieht am besten durch eine Blut-transfusion. Ist eine solche nicht gleich durchführbar, so dient als erste Hilfe die intravenöse Infusion von 0,9%iger Kochsalz- oder Ringerlösung (Tutofusin) oder auch 4,5%iger Traubenzuckerlösung. Wo immer nur möglich, ist die Blutübertragung vorzuziehen, denn sie leistet nicht nur den für den Kreislauf wichtigen Ersatz der Flüssigkeitsmenge, sondern auch einen vollen Blutersatz. Ist eine intravenöse Infusion nicht möglich, so infundiere man wenigstens 2 Liter physiologische Kochsalzlösung sub-kutan und verabreiche Tropfklystiere. Ein Zusatz von 1 cm³ einer $1^0/_{00}$ Adrenalinlösung ist zur Bekämpfung der meist vorhandenen Vasomotoren-schwäche tunlich, bei Anzeichen von Herzschwäche gebe man dazu noch 1 cm³ Digalen oder $\frac{1}{4}$ mg Strophanthin. Sympatol, Hexeton, Coramin und Cardiazol finden im Bedarfsfalle Anwendung. Leberpräparate sind bei der akuten Blutungsanämie kaum indiziert.

Dagegen ist es ratsam vom ersten Tage an Eisen peroral oder intravenös zu geben, da neuere Forschungen zeigen, daß vom Eisenfüllungszustand der inneren Organe, besonders der Leber und der Milz, die schnellere oder langsamere Regeneration des Blutes abhängig ist (FORSELL, HEILMEYER). Die Regeneration wird durch Eisen-therapie nicht nur um 100% gesteigert, sondern auch die Mortalitätsziffer herabgesetzt (nach SCHIØT von 6 auf 1%). Man führe die Eisenbehandlung möglichst lange durch, damit nicht nur die Wiederherstellung des Blutbildes, sondern auch eine möglichst ausgiebige Füllung der Eisendepots erreicht wird. Die Ausführung der Eisenbehand-lung siehe weiter unten.

2. Die hypochromen Anämien — Eisenmangelanämien

Die hypochrome Anämie ist bedingt durch eine Störung der Hämo-globinbildung infolge eines Mangels des im Plasma frei zirkulierenden, nicht an das Hämoglobin gebundenen Eisens. Es steht das zur Hämo-globinbildung nötige Eisen nicht in genügendem Maße zur Verfügung, wes-halb diese Anämien auch als Eisenmangelanämien (HEILMEYER und PLÖTNER) bezeichnet werden.

Der Eisenstoffwechsel. Gegenüber allen anderen Organzellen enthalten die roten Blutkörper am meisten Eisen und zwar in 100 g Hämoglobin 334 mg Eisen. Das zum Blutaufbau benötigte Eisen bezieht das Blut aus den Eisendepots in der Leber, der Milz und dem RES, sowie aus der Nahrung. Der letztere Anteil ist gering. Selbst bei Zufuhr von nur 0,9 γ Eisen pro Tag bleibt der Eisenstoffwechsel im Gleich-gewicht. Das bei der Blutmauserung freiwerdende Eisen wird nicht, oder nur in ganz geringen Mengen, ausgeschieden, sondern in den Depots aufgespeichert, von wo es dem Stoffwechsel wieder zugeführt wird. Der Eisenstoffwechsel ist also weitgehend selbst-genügsam. Durch diese Autarkie, insbesondere durch die Ausfuhrsperre ist z. B. beim gesunden Manne der Organismus gegen Eisenverluste weitgehend geschützt, während bei der geschlechtsreifen Frau durch die mehr oder weniger starken menstruellen Blutungen, durch die Schwangerschaft und die Laktation nicht unerhebliche Eisen-mengen verloren gehen, welche durch Zufuhr aus der Nahrung und durch Resorption aus dem Magendarmkanal ersetzt werden müssen. Daher ist auch das weibliche Geschlecht am häufigsten von einer hypochromen Eisenmangelanämie befallen.

Die wichtigsten Charakteristika der hypochromen Eisenmangelanämie sind: Die Herabsetzung des Färbeindex unter 1,0, die Verminderung
des Erythrozytendurchmessers und des Erythrozytenvolumens (Mikrozytose
und Linksverschiebung der PRICE-JONES-Kurve), eine mangelnde Hämo-
globinfüllung der Erythrozyten, eine Anisozytose, in schweren Fällen auch
Poikilozytose mit Leukopenie und relativer Lymphozytose, eine Herabsetzung des Eisenspiegels im Blute und endlich ihre ausgezeichnete Beeinflußbarkeit durch Eisenpräparate. Im Knochenmark findet man oft eine
Vermehrung der basophilen Erythroblasten d. h. der Proerythroblasten als
Zeichen einer Zellreifungsstörung.

a) Die Anämie durch chronischen Blutverlust

Die Quellen der chronischen Blutungsanämie sind außerordentlich zahlreich. Als besonders wichtige seien genannt: Blutungen aus Hämorrhoiden,
Polypen oder Geschwüren des Magendarmkanals, chronische Zahnfleischblutungen und Nasenbluten, Blutungen aus dem Genitale der Frau, besonders bei den hämorrhagischen Diathesen, bei Geschwülsten des Magendarmkanals und vieles andere. Der chronische Blutverlust macht sich klinisch
in den eingangs geschilderten Symptomen der Anämie kenntlich. Die Blässe
der Schleimhaut ist weiß, niemals tritt bei ihr die eigenartige gelbliche
Färbung der perniziösen Anämie auf. So fehlen auch ikterische Verfärbungen, Urobilin- und Urobilinogenausscheidungen im Urin und der Milztumor. Bei jeder derartigen Anämie ist das Aufsuchen der Blutungsursache
das unbedingt Wichtige. Niemals unterlasse man die Untersuchung auf
okkulte Blutungen in den Fäzes. Die Bedeutung von kleinen Blutungen
aus Hämorrhoiden und aus den Harnorganen und dem Genitale über längere
Zeit hinaus wird oft verkannt.

Das Blutbild der chronischen hämorrhagischen Anämie folgt dem Typus
der hypochromen Anämie, d. h. der Färbeindex (= FI) ist in der Regel
unter 1. In den Anfangsstadien sind die Anzeichen der Blutregeneration
meistens noch deutlich. Es finden sich zahlreiche jugendliche Formen,
besonders viel Retikulozyten. Gerade die chronischen, oft über lange Zeit
hinaus dauernden, kleinen Blutverluste führen zu einer starken Erschöpfung
der blutbildenden Organe, so daß auf die regenerative eine aregenerative
Phase folgt. Es kommt zu einem völligen Fehlen von jugendlichen Zellen,
Leukopenie tritt auf. Diese aregeneratorische Phase ist prognostisch ungünstig und soll zum Bilde der aplastischen Anämie führen können.

Das Entstehen schwerer chronischer Blutungsanämien wurde bisher auf eine
Lähmung oder Erschöpfung der Erythropoese im Knochenmark zurückgeführt. Dem
widerspricht, daß nach neueren Untersuchungen mittels Sternalpunktion in vivo in
der Regel kein aplastisches, sondern ein zellreiches Erythroblastenmark mit vielen
unreifen und jugendlichen Vorstufen gefunden wird. Wir nehmen an, daß infolge
völliger Erschöpfung der Eisenreserve in Leber und Milz die Ausreifung und die
Hämoglobinanreicherung der Erythrozyten im Knochenmark darniederliegt. Dementsprechend ist der Eisenspiegel im Blut erniedrigt.

Die Therapie der Wahl ist neben der Beseitigung chronischer Blutungs-
ursachen die Eisenbehandlung (siehe unten).

b) Die Chlorose

Die Chlorose ist seit der Jahrhundertwende eine seltene Krankheit geworden, doch ist sie nicht vollkommen geschwunden. Ich selbst habe in
den letzten Jahren wieder Fälle von echter Chlorose gesehen. Sie ist als ein
durchaus selbstständiges Krankheitsbild aufzufassen, das junge Mädchen
zur Zeit der Pubertät befällt. Echte männliche Chlorosen sind sehr fraglich.

Die bisherige Lehre, daß die Chlorose in einer Dysfunktion der Ovarien auf konstitutioneller Grundlage ihre Ursache habe, ist erschüttert, seitdem nachgewiesen ist,
daß bei ihr das Plasmaeisen stark vermindert ist (HEILMEYER). Während der Eisengehalt des Plasmas bei gesunden Frauen durchschnittlich 90 $\gamma\%$ beträgt, ist es bei
den Chlorosen bis auf 40 $\gamma\%$ erniedrigt. Die Chlorose ist also eine Eisenmangelanämie. Das Zustandekommen dieses Eisenmangels ist einmal bedingt durch den
starken Eisenverbrauch in der Wachstumsperiode der jungen Mädchen, die in der
Pubertät rascher wachsen als gleich alte Knaben. Ihr Eisenbedarf ist also höher.
Zum anderen sind durch das Eintreten der Menstruation regelmäßige Eisenverluste
von jeweils 25 bis 50 mg zu verzeichnen. Trotzdem darf ein hereditär-konstitutionelles
Moment nicht ganz außer acht gelassen werden und auch eine Mitbeteiligung der
Keimdrüsen erscheint nicht ausgeschlossen, indem durch die Dysfunktion der Ovarien
eine Gleichgewichtsstörung des inneren Drüsenapparates eintritt, die sich auf die
Blutbildung im Mark störend auswirkt, vielleicht auch den Eisenstoffwechsel beein-
flußt (K. ZIEGLER, JOSAM und DENECKE).

M. B. SCHMIDT und F. KOCH ist es gelungen, durch eisenarme Ernährung eine
Eisenmangelanämie bei Mäusen und Hunden zu erzeugen, sie tritt aber erst in der
dritten Generation auf, was für die erbliche Natur solcher hypochromen Anämien
spricht. Es dürfte also auch eine eisen- und vitaminarme Ernährung eine gewisse
Bedeutung haben.

Die Beschwerden der Chlorose zeigen sich in den Frühsymptomen wie
sie oben geschildert wurden. Fast immer sind Störungen der Menstruation
zu verzeichnen.

Die klinische Untersuchung der Kranken zeigt in der Mehrzahl der
Fälle eine sehr blasse Hautfarbe (Bleichsucht), die in ihrer alabaster-
bis grünlich-bläulichen Tönung (chloros = grün) für die Krankheit charakteristisch ist. Dabei ist der Turgor der Haut und des Unterhautzellgewebes
eher erhöht, so daß die meisten Chlorotischen ein eigenartiges, pastöses
Aussehen aufweisen. Leichte Ödeme im Gesicht und an den Knöcheln
kommen vor. Dieser Umstand und die Tatsache, daß viele Chlorotische
keinen Gewichtsverlust, häufig sogar ein gutes Fettpolster haben, täuscht
oft über die Schwere des Blutbefundes hinweg. Man spricht sogar von
„blühenden Chlorosen", bei denen der Kontrast zwischen dem Aussehen
und dem allgemeinen Eindruck einerseits und der Alteration des Blutbildes
andererseits besonders stark ist. Der Magen zeigt regelmäßig Ptose und
Atonie. Der Chemismus des Magens ist meist normal, seltener übersauer

und nur ganz selten achylisch. Viele Kranke neigen zu Obstipation. Das Herz ist von normaler Größe, anämische Geräusche über der Mitralis und Pulmonalis sind häufig, besonders charakteristisch ist das über der vena jugelaris auftretende Geräusch des Nonnensausens. Der Blutdruck ist normal. Schwere Fälle neigen zu Thrombosen. Temperatursteigerung ist selten, kommt aber in subfebrilen Graden mitunter vor. Schwerere Störungen des Nervensystems fehlen, die Psyche ist meist normal. Das Vasomotorensystem ist labil, was sich in dem leichten Erröten, in Dermografismus, in Akroparaesthesien, Absterben der Finger und anderem äußert. Auch die häufige Tachykardie ist nicht immer durch die Anämie, sondern zum Teil nervös bedingt. Stoffwechselstörungen fehlen, der Grundumsatz ist normal, obwohl die Schilddrüse manchmal groß erscheint. Der Wasserhaushalt ist bei den pastösen Formen im Sinne einer Wasserretention verändert. Die Harnmenge ist dann vermindert. Bei Eisentherapie erfolgt meist eine starke Wasserausschwemmung. Man sollte erwarten, daß bei der Mehrzahl der Chlorosen Hypoplasien an den Generationsorganen sich vorfänden. Das ist jedoch nur selten der Fall. Die Konzeptionsfähigkeit ist erhalten. Es handelt sich bei den Chlorotischen überhaupt nicht um allgemein asthenische Menschen, sie fallen im Gegenteil oft durch einen konstitutionell bedingten, stark virilen Habitus und durch starkes Längenwachstum auf.

Das Blutbild der Chlorose ist dasjenige einer hypochromen Anämie mit stark erniedrigten FI. Gerade bei der Chlorose ist das Verhältnis zwischen der Zahl der Roten und dem Hämoglobin zu ungunsten des letzteren stark ausgeprägt. Man findet bei annähernd normalen Roten Zahlen bereits erhebliche Hämoglobinreduktion, mit abnorm niedrigen FI von 0,6 und darunter. Erst bei den schweren Formen sind auch die Erythrozytenzahlen erheblich vermindert, doch bleibt der hypochrome Charakter bestehen. Diese starke Hypochromie ist z. T. bedingt durch die Hämoglobinarmut der einzelnen Zellen, die sowohl im frischen Präparat wie auch nach der Färbung sehr blaß aussehen und große Dellen zeigen. Zum anderen Teil ist der niedrige FI bedingt durch das Auftreten vieler kleiner und flacher Mikrozyten. Diese Mikrozytose ist in Verbindung mit dem stark erniedrigten FI das wichtigste Kriterium des chlorotischen Blutbildes. Vereinzelt finden sich auch besonders große sehr blasse oder polychromatische Makrozyten. Vereinzelte rote Vorstufen (Normoblasten) zeigen sich. Die Blutplättchen sind oft vermehrt (Thromboseneigung). Poikilozytose ist nur in vorgeschritteneren Fällen zu sehen. Bei entsprechender Behandlung erscheinen im Blute sehr viele Retikulozyten und polychromatische Zellen. Das weiße Blutbild ist wenig typisch verändert. Leichte Leukozytosen treten auf. Von diagnostischer Bedeutung ist die auffallend helle Farbe des Blutserums, was wichtig ist gegenüber der Gelbfärbung des Serums bei der hämolytischen und der perniziösen Anämie. Das Serumeisen ist vermindert. Die Behandlung der Chlorose entspricht derjenigen der Eisenmangelanämien (s. S. 82).

c) Die essentielle hypochrome Anämie (Achylische Chloranämie)

Dieser Anämie liegt gleichfalls eine mangelhafte Hämoglobinbildung durch Eisenmangel zugrunde.

Der Eisenmangel ist bei ihr bedingt durch eine Resorptionsstörung des Nahrungseisens. Durch diese leidet der normale Ersatz des im Stoffwechsel verbrauchten Eisens eine Einbuße. Bei der Resorptionsstörung spielt vorwiegend das Fehlen der Salzsäure im Magen eine Rolle, indem durch den Säuremangel die Überführung des Nahrungseisens in die allein resorbierbare Ferroform unterbleibt. Daher die Bezeichnung achylische Chloranämie (KAZNELSON). Das ist aber nicht die einzige Ursache, denn nicht alle Fälle dieser Gruppe sind von einer Achylie begleitet. Häufig findet sich nach THIELE ohne Rücksicht auf die Azidiätsverhältnisse eine starke Hypermotilität des Magens und des Duodenums. Durch diese Sturzentleerung komme es zu einer Einengung der resorptionsfähigen Schleimhaut. Man nimmt auch an, daß die Aufnahme der Vitamine gestört sei.

Eine familiäre erbliche Disposition ist unverkennbar. Die Anämie kommt vorwiegend beim weiblichen Geschlecht in der zweiten Generationsphase von 30 bis 60 Jahren zur Beobachtung, wobei wohl gleichfalls die Eisenverluste durch Menstruation und Schwangerschaften von Bedeutung sind. Ob Fälle bei Männern vorkommen, ist fraglich, jedenfalls sind diese äußerst selten. Manche Autoren grenzen solche unklaren Fälle als „Männliche Chlorosen" ab, was aber ebenso problematisch ist.

Die Anämie, für die nach SCHULTEN in der Literatur allein 35 verschiedene Namen bestehen, ist nach allgemeiner Meinung zweifellos eine essentielle, idiopathische Erkrankung. Sie ist streng von anderen, mehr symptomatischen Anämien zu trennen, die ähnliche Erscheinungen haben können. In Deutschland hat sich besonders SCHULTEN um die Abgrenzung dieses Krankheitsbildes verdient gemacht.

Die Beschwerden sind diejenigen einer schweren Anämie oder Chlorose, doch ähneln manche Klagen auch denjenigen bei einer perniziösen Anämie, z. B. Zungenbrennen und Wundsein der Zunge, Parästhesien an Händen und Füßen, Brüchigwerden der Nägel und der Haare, Rissigwerden der Mundwinkel und in seltenen Fällen Schmerzen beim Schlucken (PLUMMER-VINSON Syndrom).

Die Untersuchung ergibt einen Befund, der weitgehend der Chlorose ähnelt, besonders in der blassen Hautfarbe verbunden mit pastösem Aussehen. Ikterus fehlt immer, auch die für Perniciosa typische gelbe Tönung der Skleren und der Haut. Die Serumfarbe ist hell, der Bilirubinspiegel des Blutes normal. Die Haut und die Haare sind rissig, an den Händen und in den Mundwinkeln finden sich Rhagaden. Die Fingernägel weisen Längsrillen und Risse auf, in schweren Fällen sind sie zu typischen Hohlnägeln (Koilonychie) verbildet. Die Zunge ist atrophisch, ihre Papillen schwinden, oft zeigt sie Bläschenbildung und kleine Geschwüre, so daß sie der HUNTERschen Glossitis der Perniciosa ähnelt. Mitunter schreitet die Schleimhautatrophie auf den Rachen und den Ösophagus fort. Dann kommt es zu den oben genannten schmerzhaften Schluckbeschwerden (PLUMMER-VINSON Syndrom). Im Magen ist eine, allerdings nicht immer histaminrefraktäre Achlorhydrie zu finden, wobei die Pepsinbildung erhalten sein kann. Eine totale Achylie ist seltener. Unter Eisenbehandlung kann sich die Salzsäureproduktion mitunter wieder einstellen. Am Nervensystem soll es in ganz seltenen Fällen zu den Erscheinungen einer funikulären Myelose (s. S. 89) kommen (BREMER). Parästhesien sind häufig. Das rote Blutbild ist das einer hypochromen Anämie, wie wir es oben für die Chlorose beschrieben haben. Das weiße Blutbild zeigt Leukopenie und Lymphozytose, sowie Rechtsverschiebung (Hypersegmentation der Kerne der Neutrophilen). Starke Hypochromie ist vorhanden, ebenso

Tabelle 3

	Perniziöse Anämie	Essentielle hypochrome Anämie
Geschlecht	Frauen, weniger häufig Männer	nur Frauen
Alter	meist 50—60 Jahre	meist 30—40 Jahre
Verlauf ohne Therapie . .	mit Remissionen tödlich	chronisch, meist nicht tödlich
Lebertherapie	hilft so gut wie immer	unwirksam
Eisentherapie	völlig wirkungslos	hilft so gut wie immer
Aussehen	blaßgelblich	blaßweiß
Zunge	meist Atrophie und Glossitis	manchmal Atrophie und Glossitis
Magensaft	immer achylisch	meist an- oder subazid
Nervensystem	meist mehr oder minder schwere Neuritis oder Myelose	manchmal Parästhesien
Färbeindex	über 1	unter 1
Einzelerythrozytenvolumen	übernormal	unternormal
Mittlerer Erythrozytendurchmesser	übernormal	unternormal, jedoch auch normal oder übernormal
PRICE-JONES-Kurve . . .	Rechtsverschiebung	Verbreiterung nach links oder rechts, Linksverschiebung vermehrt
Anisozytose	vermehrt	vermehrt
Leukozytenzahl	erniedrigt	normal oder vermindert
Neutrophile	übersegmentiert	manchmal übersegmentiert
Bilirubin im Serum . . .	vermehrt	erniedrigt
Hämatin im Serum . . .	oft vorhanden	fehlt immer
Urobilin und Urobilinogen im Urin	meist stark vermehrt	normal oder ganz leicht vermehrt
Serumfarbe	goldgelb	farbstoffarm
Serumeisen	erhöht oder normal	stark erniedrigt

Aniso- und Poikilozytose, meist Mikrozytose und nur selten leichte Makrozytose. Die Retikulozytenzahl ist normal, die der Thrombozyten ist manchmal erhöht, meist aber nicht.

Das Sternalpunktat zeigt in schweren Fällen eine vermehrte Anhäufung von Erythroblasten (Makroblasten) und Proerythroblasten. Megaloblasten fehlen stets. Es besteht also eine Reifungshemmung der Roten, vielleicht auch eine Ausschwemmungshemmung.

Differentialdiagnostisch sind gegenüber der Chlorose die Haut- und Schleimhautveränderungen sowie die Zungen- und Nagelsymptome zu beachten. Immer müssen symptomatische Anämien wie z. B. bei Ulkus oder Karzinom ausgeschlossen werden. Vor allem ist die echte Perniciosa abzugrenzen. Das ist für die Praxis ungeheuer wichtig, da die Behandlungsmethoden bei den beiden Anämien ganz verschiedene Wege gehen müssen. Aus diesem Grunde brachte ich umstehend eine dem Handbuch von HEIL-MEYER entnommene differentialdiagnostische Tabelle.

Übergänge von essentieller, hypochromer in perniziöse Anämie sollen vorkommen, nach SCHULTEN auch Kombinationsformen.

d) Die Behandlung der hypochromen Eisenmangelanämien (Eisentherapie)

Die Erkenntnis, daß fast alle die bisher genannten Anämien ganz oder teilweise durch einen Eisenmangel bedingt sind, rückt die früher schon bei der Chlorose beliebte Eisentherapie in ein neues Licht und gibt ihr eine überragende Stellung in der Behandlung dieser Krankheiten.

Die Bedeutung der Eisentherapie für die hypochrome Anämie liegt in zweifacher Richtung. Einmal ist es sicher, daß das zu therapeutischen Zwecken zugeführte Eisen als ein starkes Reizmittel auf die Blutbildung anregend wirkt und zum zweiten wird das ganze, dem anämischen Kranken zugeführte Eisen als sogenanntes Materialeisen für die Hämoglobinbildung benutzt und in Hämoglobin übergeführt. Das geht aus Bilanzversuchen vieler Autoren hervor. Die Reizwirkung erstreckt sich dazu auch noch auf die Mobilisierung des Gewebseisens und auf eine Besserung der Eisenresorption. Letztere ist abhängig vom Eisenbedarf des Organismus, der bei Eisenmangelanämien stärker ist als bei gesunden Menschen (REIMANN). Ferner ist sie abhängig von dem Zustand des Magendarmkanals. Magenachylien zeigen fast alle eine verminderte oder sogar völlig negative Eisenresorption. Die Resorptionsgröße des zu therapeutischen Zwecken verabfolgten Eisens ist wesentlich davon beeinflußt, in welcher Form das Eisen zugeführt wird, d. h. von der Wahl der Eisenpräparate.

HEUBNER, STARKENSTEIN und LINTZEL haben einwandfrei nachgewiesen, daß das Eisen nur in der ionisierten zweiwertigen Ferroform resorbiert und wirksam werden kann. Zweckmäßigerweise wird man also von vornherein in der Behandlung ein zweiwertiges Eisen verwenden, da die Überlegenheit der Ferrosalze über die Ferrisalze feststeht. Ein derartiges Präparat ist das Ferrochlorid, das aber nicht haltbar ist. In dem Ferrostabil besitzen wir jedoch ein stabilisiertes, haltbares Präparat, das sehr wirksam ist. Ein Dragé Ferrostabil enthält 0,05 g Eisen. Man benötigt zu einer wirksamen Therapie 10 bis 20 Dragés täglich.

HEILMEYER hat mit MAURER ein mit Hilfe von Askorbinsäure stabilisiertes Eisenpräparat, das Ceferro inauguriert. In ihm ist das Eisen in

Ferroform enthalten, auch scheint die zusätzliche Askorbinsäure (Vitamin C) die Resorption zu verbessern. Man gibt täglich 3 bis 5mal 5 Pillen Ceferro (= 0,3 bis 0,5 g Eisen) oder auch eine entsprechende Menge Ceferro-Körner (3 bis 5mal täglich 1 bis 2 Teelöffel). Ein entsprechendes Präparat ist das Ferro 66. Es enthält pro Pastille 70 mg und pro cm³ (= 20 Tropfen) 100 mg Ferrochlorid. Erwachsene erhalten 3 bis 4mal täglich 1 bis 3 Pastillen oder 20 Tropfen. Die Tropfen verdünne man mit Fruchtsäften oder Milch. Von guter Wirkung sind auch die Kombinationspräparate Ferro-Calzium-Sandoz, das Ferroredoxon, das Ferroformiat und das Ferroglukonat.

Das billigste und einfachste Eisenpräparat ist das Ferrum reductum. Aus ihm werden im Magendarmkanal Ferro-Verbindungen gebildet. Man muß aber hoch dosieren, mindestens 3 g täglich. Sogar diese Dosis reicht oft nicht aus, so daß man auf 5 bis 10 g pro Tag steigen muß. Wenn wir das Ferrum reductum in Pillen zu 0,2 g verordnen, müssen wir mindestens 15 Pillen unter Umständen aber 25 bis 50 Pillen pro Tag einnehmen lassen. Besser gibt man Pulver zu 0,5 g mit oder ohne Sacharum lactis 0,5 g in Oblaten. Mindestens 4 bis 6 Pulver täglich sind nötig. Bei bestehender Achylie sollte Salzsäure verordnet werden.

Anwendbar sind auch Ferrum carbonicum sacharatum mit einer Tagesdosis von 3 bis 5 g und das Ferriammoniumzitrat 4 bis 8 g täglich.

Völlig wertlos sind die früher so beliebten und angepriesenen organischen Eisenpräparate (Hämoglobin-Präparate etc.), die das Eisen in nicht ionisierbarer Form enthalten.

Wie man sieht, muß die Dosierung des Eisens bei den Eisenmangelanämien, hoch, oft sehr hoch sein. Viele Fälle, die mit 3 bis 5 g täglich sich nicht bessern, werden bei Steigerung der Dosis pro Tag geheilt. Die hohe Dosierung ist leider aber oft von unangenehmen Magen- und Darmstörungen wie Übelkeit, Erbrechen, Durchfall und Leibschmerzen verbunden. Wenn auch bei vielen Kranken trotz weiterer Einnahme des Eisens die Beschwerden sich wieder verlieren, so muß man doch häufig die Präparate absetzen.

Man hat daher wiederholt Versuche unternommen, die perorale durch eine parenterale, intravenöse Therapie zu ersetzen. Es ist aber nicht möglich, Eisen intravenös in Dosen zu geben, die den peroralen entsprechen, ohne erhebliche giftige und sogar tödliche Wirkung zu riskieren. Das seinerzeit empfohlene Elektroferrol ist deshalb verlassen. Dagegen ist eine intravenöse Behandlung mit dem askorbinsauren Eisenpräparat Ceferro möglich. Man beginne aber vorsichtig mit 1 cm³ Ceferro Nordmark = 2 mg Eisen. Dann steigert man langsam die Dosis um 2 mg täglich bis zum Auftreten leichter Gefäßreaktionen wie Hitzegefühl und Röte. Man injiziere sehr langsam und verzögere das Tempo noch bei Reaktionen. Die Maximaldosis ist nach langsamer Steigerung pro dosi 8 bis 10 mg Eisen = 5 cm³ Ceferro. Die intravenöse Behandlung kann mit der peroralen kombiniert werden. Ihr kommt eine starke Reizwirkung auf das Knochenmark zu.

Ich gebe noch einige neuere Eisenpräparate an, über deren Wirkungserfolg ich keine persönlichen Angaben machen kann: 1. Frophos, enthält in 1 Tablette 30 mg Eisen gebunden an α Oxybenzylphosphorige Säure. 2. Das englische Ferrivenin, ein gezuckertes Eisenoxyd wird intravenös gegeben, in der ersten Woche: erster Tag 1 Injektion von 30 mg, zweiter Tag 60 mg, dann 100 mg täglich. Zweite Woche: jeden zweiten Tag 100 mg. 3. Ferronaszin (an den Methyldioxybuttersäurekomplex gebundenes Eisen) 1 Ampulle zu 2 cm³ = 0,02 g Eisen wird intravenös gegeben. 4. Ferrofungin, eine stabilisierte Ferrosalzlösung, 1 cm³ = 40 mg Fe. 5. Ferroredoxon ist ein zweiwertiges Eisen mit Vitamin C, 1 Tablette = 40 mg Fe und 50 mg Vitamin C, Kleintabletten = 10 mg Eisen und 12,5 mg Vitamin C. 6. Ferrlezit enthält Eisen, Kupfer und Lezithin. 7. Ferrokupral enthält Ferro-Eisen, Kupfer und Mangan, 1 Teelöffel = 50 mg Fe und 1,2 mg Cu sowie 1,0 mg Mn. 8. Die Ferrokompretten haben 0,2 g Ferroglukonat = 22 mg Fe pro Tablette. 9. Vitaferro ist gleichfalls ein C-Vitamin-Ferrokomplex.

Die Wirkung des Eisens bei den Eisenmangelanämien kann man direkt spezifisch nennen. Es kommt zu einer starken, krisenhaften Ausschwemmung von Retikulozyten in das Blut, das Hämoglobin und die Rotenzahl steigen an. Im Knochenmark werden die zahlreich vorhandenen Erythroblasten zu reifen Normoblasten und Normozyten umgewandelt. Daneben verschwinden aber auch alle klinischen Symptome der Anämie.

Die neuerdings wieder empfohlene Kupferbehandlung kann nicht als Ersatz für die Eisentherapie angesehen werden.

Cu ist früher schon für die Behandlung von Anämien verwendet worden, nachdem PECHOLIER 1891 die Beobachtung gemacht hatte, daß chlorotische Mädchen nach Eintritt in Kupferwerkstätten, wo sie Kupferstaub einatmen mußten, ihre Anämie verloren. Aus der Breslauer Klinik hat ROTH 2 Fälle mitgeteilt, wo erst die Zugabe von Cu zum Eisen Erfolg gab. Man gibt das Cu als Kupfersulfatlösung 3mal 10 Tropfen täglich oder in Form der Handelspräparate Feometten, welche Ferrum reduktum 0,1 und Cu 0,0002 g enthalten, ferner Artose, (10% Ferratin, 0,2% Cu nucleinicum und 2% phosphorhaltige Nukleinsäure). Dosis 3mal täglich einen Teelöffel. Cu kann nur als zusätzliche Therapie gelten.

Dem Vitamin C scheint ein Einfluß auf die Resorbierbarkeit des Eisens innezuwohnen. Kräftige Dosen von Redoxon, Cantan, Cebion etc. sind daher als zusätzliche Mittel anzuwenden, desgleichen auch das Nikotinsäureamid.

Den Leberpräparaten kommt gleichfalls nur eine Bedeutung als Adjuvans zu, sie verdanken ihre Wirkung dann nicht dem Antiperniziosaprinzip, sondern ihrem Eisengehalt, vielleicht auch dem WHIPPLEschen „Sekundäranämie-Extrakt".

Dagegen behält die alte Behandlungsweise mit Arsen, gleichzeitig mit Fe durchgeführt, ihren Platz. Arsen bewirkt bei Gesunden eine Vermehrung der Retikulozyten. Man vermutet, daß es die Resorption und die Ausnutzung des Fe erhöht. Man gibt die alte FOWLERsche Lösung in an- und absteigender Reihe, 2 bis 4 bis 6 bis 8 Tropfen und zurück, oder Einspritzungen unter die Haut von Natr. cacodylicum, Arsacetin, Solarson, Astonin und Optarson täglich 1 cm³ mit oder ohne Eisen.

Viel hielt man früher von der guten Wirkung eisenhaltiger Quellen (Pyrmont, Altheide, Kudowa, Kohlgrub, Lobenstein, Elster, Steben u. a.). Wenn man berücksichtigt, daß der Eisengehalt dieser Wässer nur 0,01 bis 0,05 $^o/_{oo}$ beträgt, also ein Liter vielleicht 50 mg Eisen enthält, so wird man auf diese Quellen keine großen Hoffnungen setzen dürfen, wenn wir oben sehen, welch hohe Dosen Eisen gegeben werden müssen. Im übrigen kann man nur beim Trinken quellfrischen Wassers vermeiden, daß der Übergang von Ferro- in Ferrisalze die Wirkung völlig illusorisch macht. Als zusätzliche Therapie kann eine Kur am Quellort empfohlen werden.

Nachdem WEISSBECKER wieder auf die starke erythropoetische Wirkung von Kobalt hingewiesen hat, ist dieses Schwermetall bereits in die Reihe der antianämischen Mittel eingerückt. Es eignet sich vor allem für eisenrefraktäre Anämien (Infektanämie und Tumoranämie), am besten in Verbindung mit Eisen, Kupfer, Mangan und Lecithin. Solche Präparate sind z. B. das Kobalt-Ferrlecit und das Kobalt-Nordmark (mit und ohne Eisen). Da das Kobalt, wie alle Schwermetalle, starke Reizerscheinungen am vegetativen System hervorrufen kann (Speichelfluß, Nausea, Erbrechen, Dyspnoe, Tachykardie und vorübergehender Blutdruckanstieg), so ist bei Hypertension und vegetativer Labilität Vorsicht geboten (WOLFF und BARTHEL).

Allgemeinbehandlung. In allen schweren Fällen ist Bettruhe erforderlich. Man sorge für Licht und Sonne. In der Rekonvaleszenz kann der blutbildende Einfluß des Höhenklimas ausgenutzt werden. Die Diät bevorzuge die Zufuhr von frischen eisenhaltigen Gemüsen wie Grünkern, Kohlrabiblätter, Grünkohl, Spinat, Salat, Gurken, Meerrettich, Pfifferlinge, Mandarinen, Erdnüsse, Feigen, Apfelsinen und Bananen. Da durch das Kochen das in den Gemüsen enthaltene Eisen in Ferriform umgewandelt wird, so gebe man die Gemüse oft als Rohkost.

3. Die hyperchromen Anämien — Megalozytäre Anämien

Die hyperchromen Anämien sind verursacht durch eine Störung der Zellbildung und Zellreifung der Erythrozyten infolge eines Mangels oder Fehlens des sogenannten Leberprinzips (Antiperniziosaprinzip). Die Bildung des Zellstromas der Roten ist gestört, während die Hämoglobinbildung normal vor sich geht. Enthalten die Erythrozyten der hypochromen Anämie zu wenig Hämoglobin, so sind die Erythrozyten der hyperchromen Anämie mit Hämoglobin überladen. Der Prototyp dieser Anämie ist die perniziöse Anämie.

Die Zellbildung liegt bei diesen Anämien darnieder infolge Fehlens des Zellbildungsmaterials oder durch den Mangel an Katalysatoren zur normalen Ausrichtung der Zellreifung. Die normale Steuerung erfolgt durch den Leber- oder Antiperniziosastoff. Seine Zusammensetzung ergibt sich aus folgendem Schema (CASTLE):

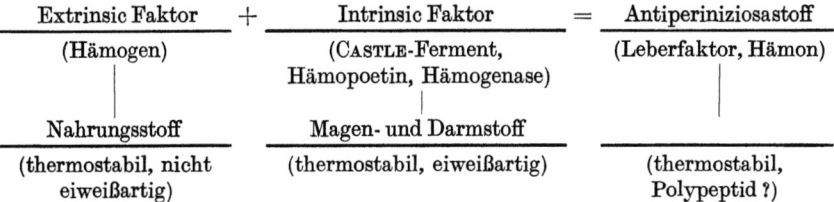

Extrinsic Faktor	+	Intrinsic Faktor	=	Antiperniziosastoff
(Hämogen)		(CASTLE-Ferment, Hämopoetin, Hämogenase)		(Leberfaktor, Hämon)
Nahrungsstoff		Magen- und Darmstoff		
(thermostabil, nicht eiweißartig)		(thermostabil, eiweißartig)		(thermostabil, Polypeptid ?)

Im Magen und Darm findet sich beim gesunden Menschen schon vom Säuglingsalter an neben Pepsin, Lab und Salzsäure sowie Trypsin ein von diesen verschiedener
endogener Faktor (Intrinsicfaktor), der die Fähigkeit hat, aus einem von außen
zugeführten exogenen Nahrungsstoff (Extrinsicfaktor), insbesondere aus Muskel-
fleisch, einen Stoff zu bilden, der in der Leber gespeichert wird (Leberfaktor).
Dieser Leberfaktor, das Antiperniziosaprinzip ist es, welches zur normalen Zellbildung und -reifung der Erythrozyten nötig ist. Wird einmal durch Störung der Bildung des Intrinsicfaktors oder zum anderen durch Störung der Resorption oder auch
durch Zerstörung des Extrinsicfaktors das Entstehen des Leberfaktors verhindert,
so kommt es zu der hyperchromen Anämie.

Nach den Untersuchungen von REIMANN scheint der Extrinsicfaktor (von ihm
Hämogen) genannt beim gesunden Menschen in reichlichem Maße in der Leber gespeichert zu sein und im Bedarfsfalle durch den Intrinsicfaktor (Hämogenase) in den
aktiven Leberstoff (Hämon) übergeführt zu werden.

Das Antiperniziosaprinzip ist heute durch die Entdeckung und Reindarstellung
des Vitamin B_{12} (RICKES) und des von LESTER und SMITH hergestellten Antiperniziosastoffes gefunden. Für das Wachstum und die Vermehrung der Erythrozyten sind
vor allem die Thymonucleinsäure und die Ribonucleinsäure unentbehrlich, wobei
besonders der Thymonucleinsäure als Bestandteil des Chromatins des Zellkerns Bedeutung zukommt. Das Wesen der p. A. scheint mit ziemlicher Sicherheit in einer
Störung des Aufbaues der Thymonucleinsäure zu bestehen, weil der für die Bildung
des Thymidins (aus welchem die Thymonucleinsäure aufgebaut wird) notwendige
Katalysator, eben das Vitamin B_{12}, nicht vorhanden ist. Durch den ungenügenden
Aufbau der Thymonucleinsäure kommt es zu den charakteristischen Formverände-
rungen am Kern der Megaloblasten. Der Reifungsvorgang der Erythrozyten wird
gehemmt und es werden minderwertige, kurzlebige Rote erzeugt (BEGEMANN). Ob
das Vitamin B_{12} der einzige in der Leber entstehende Wirkfaktor für die Erythropoese
ist, bleibt noch offen. Wir werden weiter unten sehen, daß andere megalozytäre
Anämien durch Folsäure und Thymin beeinflußbar sind. Das Vitamin B_{12} enthält
Kobalt, Phosphor und Stickstoff. Die oben entwickelte CASTLEsche Lehre hat durch
diese neuen Erkenntnisse ihre Bedeutung jedoch keineswegs verloren.

a) Die kryptogenetische perniziöse Anämie (MORBUS ADDISON-BIERMER)

Die perniziöse Anämie (p. A.) ist eine klinische Krankheitseinheit.
Sie wurde zuerst von ADDISON und LEBERT entdeckt und von BIERMER
in klassischer Form beschrieben.

Sie ist eine durch einen besonderen pathogenetischen Mechanismus
(siehe oben) von allen anderen Anämien verschiedene Krankheit, die auf
konstitutionellem Boden ohne erkennbare Ursache entsteht. Sie ist gekennzeichnet durch einen charakteristischen Befund im Blute und im Knochenmark, geht meist mit Veränderungen am Verdauungskanal und am Nervensystem einher, und ist durch den Antiperniziosastoff (B_{12}) heilbar.

Über die Pathogenese dieser hyperchromen Anämie ist oben bereits
das wesentliche gesagt. Danach stellt sie sich dar als eine Mangelkrankheit
an Leberstoff. Im Magen und Darm von Perniziosakranken fehlt das
CASTLE-Ferment und die Leber von unbehandelten Perniziosakranken enthält kein antianämisches Prinzip, während in der Leber von Gesunden
dasselbe nie fehlt. Auch in der Leber von andersartigen Leberkrankheiten

wie z. B. Zirrhose, Stauungsinduration etc. ist das Prinzip durchaus vorhanden. Das Fehlen des Prinzips führt bei der Perniziosa wie oben ausgeführt, durch Störung der Zellreifung und Zellbildung der Roten zu der schweren Anämie.

Die Ätiologie ist noch nicht geklärt, eine auslösende Ursache nicht festgestellt, dagegen die Erblichkeit sicher erwiesen. Darauf haben schon NAEGELI und MARTIUS hingewiesen.

WERNER, der 500 Mitglieder aus 57 Sippen untersuchte, fand in 7% der Sippen Auftreten von Perniziosa. Darüber hinaus stellte er in 15% der Mitglieder gewisse Vorstadien der Krankheit, die er Status präperniciciosus nennt, fest: leichte Blutveränderungen, Zungenbrennen, Magenstörungen und Parästhesien. Achylie wurde auch von anderen bei Blutsverwandten von Perniziosakranken oft gefunden. KAUFMANN und THIESSEN beschrieben Teilsymptome unter Verwandten (erhöhter FI, Anisozytose, Ovalozytose, Lymphozytose). BREMER teilte einen Stammbaum mit, wo in einer Familie in 3 Generationen 8mal perniziöse Anämie oder funikuläre Myelose auftrat. Der Erbgang ist nach WERNER und WEISS dominant. SCHULTEN und andere sahen, daß p. A. und die essentielle hypochrome Anämie in Familien alternierend vorkamen. Die bei beiden Krankheiten vorhandene Achylie ist vielleicht die beiden gemeinsame Wurzel. In seltenen Fällen kann eine hypochrome Anämie in eine p. A. übergehen (SCHAUMANN, SCHULTEN, LENHARTZ JR.).

Das männliche und das weibliche Geschlecht sind ziemlich gleichmäßig betroffen. Die meisten Fälle liegen zwischen 30 bis 60 Jahren, bei Kindern und im Säuglingsalter kommt die Krankheit kaum vor. NAEGELI sah je einen Fall im achten und elften Lebensjahr. Bei Greisen (über 70 Jahre) ist sie nicht so selten, wie man bislang annahm. Die Krankheit ist in nördlichen Ländern häufiger als im Süden. In Japan soll sie merkwürdigerweise sehr selten sein. Nach übereinstimmenden Meldungen (HEILMEYER und SCHEIDHAUER, sowie OVERKAMP) ist seit 1945 eine starke Zunahme der Erkrankungsziffer an p. A. festzustellen, die auf den Eiweißmangel in der Nahrung zurückzuführen ist.

Klinisches Krankheitsbild. Der Beginn der Erkrankung ist schleichend und selten mit einiger Sicherheit festzustellen. In vielen Fällen treten jedoch, ehe sich die Allgemeinerscheinungen einer jeden Anämie zeigen, charakteristische Zeichen an der Zunge auf: die HUNTERsche Glossitis. Der vordere Rand der Zunge sieht glatt und atrophisch aus, es entstehen schmerzhafte Rötungen und Bläschenbildung. Starkes Zungenbrennen ist dann die Veranlassung, daß die Kranken den Arzt aufsuchen. Zu dieser Zeit zeigt das Blut oft erst sehr geringe Veränderungen, die Zeichen der Anämie sind kaum vorhanden oder nur leicht angedeutet, jedoch ist häufig trotzdem bereits der FI hoch und das Blut zeigt bereits Megalozytose. Findet sich dabei gleichzeitig noch eine Achylie, so kann die Diagnose einer beginnenden perniziösen Anämie bereits mit großer Sicherheit gestellt werden. Ja, es kann sogar die HUNTERsche Zunge in Verbindung mit Achylie auch ohne Blutbefund bereits auf die Gefahr der Perniziosa hinweisen. Andererseits kann die Zungenveränderung auch bei echter p. A. fehlen, allerdings nur in 5 bis 20% der Fälle, und hier und da auch einmal bei einer hypochromen essentiellen Anämie zur Beobachtung kommen. Sehr häufig werden im Frühstadium bereits subjektive Symptome von seiten des Nervensystems besonders in Form von Parästhesien beobachtet. Diese nervösen Erscheinungen gehen sogar häufig allen anderen voraus. Bei fortschreitender Erkrankung stellen sich stärkere subjektive Beschwerden ein: Mattigkeit und Apathie, Schwindel, Kopfschmerzen, Ohrensausen, Ohnmachtsanfälle, Atemnot, Herzklopfen und Schlaflosigkeit. Der Appetit nimmt ab. Bald fällt auch die zunehmende Blässe der Haut auf. Im Gegensatz zu den Eisenmangelanämien ist die Hautfarbe, insbesondere auch die Farbe der Konjunktiva bulbi, von deutlich gelblicher Tönung (strohgelb nach BIERMER). Mitunter ist die Haut eigentümlich braungelb pigmentiert wie beim Addison. Der Ernährungszustand ist selbst in schweren Fällen lange gut, manchmal sogar ein gewisser Fettreichtum festzustellen. Eine eigenartige, pastöse Beschaffenheit der Haut in Verbindung mit der Blässe können zur Verwechslung mit Nephritis und Myxödem führen. Leichte Ödeme an den abhängigen Partien kommen vor. Von seiten der Respirationsorgane ist Beschleunigung der Atmung frühzeitig vorhanden, in vorgeschrittenen Fällen besteht starke Dyspnoe. Komplikationen von seiten der Lunge sind selten, Pleuraergüsse kommen vor.

Das Herz ist häufig nach beiden Seiten verbreitert und die Herztätigkeit beschleunigt. Die Herztöne sind entweder rein oder bei zunehmender Anämie von akzidentellen Geräuschen begleitet. Die Geräusche können zur Verwechslung mit einer septischen Endokarditis und anderen Herzleiden führen. Der Puls ist klein und beschleunigt, Venengeräusche sind seltener als bei der Chlorose. Stenokardische Beschwerden kommen vor. Die Zeichen der koronaren Insuffizienz im Elektrokardiogramm sind jedoch, auch nach meinen Erfahrungen, nicht so häufig zu finden wie von mancher Seite angegeben wurde. Thrombosen sind selten, ebenso auch hämorrhagische Diathese.

Der Magen zeigt eine Achylie, die dem Ausbruch der Anämie oft jahrelang vorausgeht. Sie ist stets histaminrefraktär. Milchsäure sowie okkultes Blut fehlen vollkommen. In der Regel schließt der Nachweis von Salzsäure im Magensaft die Diagnose einer p. A. ziemlich sicher aus. Im Röntgenbild findet man die Anzeichen einer Gastritis und ferner Polypen und Pseudopolypen in der Pylorusgegend, die sorgfältig gegenüber Karzinom abgegrenzt werden müssen. Auch die Gastroskopie ergibt die gleiche Magenveränderung. Von seiten des Darms beobachtet man abwechselnd Darmträgheit mit Diarrhoe. Der Urobilingehalt ist stark vermehrt. Okkultes Blut findet sich im Stuhl nicht. Die äußere Sekretion des Pankreas kann darniederliegen. Die Leber ist häufig leicht vergrößert, ebenso auch die Milz, die fast immer fühlbar wird. Drüsenschwellungen fehlen. Die Nieren erkranken nicht, ihre Funktion ist ungestört. Leichte Eiweißausscheidung kann vorkommen. Der meist hochgestellte Harn enthält häufig Urobilin und Urobilinogen, nie dagegen Bilirubin. Das Indikan ist oft stark vermehrt, die Diazoreaktion stets negativ. Die Körpertemperatur ist mitunter geringgradig erhöht.

Erscheinungen von seiten des Nervensystems sind sehr häufig, angefangen bei den oben bereits erwähnten leichten Parästhesien: pelziges Gefühl, Stechen und Kribbeln, Kälte und Hitzgefühle, Ameisenlaufen an Händen und Füßen. Dazu kommen frühzeitige Störungen der Oberflächensensibilität, oft segmentartig angeordnet und vor allem Störungen der Tiefensensibilität. Auffallend ist auch eine schon früh einsetzende, motorische Schwäche bei körperlichen Leistungen. Später folgen objektive, schwere Symptome der Rückenmarksbahnen. Ihre anatomische Ursache sind degenerative Veränderungen in den Hinter- und Seitensträngen des Rückenmarks wie auch der Pyramidenbahn (funikuläre Myelose oder Strangsklerose). Je nach der Beteiligung der einzelnen Rückenmarksbahnen ähneln die Symptome bald denjenigen einer Tabes mit deutlicher Ataxie, Sensibilitätsstörungen, Erlöschen der Patellarreflexe, Parese der Blase und des Mastdarms, bald dem Bilde der spastischen Spinalparalyse oder auch der multiplen Sklerose mit spastischen Paresen und positiven Babinski. Die drei Kardinalsymptome sind die Parästhesien, die Störungen der Tiefensensibilität und die motorische Schwäche. Auch bulbäre Symptome kommen vor. Der Liquor ist normal. Die funikuläre Myelose entsteht durch Kernstoffwechselstörungen (Thymonucleinsäureumsatz!) der Nervenzellen. Sie ist nicht abhängig von der Anämie, sie wird vielmehr unabhängig von dieser durch die primäre Ursache der p. A. verursacht. Sie kann sogar in vielen Fällen noch vor der Anämie oder auch ohne sie in Erscheinung treten. Von zerebralen Erscheinungen kommen abnorme Reizbarkeit, seltener psychische Störungen, Halluzinationen und Delirien, selbst tagelanges Koma zur Beobachtung. Von seiten der Sinnesorgane treten Gehör- und Sehstörungen auf, die in der Regel durch Augenhintergrundsblutungen bedingt sind, doch wurde auch Optikusatrophie gesehen. Augenmuskellähmungen und Trigeminusparese wurden vereinzelt gefunden.

Der Stoffwechsel ist bei der Perniziosa nicht nennenswert verändert. Im Gaswechselversuch ist jedoch der Sauerstoffverbrauch häufig erhöht.

Blutbefund: Die p. A. ist eine hyperchrome Anämie d. h. der FI der roten Blutkörperchen liegt über 1,1. Die Erhöhung ist oft sehr beträchtlich, so daß Zahlen von 1,5 bis selbst 2,0 und ganz vereinzelt sogar 3,0 gefunden wurden. Entsprechend der Hyperchromie sind die hämoglobinreichen roten Blutkörperchen sowohl im Nativpräparat wie auch im Giemsapräparat sehr gut gefärbt. Sehr zahlreich sind die stark hämoglobinhaltigen großen, mäßig ovalen Formen vom Typus der Megalozyten. Der Durchmesser dieser Zellen beträgt im Durchschnitt 8 bis 8,5 μ, auch kommen Gigantozyten (bis 12 μ groß) vor. Nebenher finden sich auch Mikrozyten (5 μ), so daß eine erhebliche Anisozytose resultiert. Die zahlreich vorhandenen Megalozyten mit erhöhtem Durchmesser geben die Veranlassung, daß die PRICE-JONES-Kurve eine Verschiebung nach rechts erleidet (s. Abb. Seite 37).

Eine gewisse Verwirrung ist in der hämatologischen Literatur dadurch eingetreten, daß die Namen makrozytäre und megalozytäre Anämie als Synonima gebraucht werden. An sich sind aber die Makrozyten und die Megalozyten durchaus nicht identisch und sollten streng voneinander geschieden bleiben. Es trifft auch nicht zu, wie v. Boros meint, daß alle makrozytären Anämien hyperchrom und alle mikrozytären hypochrom seien. Es wäre wirklich besser, wenn man sich einheitlich der Bezeichnung megalozytäre Anämien für die hyperchromen Anämien bedienen würde.

Beim voll entwickelten Blutbild treten in wechselnder Menge auch Megaloblasten und Proerythroblasten auf. Ihr Erscheinen ist pathognomonisch für die Perniziosa. In den Fällen, wo diese Zellen fehlen, ist das Augenmerk besonders auf die Megalozytose, die Mikro- und Anisozytose zu richten, sowie auf den erhöhten FI. Erythrozyten mit JOLLY-Körpern, Ringkörpern und basophiler Punktierung kommen vor. Die von SCHILLING als Erythrokonten bezeichneten, stäbchenförmigen Einschlüsse in den Roten sind nicht für die p. A. spezifisch.

Zur Zeit der öfters spontan vorkommenden Remission im Krankheitszustand, besonders aber unter dem Einfluß der Leberbehandlung werden die Retikulozyten erheblich vermehrt gefunden, sie zeigen die kräftige regeneratorische Tätigkeit des Knochenmarks an.

Die Zahl der weißen Blutkörperchen ist in der Regel vermindert mit einer relativen Lymphozytose und Neutropenie. Charakteristisch ist auch die starke und unregelmäßige Kernhypersegmentierung der Neutrophilen (Rechtsverschiebung), was im Gegensatz steht zu der Leukozytose und Linksverschiebung bei anderen Anämien. Manche neutrophile Zellen sind abnorm groß, bis 16 und 25 μ (Riesenstabkernige, TEMPKA und BRAUN). Die Monozyten und die Eosinophilen sind wenig zahlreich und fehlen oft ganz. Bei Leberbehandlung kommt es aber nicht selten zu einer Eosinophilie, die als allergische Reaktion anzusehen ist (SCHILLING, SCHLECHT). Die Blutplättchen sind vermindert (s. Tafel II Nr. 43 u. 44).

Die Zahl der Roten ist stark vermindert, sie kann bis auf 400000 absinken. Das Hämoglobin ist in schweren Fällen bis auf 10 bis 15% vermindert. Immer ist aber der FI erhöht.

Mitunter kommt es zu spontanen Blutkrisen: Ausschwemmung vieler unreifer myeloider Zellen und kernhaltiger Roter. Das Blut wird dadurch sehr atypisch und kann mit Leukämie oder Knochenmarkskarzinose verwechselt werden.

Der Knochenmarksausstrich nach Sternalpunktion bietet einen für Perniziosa absolut typischen Befund. Man sieht in ihm zahlreiche Megaloblasten und Proerythroblasten. Daneben finden sich auch wenige Normoblasten. Je schwerer die Anämie ist, um so mehr überwiegen die Megaloblasten. Die neutrophilen Zellen sind zum Teil sehr groß mit großen plumpen Stabkernen (Riesenstabkernige, TEMPKA und BRAUN). Die Megakaryozyten sind spärlich. So typisch der Knochenmarksbefund in vivo auch in ausgesprochenen Perniziosafällen ist, so hat er leider für die Frühdiagnose nicht den gleichen diagnostischen Wert, da sich die Veränderungen im Mark erst bei ausgesprochener Anämie entwickeln. In schweren Fällen tritt auch in Leber und Milz Erythropoese auf.

Das periphere Blutbild und das Myelogramm gehen charakteristische Veränderungen ein, sobald es zu spontanen Remissionen kommt oder die Lebertherapie mit der richtigen Dosis eingeleitet wird. Die erste und wichtigste Veränderung bei der Remission und unter Leberbehandlung ist die Vermehrung der Retikulozyten. Der Beginn dieser Retikulozytenkrise hängt von der Dosis der Leberpräparate ab.

Bei genügender Dosis beginnt sie am dritten bis fünften Tage. Sie ist in gewissen Grenzen auch ein Maßstab für die richtige Dosierung und für die Vollwertigkeit des verwendeten Präparates. Die Retikulozytenzahl soll im Verhältnis zur Ausgangszahl der Roten bei Beginn der Behandlung stehen und zwar nach ASGOOD und ASHBURN folgendermaßen:

Erythrozytenausgangswert	Retikulozytenzahl bei optimaler Therapie
0,1 bis 1,0 Mill.	40 %
1,0 bis 1,5 ,,	30 %
1,5 bis 2,0 ,,	20 %
2,0 bis 2,5 ,,	15 %
2,5 bis 3,0 ,,	8 %
über 3,0 ,,	inkonstant

Bei Werten über 3 Mill. treten meist nur geringe Retikulozytenvermehrungen auf. Gleichzeitig mit den Retikulozyten steigen auch die kernhaltigen Blutkörperchen und die Leukozyten an, jedoch erfolgt die Vermehrung des Hämoglobins und der Erythrozyten zeitlich etwas später als die Retikulozytose.

EILERS fand mit HEILMEYER bei der Perniziosa sogenannte pathologische Retikulozyten, die man erst sieht, wenn man das Blutpräparat 8 bis 12 Stunden lang im Eisschrank mit Giemsa färbt. Es sind zarte, halbmondförmige Gebilde mit starker Vakuolisierung (Kryptogenetischer Erythrozytenumsatz).

Im Knochenmark ändert sich das mikroskopische Bild mit Einsetzen der Leberbehandlung schlagartig, die Megaloblasten und die Proerythroblasten verschwinden rasch und machen einem normalen Bild Platz.

Das Blutserum hat in schweren Fällen eine dunkelgoldgelbe Farbe durch seinen starken Gehalt an Bilirubin, dementsprechend ergibt die Bilirubinbestimmung hohe Werte.

Die Diagnose ergibt sich aus der Schilderung der Symptome. Differentialdiagnostisch ist vor allem die essentielle hypochrome Anämie auszuschließen (s. Schema S. 81), sowie die Anämie bei Bothriocephalus und bei Lues (s. unten).

Gewisse diagnostische Schwierigkeiten können sich heute aus dem Umstand ergeben, daß seit dem Kriegsende infolge Eiweißmangel viele perniziöse Anämien atypisch verlaufen. Ihr FI ist relativ niedrig, sogar normal, obwohl der mittlere Erythrozytendurchmesser erhöht ist. Auch die Hyperbilirubinämie, und das gelbliche Kolorit der Haut fehlen, im Blut besteht Hypoproteinämie, was für Perniziosa ungewöhnlich ist. Aber der Knochenmarkausstrich ist charakteristisch verändert, so daß durch ihn die Diagnose gesichert ist. Der niedrige FI ist auch mir in den letzten Jahren oft aufgefallen.

Das Entstehen eines Magenkarzinoms wurde in neuerer Zeit bei p. A. häufiger beobachtet. Die Ansicht von BÖTTNER, daß die Leberextrakte kanzerogen wirken sollen, dürfte kaum zutreffen. Wenn man mit KONJETZNY das Entstehen eines Karzinoms auf dem Boden einer Gastritis bejaht, so könnte die Gastritis und Polyposis der Perniziosa ursächlich angeschuldigt werden. Man muß aber bedenken, daß durch die Leberbehandlung die Kranken häufiger ein karzinomfähiges Alter erreichen als früher. Im übrigen bildet sich die Gastritis der Perniziosa bei Lebertherapie zweifellos zurück.

Die Prognose der p. A. war früher immer ungünstig. Die Krankheit führte in wenigen Jahren zum Tode. Bei richtig geübter Lebertherapie kann der Kranke heute über viele Jahre hinaus gesund und arbeitsfähig sein.

b) Die Behandlung der hyperchromen Anämien (Lebertherapie)

Die Therapie der Wahl bei der essentiellen perniziösen Anämie und den im nächsten Kapitel zu besprechenden symptomatischen hyperchromen Anämien ist heute die Leberbehandlung. Ihre Verabsäumung wird als Kunstfehler angesehen. Gerichtliche Entscheidungen in diesem Sinne liegen vor. Alle früher geübten sonstigen therapeutischen Methoden können heute nur noch als unterstützende Behandlung herangezogen werden. Andererseits sollte aber auch die immer noch herrschende Unsitte, die Eisenmangelanämien mit Leber anstatt mit Eisen zu behandeln, endlich verschwinden.

Ursprünglich war die Leberbehandlung eine rein perorale. Da das Antiperniziosaprinzip durch Kochen der Leber zerstört wird, so muß die Leber roh oder halbroh gegessen werden und zwar 250 g bis 500 g pro Tag (MINOT und MURPHY). Die Erfolge waren gegenüber den alten Methoden beträchtlich, aber nicht immer befriedigend. Meist war es den Kranken unmöglich, lange Zeit hindurch so große Rohlebermengen trotz bester Zubereitung zu essen. Es war daher ein großer Fortschritt, als es gelang, Leberextrakte zur peroralen Verabreichung herzustellen. Aber erst die Verfertigung der hochwirksamen eiweißfreien Leberextrakte durch GÄNSSLEN zur parenteralen Injektion im Jahre 1930 hat die Leberbehandlung zu dem zuverlässigen Heilmittel der p. A. erhoben. Gelingt es doch mit nur 2 cm³ des Leberextraktes bei intramuskulärer Injektion die perorale Verabreichung von 250 bis 500 g Frischleber zu ersetzen. Zu gleicher Zeit wurde von amerikanischen Forschern die Entdeckung gemacht, daß auch mit Extrakten aus der Magenwand gute Resultate zu erzielen sind.

Von injizierbaren Leberpräparaten stehen uns zur Verfügung: das Campolon (I. G. Farben), das Hepsit (Promonta), das Heprakton (Merck), das Hepatrat (Nordmark), das Heparglandol (La Roche) und das Pernaemyl (Degewop), ferner die sehr wirksamen englischen Präparate Liver und Livadex, sowie das deutsche Pernical. Bei schweren Anämien beginne ich, wie alle Autoren gemäß der HEILMEYERschen Rundfrage, mit hohen Dosen, am besten 5 bis 10 bis 20 cm³ eines gut wirkenden Präparates, wobei die Dosis auf 2 bis 3 Injektionen am Tage verteilt wird, aber auch auf einmal gegeben werden kann, oder man gibt täglich 5 cm³ der „Forte"-Präparate. Ist der Allgemeinzustand sehr schlecht, die Rotenzahl unter 1 Mill. gesunken, so ist Lebensgefahr im Verzug. In diesem Falle sollte gleichzeitig mit den ersten Leberinjektionen eine Blutübertragung erfolgen, um die Pause bis zum Eintritt der Leberwirkung zu überbrücken.

Die hohe Dosierung hat den Zweck, die entleerten Körperdepots mit Antiperniziosastoff zu füllen. Eine Überdosierung schadet niemals, da das Zuviel in der Leber gespeichert wird. SEGERDAHL empfiehlt sogar eine erste Dosis von 40 cm³ in schwersten Fällen. Wenn also eine Gefahr der Überdosierung nicht besteht, so besteht wohl eine solche der Unterdosierung. Bei genügender Dosis kann man den Erfolg und damit die Richtigkeit der Dosis am Knochenmarkausstrich bereits innerhalb 24 Stunden kontrollieren und nach 2 bis 3 Tagen muß es auch zu einer Retikulozytose im Blut kommen. Bis zu einer deutlichen Einwirkung auf das Blutbild muß die tägliche Dosis beibehalten werden. Ist in 5 bis 6 Tagen nach Beginn der Leberbehandlung einer sicher festgestellten Perniziosa keine deutliche Reaktion des Blutbildes und des Knochenmarkausstriches zu erkennen, so hat man unterdosiert!

Ist eine gute Wirkung auf das Blutbild erreicht und bessern sich auch die anderen klinischen Symptome, so geht man mit der Dosis allmählich zurück, indem man zunächst noch jeden zweiten Tag 5 cm³ Campolon oder Hepatrat oder Pernaemyl forte injiziert, später dann jeden dritten bis siebten Tag. Bis zur Normalisierung des Blutbildes ist mit dieser hohen Dosierung fortzufahren. Dann ist eine ausreichende, auch für die Zukunft wertvolle Anreicherung und Depotbildung von Antiperniciosastoff in der Leber erreicht.

In der Folge gehen wir dann zur Erhaltungsdosis über, indem wir gleichfalls in Depotform alle 14 Tage bis 3 oder 4 Wochen 5 bis 10 cm³ der Forte-Präparate oder Campolon geben. Niemals soll man mit den Injektionen ganz aussetzen. Auch werden wir alle 8 bis 10 Wochen das Blutbild kontrollieren, versäumt man beides, so wird man bald ein Rezidiv erleben; das Wiederauftreten von Zungenbrennen und Urobilinogenurie ist meist sein erstes Zeichen. Eine Aufklärung des Kranken über die Notwendigkeit der regelmäßigen Blutkontrollen und der periodischen Depoteinspritzungen ist unerläßlich, da die Kranken bei gutem Befinden sich nur zu leicht dieser Überwachung entziehen. Zu dieser Zeit der prophylaktischen Nachbehandlung werden auch die peroralen Leberpräparate ihre Anwendung finden. Man gibt 3mal täglich einen Teelöffel der oben genannten pulverisierten Präparate, 3mal 3 Bohnen oder 3mal einen Eßlöffel der flüssigen Präparate. Auch die Extrakte aus Magenwand (Venträmon, Stomopson, Mukotrat) oder die Kombinationspräparate aus Leber und Magen (Hepaventrat und Hepamult) sind zu dieser Zeit besonders empfehlenswert. Hier findet auch die ursprünglich geübte Leberbehandlung mit Frischleber ihren Platz. Ich habe sie in der Erhaltungsperiode immer wieder gerne und mit Nutzen angewendet. Deshalb lasse ich auch im Anhang die von mir seinerzeit angegebenen Leberkochrezepte stehen, obwohl mancher meinen könnte, daß sie sich heute erübrigen. Das ist jedoch nicht der Fall. Es kommt sogar vor, daß Perniziosa-Fälle, die auf Leberextrakte nicht ansprechen, unter Behandlung mit Frischleber zur Abheilung kommen, worauf auch STEPP hinweist. Als Nebenerscheinung der Leberbehandlung sieht

man leichtere, selten stärkere Überempfindlichkeitserscheinungen (Urtikaria, asthmatische Anfälle und Eosinophilie), aber niemals ernstere Störungen. Sie sind durch Begleitstoffe eiweißartiger Natur bedingt und verschwinden evtl. bei Wechsel des Präparates, oder man muß die unten zu
beschreibende Behandlung mit Thymin oder Folsäure anwenden.

Sonstige Behandlungsmethoden

Eine deutliche antianämische Wirkung besitzt nach den Untersuchungen von
WINTROBE, MEULENGRACHT u. a. die Bierhefe. 1 bis 2 g Bierhefe pro kg Körpergewicht sollen eine optimale Remission erreichen, mit 0,3 bis 0,8 g pro kg sollen auch
Rezidive vermieden werden. Bäckerhefe ist weniger wirksam und Hefeextrakte sind
wirkungslos. Man nimmt an, daß in der Hefe ein antiperniziöser Faktor vorhanden
ist, der aber nicht ein reiner Extrinsicfaktor ist. Zusätzliche Hefebehandlung kann
also versucht werden.

Wie oben schon berührt, kommt in schwersten Fällen mit akuter Gefahr
die Bluttransfusion unbedingt zur Anwendung. Wenn die Erythrozyten
unter 1 Mill. gesunken sind, ist sie streng indiziert. Man beginnt
mit 100 bis 300 cm³ in wiederholten Übertragungen, um die bei dem niedrigen
Erythrozytenstand drohende Schockgefahr zu umgehen. Ich habe aber im
Notfall auch bis zu 500 cm³ auf einmal gegeben, SCHULTEN sogar 800 bis
1000 cm³. Die eingangs erläuterten Voraussetzungen für eine Blutübertragung müssen natürlich innegehalten werden.

Die Blutübertragung oder Plasmaübertragung neben peroraler Gabe von
Aminosäuren (Cystin) muß auch angewendet werden bei den oben erwähnten atypischen perniziösen Anämien, denn diese reagieren auf Leber nur sehr ungenügend,
auf Eisen gar nicht. Die bei Leberbehandlung bei diesen atypischen Formen nur
schwache Retikulozytose setzt nach Blutübertragungen und sonstiger Behandlung
mit hochwertigem Eiweiß sofort kräftig ein (OVERKAMP).

Eine Eisentherapie ist bei der Perniziosa im allgemeinen ohne Wirkung. Es
gibt aber doch einzelne Fälle, bei denen man den Blutstatus noch bessern kann, wenn
die Leberbehandlung über ein gewisses Niveau nicht hinausführt. Die Arsenbehandlung, auch der NEISSERsche Arsenstoß mit hohen Dosen wird kaum mehr angewendet. Dagegen kann man die Kombinationspräparate aus Leber und Arsen
(Inhepton und Arsenhepatrat) oder aus Leber, Eisen und Kupfer (Campo-
ferron) heranziehen.

Bei Rezidiven benötigt man meistens weit höhere Lebergaben, auch
von den Fortepräparaten.

Besonders hohe Dosen erfordern die Fälle, welche mit Komplikationen von seiten des Nervensystems einhergehen, vor allem die
funikuläre Myelose. Hier müssen hohe Dosen über Wochen und Monate
hinaus gegeben werden, dann sieht man, auch nach meinen Erfahrungen,
oft erfreuliche Besserungen. Auch bei gutem Blutbefund ist die hohe
Dosierung fortzuführen. Wenn auch an einer bereits erfolgten Zerstörung
des Rückenmarks nichts mehr zu ändern ist, so verschwinden doch oft die
muskuläre Schwäche, die Ataxie, die Paraästhesien und die psychischen
Alterationen. Die Reflexe können wieder auftreten und die Erkrankung
kommt wenigstens zum Stillstand. Ich habe einen solchen bei einer typischen

Myelose bei dauernder Leberbehandlung über 14 Jahre beobachtet. Bei leichteren nervösen Komplikationen ist die Zugabe von Vitamin B_1 (forte und fortissimum) indiziert, auch von Adermin, Laktoflavin und Nikotinsäureamid wird Günstiges berichtet (50 mg täglich 3 Wochen lang).

Das Thymin (2,6 Dioxy- 5 Methyl-Pyrimidin) wurde von Spies und Mitarbeitern in die Therapie der Perniziosa eingeführt. Aus Deutschland liegen Nachprüfung von Schoen, Heilmeyer, Boden und Petrides u. a. vor. Es wird in einer Dosis von 6 bis 20 g pro Tag per os gegeben. Schon vom dritten Tage an tritt eine Retikulozytenkrise ein, die ungefähr am achten Tage ihren Höhepunkt erreicht. Mitunter kommt es zu einer hohen Begleitleukozytose. Im Mark wird die Megaloblastose in eine Normablastose übergeführt. Das Thymin eignet sich vor allem für leberrefraktäre Fälle und bei Allergie gegenüber Leberpräparaten. Leider zeigen sich bei höheren Dosen oft unangenehme Nebenwirkungen wie Übelkeit, Erbrechen, Herzbeklemmung, Schweißausbrüche und Durchfälle. Die funikuläre Myelose bleibt unbeeinflußt, kann sich sogar verschlimmern.

Auch Folsäure wirkt in gleicher Weise auf die Umwandlung des megaloblastischen Markes ein.

Die Folsäure oder auch Folinsäure (Aminohydroxypteridylmethylbenzoylglutaminsäure) ist ein Vitamin der B_2-Gruppe, früher bekannt unter dem Namen Laktobazillus casei - Faktor (U-Faktor). Das Vitamin scheint für den Menschen unentbehrlich zu sein. Die Folsäure (Blättersäure) kommt vor in Leber, Hefe, Sojabohnen, Weizen- und Gerstenkeimlingen, Fischmehl, Hafer, poliertem Reis, Reiskleie, Molken, Eidotter, Knochenmark, Leinsamenmehl, Spinat, grünen Gemüsen und Pilzen. Sie ist wirksam bei allen hyperchromen Anämien. Sie ruft keine Allergie hervor, ihre Wirkung ist schnell, nicht reizend und schmerzlos.

Man gibt Folsäure bei Perniziosa in Dosen von 10 bis 20 mg pro Tag per os, oder 15 mg intravenös z. B. Folsan (Rhenania). Selbst Dosen mit 40 mg pro Tag wurden vertragen, die Giftwirkung ist also gering. Die normale Blutbildung kommt am dritten bis sechsten Tage nach Kurbeginn in Gang. Die funikuläre Myelose wird nicht beeinflußt, scheint vielmehr leider in nicht wenigen Fällen verschlimmert zu werden. Die Erhaltungsdosis beträgt 20 mg pro Woche oder 5 mg pro Tag. Eiweißreiche Kost ist zweckmäßig.

Weitere Behandlungsmöglichkeiten ergaben sich aus den Versuchen durch Aufschließung der Leberextrakte das wirksame Prinzip chemisch zu erfassen. Aus den Versuchen stammen die Extraktionen von Dakin und West, Labaud und Klein, Karrer und Wilkinson, Hausmann u. a., z. B. das Anahämin und der Leberstoff III von Hausmann.

Das gewichtsmäßig wirksamste aller bisher bekannten Mittel zur Behandlung der Perniziosa ist das oben schon erwähnte Vitamin B_{12}. Es ist der Folsäure um das 7 bis 8000fache an Wirksamkeit überlegen. Die Dosis efficax liegt zwischen 15 bis 140 γ. Als Durchschnittsdosis können 100 γ gelten zur Restituierung des Normalzustandes. Als Unterhaltungsdosis gibt man 2mal wöchentlich etwa 10 γ. Das Vitamin B_{12} beeinflußt auch die funikuläre Myelose im günstigen Sinne im Gegensatz zur Folsäure. Für die neurologischen Fälle ist aber eine etwas höhere Dosierung nötig als bei der Unterhaltungsdosis, und zwar gibt man mindestens 40 γ wöchentlich über 6 Monate, später 20 γ wöchentlich. Von deutschen Präparaten empfehle ich das Vitamin B_{12}-Konzentrat der Uvocal (E. Bohlen) Hamburg. Man gibt in der Regel an 3 aufeinander folgenden Tagen täglich 1 cm³ Pernipur intramuskulär, um eine Remission zu erzielen. Weitere B_{12}-Präparate sind das B_{12} Vicotrat (Heyl und Co.), 1 Ampulle zu 1 cm³ = 20 γ, das Cytobion (Merck) 1 Ampulle zu 1 cm³ = 15 γ und Cytobion forte 1 cm³ = 30 γ B_{12}, ferner das Rubivitan (Bayer) und das Heparglandol.

Als Testung für die Wirksamkeit von Leberextrakten respektive ihres Gehaltes an antianämischer Substanz ist bisher die Prüfung der Wirkung des Präparates auf das Wachstum des Lactobazillus lactis Dorner (LLD) gebräuchlich. Wirksamer Leberextrakt enthält 1000 LLD-Einheiten pro mg, B_{12} dagegen 11×10^6 dieser Einheiten. Heute testet man sie nach ihrem B_{12}-gehalt.

Als achrestische Anämie ($\varkappa\varrho\varepsilon\sigma\tau\varepsilon\iota\nu$ = ausnutzen) beschrieben Wilkinson und Israels eine schwere hyperchrome, megalozytäre Anämie, die auf Leber nicht reagiert.

Castle-Ferment ist in reichlichem Maße vorhanden. Es fehlt den Kranken anscheinend die Fähigkeit, den antianämischen Faktor zu mobilisieren und „auszunutzen", obwohl sie denselben im Magen bilden und in der Leber speichern.

4. Die symptomatischen hypo- und hyperchromen Anämien

Als symptomatische Anämien bezeichnen wir solche, bei denen die Blutarmut als Begleiterscheinung einer anderen Grundkrankheit zu betrachten ist. Sie wurden früher als „sekundäre Anämien" bezeichnet, eine Benennung, die heute mit Recht allgemein aufgegeben worden ist.

Die symptomatischen Anämien können in einer hypo- und in einer hyperchromen Form verlaufen. Manche Autoren haben sie daher auch nach diesen beiden Formen rubriziert. So richtig das vom pathogenetischen Standpunkt aus sein mag, so halte ich das für den praktischen Gebrauch nicht für zweckmäßig. Man müßte dann z. B. die Schwangerschaftsanämie, die in einer hypochromen, in einer hyperchromen und in einer toxisch-hämolytischen Form vorkommt, an drei verschiedenen Stellen behandeln. Für den Praktiker ist es aber sicher besser, daß er alles, was diese Anämien anbelangt, an einer Stelle zusammengefaßt vorfindet. Das gilt für alle in dieser Gruppe zusammengefaßten anämischen Zustände.

a) Die Anämien bei den Infektionskrankheiten

Bei den meisten akuten Infektionskrankheiten kommt es bei längerem Bestehen zu einer leichten bis mittelschweren Blutarmut, die mit dem Abklingen des Infektes meist von selbst abheilt. Höhere Grade sehen wir bei schweren septischen Erkrankungen, besonders der Endocarditis und Sepsis lenta. Die Tuberkulose zeigt im chronischen Stadium noch lange Zeit ein normales Blutbild, nur das Hämoglobin ist leicht vermindert, erst im späteren Stadium kommt es bei größeren Hämoptysen und Darmblutungen zu deutlicher Anämie. Die primär chronische Arthritis weist neben der hohen Blutsenkung fast immer eine mehr oder weniger deutliche Anämie auf, was gegenüber der Arthritis deformans differential-diagnostisch wichtig ist. Das gleiche gilt von manchen fokalen Infekten mit allergischen Gelenkreaktionen, wobei dann mitunter eine Eosinophilie hinzu-tritt. Doch ist diese Anämie nicht häufig und nicht allgemein anerkannt. Die Infektanämie ist hypochrom. Der FI ist unter 1,0, das rote Blutbild zeigt Aniso- und Poikilozytose.

Bisher nahm man an, daß diese Anämien durch eine von den Toxinen der Bakterien hervorgerufene Blutbildungshemmung im Knochenmark zustande kämen. HEILMEYER hat aber neuerdings auch die Infektanämien auf einen Eisenmangel beziehen wollen. Er sah unter hohen Eisendosen einen günstigen Einfluß auf die Anämie, wie auch auf die Steigerung der Infektabwehr. Das widerspricht allerdings der bisherigen Er-fahrung, daß die meisten Infektanämien gegen Eisen, auch in hohen Dosen, refraktär sind. Der Autor nimmt an, daß beim Infekt nur ein lokaler Mangel an Eisen in den Blutbildungsstätten herrsche, in dem das Eisen von den Retikulumzellen so fest ge-bunden werde, daß es zur Bildung von Hämoglobin in den Erythroblasten nicht zur Verfügung stehe. Dabei kommt es interessanterweise zu einer Kupfervermehrung im Blute. Serumeisenverminderung und Serumkupfererhöhung weisen auf eine Infekt-anämie hin. Daneben kommt für die Entstehung der Infektanämie noch eine toxi-sche Hämolyse in Betracht, die besonders bei der Sepsis lenta beobachtet wird und zu Hämoglobinämie und Hämoglobinurie führen kann.

Als Therapie erweist sich in schweren Fällen die Bluttransfusion als nütz-lich, doch muß man wegen Emboliegefahr vorsichtig und sehr langsam infundieren und lieber in öfteren kleinen Mengen. Auch die Eisenbehand-lung wird man heranziehen müssen. Die oben (Seite 85) erwähnte Kobalt-behandlung bewährt sich offenbar gerade bei den Infektanämien. ESSER und SCHMENGLER hatten gute Ergebnisse mit Kobalt-Ferrlecit (Tages-dosis 50 mg per os, 3 bis 4 Wochen lang) oder auch Rekresaltonikum (WEISS-BECKER), das Kobalt enthält und Cobaltin forte (Casella).

b) Die Anämien bei malignen Tumoren (Karzinomanämie)

Die Karzinome, besonders diejenigen des Verdauungsapparates sind in der Regel von einer erheblichen hypochromen Anämie begleitet.

Die Anämie entsteht bei ihnen zum Teil durch die ständigen kleinen Blutverluste beim Zerfall der Geschwülste, zum Teil durch eine Blutbildungshemmung durch die Einwirkung der Geschwulst-Toxine auf das Knochenmark. Auch Störungen im Eisen-stoffwechsel spielen eine Rolle. In anderen Fällen ist die Anämie dadurch bedingt, daß Geschwülste in das Knochenmark metastasieren und durch Zerstörung des Markes die Blutbildung hemmen. Dann findet man oft im Blut sehr viele kernhaltige Rote, Normo- und Makroblasten, die von den einen auf vermehrte Erythroblastose im Mark, von anderen auf extramedulläre Bildungsherde bezogen werden. Gelegentlich kommt es bei Markmetastasen zu extrem hoher Leukozytose, Linksverschiebung mit Aus-schwemmung unreifer Zellen der myeloischen Reihe, d. h. zu einer leukämoiden Reaktion.

Die Tumoranämien haben einen FI um oder unter 1,0, sowie Aniso- und Poikilozytose, nur in sehr seltenen Fällen ist das Blutbild hyperchrom. Niemals führen sie ein perniziös-anämisches Gepräge, auch wenn der FI

nicht ganz selten ein wenig über 1 liegt und Megalozyten auftreten. Das
Sternalmark ist niemals dasjenige einer Perniziosa. Es fehlt die Megaloblastose. Die Leberbehandlung versagt. In der Praxis wird aber leider noch
oft die Geschwulstanämie mit der Perniziosa verwechselt. Es ist unbedingt
nötig, bei jeder schweren Anämie mit allen Hilfsmitteln immer wieder nach
bösartigen Neubildungen zu suchen. Für die Karzinome des Magendarm-
traktus sei besonders auf den Nachweis okkulter Blutungen im Stuhl hingewiesen, der in 91,7% aller Karzinome dauernd positiv ausfällt (SCHLECHT),
während Ulcera und andere Darmerkrankungen stets nur periodisch bluten.
Die Anämie reagiert gut auf K o b a l t , weniger gut auf Eisen.

c) Die Anämien bei Wurmkrankheiten

Bei der Erkrankung an A n c y l o s t o m u m   d u o d e n a l e verursachen die
durch den Parasiten bedingten Blutverluste und schlechten Ernährungs-
bedingungen leichtere und schwerere Anämien von hypochromen Typus.
Auch bei dieser Anämie ist Eisenmangel mitbeteiligt, in dem die Eisenresorption durch den Darm herabgesetzt ist. Man kann sehen, daß trotz
Anwesenheit des Wurms eine kräftige Eisenbehandlung die Anämie bessert
und daß andererseits trotz Entfernung des Parasiten die Anämie nicht verschwindet bis Eisenbehandlung eingeleitet wird. Daneben kommen toxische
Momente als Ursache in Betracht. Sie können sogar zu schwersten, irre-
parablen Knochenmarksschädigungen führen.

Die Anämie bei B o t h r i o c e p h a l u s   l a t u s zeigt dagegen alle klinischen
und hämatologischen Eigenschaften der p e r n i z i ö s e n   A n ä m i e . Sie ist eine
Hyperchromämie. Wie bei der echten Perniziosa bestehen Zungenbrennen,
Achylie und die Nervensymptome, sowie das hyperchrome, megalozytäre bis
megaloblastische Blutbild und der erhöhte FI. Auch der Knochenmarksausstrich dokumentiert das megaloblastische Bild der Perniziosa.

Die ausgezeichneten Erfolge, welche man bei dieser Krankheit mit der Leberbehandlung erzielen kann, weist auf einen der Perniziosa entsprechenden Entstehungs-
mechanismus hin. Es ist anzunehmen, daß durch die Toxine des Wurms die Darmwand so verändert wird, daß die Resorption und Produktion des CASTLE-Fermentes
notleidet. Schon früher wurde eine Toxinwirkung angenommen, wobei man aber an
eine toxische Beeinflussung des Knochenmarks glaubte. Immerhin hat also die alte
Toxin-Theorie noch ihre, wenn auch abgewandelte Bedeutung.

Die T h e r a p i e dieser hyperchromen Anämie erfolgt neben der Beseitigung
des Parasiten ganz nach den Regeln der oben skizzierten Leberbehandlung.

Bei Bothriozephalusträgern kommt aber zuweilen auch eine hypochrome
Eisenmangelanämie vor. HOFF und SAUERSTEIN sahen gegenüber 60 Fällen
mit hyperchromem Typus 26 hypochrome Fälle. Es dürfte die Eisenresorption in der geschädigten Darmwand gestört sein. Eisentherapie hilft
in diesen hypochromen Fällen ausgezeichnet.

Es scheint von konstitutionellen Faktoren abzuhängen, welche der beiden Formen,
die hypo- oder die hyperchrome Form im Einzelfalle zur Entwicklung gelangt. Damit
würde die alte Lehre, daß für eine Erkrankung an Bothriozephelusanämie eine

konstitutionelle Empfänglichkeit Voraussetzung sei (SCHAUMANN), in erweiterter Form
zu Recht bestehen bleiben.

NAEGELI hat einen Fall beschrieben, wo auch bei einem Träger von Taenia
saginata ein perniziöses Blutbild bestand, das nach Wurmabtreibung verschwand
und 28 Jahre rezidivfrei blieb. Sonst dürfte das Zusammentreffen von Wür-
mern anderer Art mit Anämie nur ein zufälliges sein.

d) Die Schwangerschaftsanämien

Eine Anämie in der Schwangerschaft kann in drei verschiedenen Formen
verlaufen, einer hyperchromen, einer hypochromen und einer toxischen.
Die Kenntnis dieser Tatsache ist für den praktischen Arzt wichtig, weil die
Erkennung der jeweils vorliegenden Art sowohl für die medikamentöse
Therapie wie auch für die Frage der Schwangerschaftsunterbrechung entscheidend ist. Eine Anämie, die schon vor der Gravidität bestand, darf
nicht als Schwangerschaftsanämie angesehen werden, sondern nur eine
solche, die während derselben auftritt.

α) Die hypochrome Schwangerschaftsanämie, die meist in den letzten
Wochen in Erscheinung tritt, ist eine echte Eisenmangelanämie nach dem
Typus der essentiellen hypochromen Anämie (s. S. 80), mit der sie klinisch
und dem Blutbild nach übereinstimmt. Sie heilt nach Ablauf der Schwangerschaft spontan aus (WILLI SCHULZ). Ihre Häufigkeit schwankt zwischen
3 bis 8%. Der FI ist niedrig, das Blutbild zeigt Mikrozytose, Aniso- und
Poikilozytose. Der Serumeisenspiegel ist niedrig, die Säurewerte des Magens
sind herabgesetzt.

Experimentell hat BUSSABERGER bei schwangeren Hunden eine hypochrome Anämie
durch Entfernung des Magens erzeugen können. FÜLLEBORN berechnet den Eisenverbrauch in der Schwangerschaft auf 500 mg, weitere 100 mg gehen bei der Geburt
und durch die Laktation verloren. Ist nun die Nahrung eisenarm und geht infolge
einer Achylie die Resorption des Nutzeisens aus der Nahrung zurück oder verloren,
so ist die Entstehung der Anämie aus Eisenmangel gegeben.

Ein Grund zur Unterbrechung der Schwangerschaft besteht nicht.
Die Diagnose der Anämie ist aus dem Blutbild leicht zu stellen. Eine
energische Eisenbehandlung führt zu ihrer Beseitigung.

β) Die hyperchrome Schwangerschaftsanämie (Schwangerschaftsperniziosa) wurde zuerst von NAEGELI und BEYER-GUREWICH erkannt. Das
klinische Bild und das Blutbild sowie der Knochenmarksausstrich zeigen
alle Charakteristika der kryptogenetischen, perniziösen Anämie: Megalozytose, evtl. Megaloblasten im Hämogramm, erhöhter FI, Achylie, Zungenbrennen, Nervensymptome und das Megaloblastenmark.

Die Pathogenese der Schwangerschaftsperniziosa ist durch STRAUSS und CASTLE
geklärt worden. Es kommt während der Gravidität durch eine Magenachylie zu einer
ungenügenden Bildung des Intrinsicfaktors (CASTLE-Fermente), vielleicht liegt auch
ein vermehrter Verbrauch des Antiperniziosastoffes vor, da die Mutter nicht nur ihren
eigenen Bedarf, sondern auch denjenigen ihres Kindes decken muß.

Die Leberbehandlung heilt diese, an sich ziemlich seltene Anämie rasch,
die Geburt verläuft normal. Eine Unterbrechung kommt heute nicht
mehr in Frage. Leberrefraktäre Fälle reagieren oft auf Folsäure (s. Seite 95).

γ) Die toxisch-hämolytische Schwangerschaftsanämie ist auch hyperchrom, aber keine echte Perniziosa. Der Beginn dieser Blutarmut ist nicht
schleichend wie die beiden anderen, sondern ganz akut und stürmisch. Sie
geht mit ausgesprochen toxischen Symptomen wie Übelkeit, Erbrechen
und Durchfällen einher. Die HUNTERsche Zunge fehlt. Die Anämie spricht
weder auf Leber noch auf Eisen an. Die Unterbrechung der Schwangerschaft ist unbedingt erforderlich, dann heilt die Anämie rasch ab.

WILLI SCHULZ hat gezeigt, daß in der zweiten Hälfte der Gravidität eine Pseudoanämie auftreten kann, bei der nur eine Hydrämie und keine echte Anämie vorliegt. Die Plasmamenge ist vermehrt, Hämoglobin und Rote sinken gleichmäßig. Der
FI ist 1 oder um 1,0.

In der Spätschwangerschaft ist die Blutmauserung in der Regel deutlich erhöht.
die Angaben der Literatur schwanken um 25 bis 35%, die Retikulozyten sind stark
erhöht 12 bis 23%.

e) Die endokrinen Anämien

Wir haben bereits im allgemeinen Teil darauf hingewiesen, daß die Blutbildung
auch im normalen Leben von dem vegetativen Nervensystem und den inneren Drüsen
mitregiert wird. Man müßte also erwarten, daß Störungen in diesem System häufig
zu Blutkrankheiten führen. Das ist aber nicht der Fall. Im großen und ganzen sind
hier noch wenig konstante Befunde gefunden worden, offenbar deshalb, weil beim
Ausfall einer Drüse die mit ihr im System vereinigten anderen Drüsen ausgleichend
wirken. Umgekehrt finden wir auch, daß erst die Anämie zu innersekretorischen
Störungen Anlaß gibt (HEILMEYER).

α) Schilddrüse. Beim Myxödem kommen echte Anämien vor. Die einfache
normochrome Myxödem-Anämie heilt nach Zufuhr von Thyreoidin, während Leber
und Eisen versagen. Es gibt aber beim Myxödem sowohl hypochrome wie auch
hyperchrome Anämien, mit den entsprechenden Blutbefunden. Diese sprechen auf
Thyreoidin allein nicht vollkommen an, gibt man aber bei der ersteren Eisen- und
bei der zweiten Leberpräparate hinzu, so bessert sich die Anämie.

Gelegentlich sieht man leichte Anämien auch bei Hyperthyreose.

β) Die Keimdrüsen. Selbst ihre totale Entfernung bleibt ohne Einfluß auf die
Blutbildung. Es ist nur ein Fall von GONNERMANN bekannt, wo eine Anämie bei
Hodeninsuffizienz durch Hodenextrakte und Eisen gebessert wurde, während Eisen
allein erfolglos blieb.

γ) Hypophyse. Im Zwischenhirn-Hypophysensystem haben wir, wie oben berichtet, ein nervöses Zentralorgan zur Regulation der Blutbildung. Bei Störungen
kommt es zur Polyzythämie, seltener zur leichten Anämie. Einen schweren Fall
von Anämie beschrieb HEILMEYER.

δ) Nebennieren. Bei ADDISONscher Krankheit kommt öfter eine leichte Anämie vor.

Eine hämolytische Anämie bei einer Frau mit plurigrandulärer Insuffizienz, die auf
Hypophysenvorderlappenextrakt und Keimdrüsen und Thyreoidea ansprach, teilten
jüngst FRENZEL und BEGENER mit.

f) Die alimentären Anämien

Aus den Hungergebieten Indiens und auch europäischer Länder, besonders aus den
Elendsquartieren mancher Großstädte wurde schon seit 1930 über hyperchrome
megalozytäre, alimentäre Anämien berichtet. Der Ausgang des unglückseligen Krieges

hat auch in Deutschland infolge der völlig unzureichenden und vor allem an Eiweißmangel leidenden Ernährung zu solchen Anämien geführt. Sie wurden übrigens auch bei Vegetariern gefunden, die jahrelang eine Eiweißkarenz durchhielten. Nach den Untersuchungen der WHIPPLEschen Schule und nach DUESBERG ist die Erythropoese durchaus vom Eiweißvorrat des Organismus abhängig, sie setzt mit Behebung eines Eiweißmangels sofort ein. Nach STEPP sind zum Aufbau von 1 g Hämoglobin 7 bis 8 g hochwertiges Eiweiß erforderlich. Die fleischarme, fisch- und gemüsereiche Kriegsdiät führte z. B. in Norwegen bei gesunden Studenten zur Abnahme des Hämoglobins und der Erythrozyten sowie des Zellvolumens. Die Erythrozyten zeigten zur Zeit einer Nahrungsknappheit besondere Größe und relativen Hämoglobinreichtum, ein Eisenmangel bestand nicht, die großen Erythrozyten hatten normalen Eisengehalt.

Das klinische Bild dieser megalozytären, hyperchromen Anämie zeigt bei starker Reduktion des Ernährungszustandes ein Hämo- und Myelogramm wie bei der echten Perniziosa, wenn auch letzteres nicht immer so stark ist. In der Mehrzahl der Fälle ist im Magen Salzsäure vorhanden, nur vereinzelt findet sich eine histaminrefraktäre Achylie. Intrinsicfaktor ist im Magen immer vorhanden, funikuläre Myelose fehlt, auch der Subikterus und die Urobilinogenurie. Besondere Unterschiede gegenüber der Perniziosa zeigt die Therapie. Die Eiweißmangelanämie ist völlig oder weitgehend resistent gegenüber dem gereinigten Leberextrakt, während Folsäure, Hefeextrakte und ungereinigte Leberextrakte wirksam sind. Bei an tierischem Eiweiß reicher Nahrung heilen die Anämien ohne jede andere Behandlung. Sie reagieren gut auf Zufuhr von exogenen Aminosäuren, Blut- und Plasmatransfusionen. Zu empfehlen sind Briston, Homoseran oder auch das Panergon, welches neben dem Leberstoff alle für die Blutregeneration notwendigen Baustoffe enthalten soll (WEESE).

Die Pathogenese ist noch unklar. Weder Mangel an Intrinsic- noch an Extrinsicfaktor kommt in Frage. Man schreibt dem in ungereinigten Leberextrakten sich findenden sogenannten WILS-Faktor Bedeutung bei, einem im tierischen Eiweiß vorkommenden Prinzip, das der Folsäure nahesteht. Fehlt dieser Faktor, so kommt es trotz Anwesenheit von Leberstoff zur Störung der Blutbildung im Sinne einer Megaloblastose. Vielleicht spielt auch eine Hypoproteinämie oder Dysproteinämie (Vermehrung der grobdispersen Fraktion der Serumglobuline) eine Rolle. Ein Eisenmangel besteht nicht, dagegen dürfte die Mitteilung von SPIES, daß Vitamin B_{12} die Eiweißmangelanämie heilt, ein Hinweis darauf sein, daß der Mangel an diesem Vitamin die Anämie verursacht.

Häufiger als diese hyperchromen Eiweißmangelanämien sind leichtere normo- und hypochrome Formen bei Unterernährung und Eiweißmangel, bei denen an eine Art von „Spareinstellung" des Knochenmarks gedacht wird (WENDT, OVERKAMP).

Schon während des ersten Weltkrieges haben SCHLECHT und SCHITTENHELM bei dem Hungerödem solche Anämien beschrieben, die zumeist normochrom oder hypochrom und nur vereinzelt hyperchrom verliefen. Bei den meisten dieser Anämien ist neben Eisenmangel auch ein Vitamin-C-Mangel vorhanden. Hierher gehören auch die alimentären Anämien bei frühgeborenen Kindern, die Anämie bei Säuglingen und Kleinkindern durch einseitige Kuh- oder Ziegenmilchnahrung, ferner die Anämie der Frauen in der Präklimax, bei den Menses und der Gravidität, wenn die dabei auftretenden Eisenverluste durch schlechte Ernährung nicht ersetzt werden können. Die allzu einseitige Ulkusdiät kann dasselbe tun.

g) Die Anämien bei Avitaminosen

Daß die Vitamine für die Erythropoese wertvoll sind, zeigten die Versuche von SEYDERHELM und GREBE, die nach Einspritzung von Vitamin B_1, B_2, C, E und P bei Tieren eine starke Retikulozytose produzierten. JÜRGENS und STUDER wiesen nach, daß der Erythrozytendurchmesser von Vitamin B_1 abhängig ist. Vitamin-B_1-Mangel macht Mikrozytose, weniger deutlich auch Mangel an Vitamin G und K. Ein Mangel an Vitamin A und E ergibt Makrozytose. Für die normale Erythropoese sind die Vitamine notwendige organische Reizstoffe, bei deren Fehlen es zu mehr oder weniger starken Anämien kommt (STODTMEISTER und HOCK u. a.).

Eine sichere, echte avitaminotische Anämie ist die Pellagra-Anämie. Vielleicht beruhen auch manche anderen megalozytären Tropenanämien auf Mangel an Vitamin B. Für die echte Perniziosa hat der oft behauptete B_2-Mangel jetzt seine sichere Bestätigung gefunden durch die Entdeckung des Vitamins M (Lactobazillus casei-Faktor = Folsäure) und des Vitamins B_{12} (s. Seite 86). Über die Bedeutung von B_2-Mangel für die aplastische Anämie und des Vitamins C und K für die hämorrhagischen Diathesen siehe weiter unten. Die Pellagraanämie ist mit autolysierten Hefe-extrakten, welche das mit Nikotinsäureamid identische Antipellagra-vitamin (PP) enthalten, heilbar.

h) Die Anämien bei Störungen im Magen-Darmkanal

α) Die Anämie nach Magenoperationen (Agastrische Anämie). Sie tritt beim Menschen nach ausgedehnten Magenresektionen (Billroth II), seltener nach Gastroenterostomie ein. Man faßt sie heute als eine Eisen-mangelanämie auf, deren Ursache auf Störungen der Eisenresorption durch das Darniederliegen der Magenverdauung zu beziehen ist. Frauen werden häufiger betroffen als Männer. Die Anämie entsteht meist einige Jahre nach der Operation. Auch schwere Verätzungen der Magenschleimhaut können zu ihr beitragen (EIMER und PLEID). Eine begleitende hämorrha-gische Diathese kommt vor, vielleicht infolge Vitamin-C-Mangel (MORAWITZ und EIMER).

Das Blutbild entspricht demjenigen der hypochromen, essentiellen Anämie. Glossitis und Koilonychie sind mitunter da. Eisenbehandlung ist erfolgreich.

In immerhin seltenen Fällen ähnelt das Blutbild auch demjenigen der perniziösen Anämie. Störungen in der Bildung und Resorption des CASTLE-Fermentes sind die Ursache dieser Anämie. Lebertherapie ist am Platze.

β) Darmstenosen können von megalozytären Anämien mitunter be-gleitet sein. In der Literatur sind bisher 22 Fälle bekannt (MEULENGRACHT).

Auch nach ausgedehnten Darmresektionen und bei Darmfisteln mit Durchfall und Fettstühlen sieht man Anämie von hypo- oder auch hyperchromen
Charakter.

γ) Die Sprue ist in der Hauptsache eine Tropenkrankheit, sie kommt
aber auch bei uns vor (HANSEN und STAA u. a.). Die schleichend beginnende
Krankheit ist von übelriechenden, voluminösen Fettstühlen begleitet. Es
kommt zu hochgradiger Abmagerung und Osteoporose. In ihrem Verlaufe
treten oft leichte, aber auch sehr schwere Anämien auf, die zum Teil hypochrom sind und auf Eisen gut ansprechen, oft aber auch hyperchrom verlaufen und durch Lebertherapie sowie mit Folsäure und B_{12} geheilt werden.

Die Zöliakie der Kinder, welche mit der Sprue identisch ist, zeigt meist
eine hypochrome und nur selten eine hyperchrome Blutarmut.

δ) Die Colitis ulcerosa gravis, bei der schwere geschwürige Prozesse
den Dickdarm befallen, ist oft stark anämisch. Mit Bluttransfusionen kann
man nicht nur die Blutarmut, sondern auch die Colitis gut beeinflussen.
Nur selten ist die Anämie hyperchrom, dann spricht sie auf Leberbehandlung
und Dickdarmpulver an.

i) Die Anämien bei Nierenkrankheiten

Bei akuter Nephritis findet sich in 93% und bei chronischen in 80 bis
90% eine leichte bis schwere Anämie, unabhängig vom Reststickstoff. Sie
steht in direkter Beziehung zum Grad und der Schwere der Nephritis.
Toxisch-hämolytische Stoffe unter den retinierten harnfähigen Substanzen,
sowie eine Störung der Zellbildung im Mark oder auch auf dem Wege über
das Zwischenhirnzentrum der Erythropoese werden für das Entstehen der
Anämie verantwortlich gemacht (JIMENEZ, BECHER). Das blasse Aussehen
der Kranken mit blassem Hochdruck ist jedoch meist eine Pseudoanämie
und durch Gefäßverengerung bedingt. Bei hochgradig hämorrhagischen
Nephritiden kann allein der Blutverlust zur Blutungsanämie führen.

k) Die Blutveränderungen bei Leber- und Pankreaskrankheiten

Die meisten Fälle von Leberzirrhose zeigen in vorgeschrittenen Stadien
eine deutliche meist leicht hyperchrome Anämie. Sowohl bei dieser
Krankheit wie auch bei dem Morbus WEIL und sogar bei Icterus catarrhalis,
bei der Hepatitis infectiosa (Inokulations- oder homologer Serumhepatitis =
Viruskrankheit nach Blut- oder Plasmaübertragung) mit und ohne Leberatrophie sieht man im Blute auffallend viele Erythrozyten mit vergrößertem
Durchmesser (bis 9 μ) und hohem Farbstoffgehalt. Anisozytose fehlt. Diese
Megalozytose kann auch ohne Anämie vorhanden sein. Im Knochen-
marksausstrich finden sich die Anzeichen sehr lebhafter Erythropoese mit
Vermehrung der Retikulumzellen und der Plasmazellen (TISCHENDORF).
Ähnliche Veränderungen wurden auch bei Pankreaserkrankungen ge-
funden (H. BRUGSCH). Bei Leberkrankheiten, besonders beim Ikterus können
auch die Thrombozyten erhöht sein.

l) Die toxisch-hämolytischen (hämatogenen) Anämien

Sie werden durch Blutgifte organischer und anorganischer Art hervorgerufen.

α) Hämolytische Blutgifte sind Arsenwasserstoff, Saponine, gewisse tierische und pflanzliche Gifte (Morchel, Schlangengift). Schwere Hämolyse sehen wir bei Infektion mit Gasbrandbazillen, ferner auch bei unverträglicher Bluttransfusion und bei Schwarzwasserfieber (Chinintherapie der Malaria), sowie bei Chinidinüberempfindlichkeit, neuerdings auch nach TB I/698.

β) Methämoglobinbildende Blutgifte führen zur Umwandlung des Hämoglobins in Methämoglobin (heute Hämiglobin genannt) und zur Hämolyse. Der Hämiglobingehalt ist in den Erythrozyten am höchsten, die am leichtesten bei der Hämolyse in verdünnter Kochsalzlösung zerfallen (JUNG). Im Blute treten in den Roten die hämoglobinämischen Innenkörper (HEINZ) auf. Solche Blutgifte sind: Kalium chloricum, Pyridin, Anilin, Antifebrin, Phenazetin, Phenylhydrazin, Nitrobenzol, Nitroglyzerin, Toluilendiamin, Pyrazol, Plasmochin und manche Sulfonamide, vereinzelt auch Erythroltetranitat. Die Therapie besteht in Entfernung der Giftstoffe und in Blutübertragungen.

Hierher gehört auch die CO-Vergiftung, mit Bildung von Kohlenoxydhämoglobin, deren Behandlung in Sauerstoffatmung, großen Aderlässen und Bluttransfusionen zu bestehen hat.

m) Die Bleianämie

Die Anämie der Bleiarbeiter ist in erster Linie eine hämolytische, zu der sich später Blutbildungsstörungen im Knochenmark hinzugesellen (KLIMA und SEYFRIED). Die Blässe der Bleiarbeiter ist nicht immer ein Zeichen von Blutarmut, da sie auf spastischer Gefäßverengerung basiert. Bei längerer Dauer der Gifteinwirkung kann die Anämie schwer werden. Das Hämoglobin sinkt auf 30 bis 40% ab, es kommt zu Anisozytose, Poikilozytose und Makrozytose. — FI um 1 · 0. Im Knochenmark überwiegen die Makroblasten und Proerythroblasten. Als Regenerationszeichen erscheinen im Blut die basophil punktierten Erythrozyten. Sie sind zwar für Bleivergiftung nicht absolut spezifisch, ihre Anwesenheit ist jedoch ein wichtiges diagnostisches Zeichen. Bei Bleiarbeitern können sich ungefähr 1 Jahr nach Arbeitsbeginn die basophil punktierten Roten einstellen. Ihr Erscheinen ist, so lange nicht sonst klinische Vergiftungssymptome auftreten, noch kein Grund zur Arbeitseinstellung, da die Erscheinung wieder verschwinden kann. Es sollten dann die Vorbeugemaßnahmen strenger beachtet werden. Bleibt aber bei wöchentlicher Blutkontrolle über 1 bis 2 Monate in jedem Gesichtsfeld 1 Basophiler bestehen, so muß an Wechsel des Arbeitsplatzes gedacht werden (ECK, DUVOIR u. a.).

VANOTTI hat gezeigt, daß das Blei störend in die Hämoglobinbildung eingreift, in dem der Einbau des Eisens in den Porphyrinring gehemmt wird. Das Porphyrin, ein eisenfreier Blutfarbstoff, überschießt und findet sich in großer Menge im Knochenmark in den Erythrozyten sowie im Harn. Die Porphyrinurie der Bleikranken ist ein weiteres diagnostisches Kennzeichen.

Die Behandlung erfolgt mit Leberpräparaten und neuerdings mit Nikotinsäureamid.

5. Die konstitutionellen hämolytischen Anämien

a) Der hämolytische Ikterus

Die Krankheit wurde im Jahre 1900 von MINKOWSKI entdeckt. Sie ist charakterisiert durch das familiäre Auftreten eines chronischen Ikterus mit Anämie und Milztumor, durch die charakteristische Veränderung des Blutbildes im Sinne einer Sphärozytose und der Blutkörperresistenz. Die Krankheit ist erblich.

Die Vererbung erfolgt nach den grundlegenden Untersuchungen von MEULENGRACHT und GAENSSLEN immer durch die erkrankten Familienmitglieder, während die Nachkommen der gesunden nicht erkranken. Die Häufigkeit der Erkrankungen in einer Familie ist oft sehr groß, durchschnittlich 50%. Die Vererbung ist dominant. Vererbt wird eine konstitutionelle Abartung der roten Blutkörperchen, die in einer Mikrozytose und der von NAEGELI beschriebenen Kugel- oder Sphärenform der Erythrozyten, sowie in einer Herabsetzung der osmotischen Resistenz der Roten gegenüber hypotonischer Kochsalzlösung (CHAUFFARD) besteht. Dabei liegt das Wesen dieser konstitutionellen Abartung nach bisheriger Meinung im Auftreten eines neuen Typus von roten Blutkörperchen durch Mutation. Auf die konstitutionelle Grundlage der Erkrankung weisen auch manche anderen Anomalien bei den Erkrankten hin. So finden sich oft Turmschädel mit eingezogener Nasenwurzel, Kieferanomalien, Polydaktylie, Stellungsfehler der Zähne, Dysplasie der Genitalorgane, ferner Protrusio bulbi, Mongolenfalte, Epikanthus und vieles andere. Die Abartung der Roten macht sie offenbar besonders debil, so daß sie rascher zerfallen und in der physiologischen Abbaustätte, der Milz, vermehrt zerstört werden. Daher die oft beträchtliche Größenzunahme der Milz als Zeichen ihrer Hyperfunktion. Infolge des erhöhten Blutzerfalls setzt das Knochenmark mit energischer Regeneration ein, aber infolge der mutierten Erbanlage vermag es keine normalen, sondern immer wieder nur die abgearteten Erythrozyten zu liefern. So wird das Krankheitsbild zu einem chronischen Zustand.

Gegen diese Lehre, daß die Minderwertigkeit der Erythrozyten, ihre Sphärozytose und Resistenzverminderung, eine angeborene Anomalie der Roten sei, haben sich in neuerer Zeit von vielen Seiten Einwendungen erhoben. Es wird vor allem darauf hingewiesen, daß nach Milzentfernung die Sphärozytose verschwindet und die Resistenz normal werden kann. Es zeigte sich, daß beim Passieren der Milz die Erythrozyten Veränderungen erleiden. Sie sind im Reservoirblut der Milz deutlich sphärischer und weniger resistent als im peripheren Blut (GRIPWALL, HEILMEYER). Man nimmt an, daß es im stagnierenden Blut der Milzsinus zu einer enzymatischen Bildung von Lysollezithin und anderen hämolytischen Substanzen kommt (BERGENHEM und FAHRAEUS), welche die Erythrozyten in die Sphärozytenform umbilden und zur Hämolyse bringen. Die Milz ist aber nicht die alleinige Stätte dieses Vorganges. Vielmehr konnte LEPEL aus den verschiedensten Organen von an hämolytischen Ikterus Verstorbenen Hämolysine gewinnen, die zu Sphärozytose, zu Resistenzverminderung und zur Hämolyse führten. DAMESHEK und SCHWARZ konnten bei Tieren durch Injektion von hämolysinhaltigem Serum Mikrosphärozytose, Resistenzverminderung, Retikulozytose, hämolytische Anämie und Milztumor, also alle Erscheinungen des konstitutionellen hämolytischen Ikterus erzeugen.

Danach ist es zumindestens fraglich, ob wir noch eine Mutation und angeborene Minderwertigkeit der Roten annehmen dürfen. Vielmehr verschiebt sich der Aspekt dahin, daß ein besonderer hämolytischer Mechanismus vererbt wird, bei dem neben der Milz auch das ganze RES beteiligt ist (EPPINGER). Einigkeit besteht heute nur darin, daß das Wesen der Krankheit in einer gesteigerten Blutzerstörung zu suchen ist.

Für andere hämolytische Anämien werden heute die bislang als ziemlich harmlos angesehenen Kältehämolysine in steigendem Maße verantwortlich gemacht (HEGGLIN, TISCHENDORF u. a.).

Im klinischen Bilde ist das auffälligste Symptom für den Patienten, wie für den Arzt der chronische Ikterus. Er ist meist schon vorhanden, ehe subjektive Beschwerden auftreten. Seine Intensität ist meist nicht sehr groß. In anderen Fällen ist er intensiver, besonders zu Zeiten der hämolytischen Anfälle. Hautjucken ist selten. Tritt eine Anämie stärkeren Grades hinzu, so ist die Färbung eigenartig blaßgelblich. Der Ikterus besteht jahrelang, oft das ganze Leben hindurch. Niemals erreicht er die Intensität eines Stauungsikterus. Er ist hämatogen und entsteht durch den abnormen Zerfall der Roten zu Gallenfarbstoffen. Das Blutserum enthält 1 bis 6 mg% Bilirubin. Im Darm wird aus dem überreichlich vorhandenen Bilirubin Urobilin und Urobilinogen in großer Menge gebildet, rückresorbiert und im Harn ausgeschieden, so daß im Urin eine deutliche Urobilin- und Urobilinogenreaktion auftritt, während Bilirubin im Harn stets fehlt. Besonders stark ist dieser Harnbefund zur Zeit der hämolytischen Anfälle.

Das zweite wesentliche Symptom der Krankheit ist der große Milztumor, der nur in seltenen Fällen vermißt wird und oft die Größe einer leukämischen Milz erreicht. Besonders stark schwillt sie zur Zeit der Anfälle an.

Im Blutbild fällt das reichliche Vorhandensein von Mikrozyten auf. Im Gegensatz zu der Chlorose sind diese in ihrem Volumen nicht verkleinert, auch ist ihr Eiweißgehalt und die Trockensubstanz nicht vermindert. Ihre Kleinheit ist also nur eine scheinbare und dadurch vorgetäuscht, daß sie nicht wie die normalen Erythrozyten Scheibenform, sondern eine sphärische Gestalt, respektive eine Kugelform haben (Sphärozyten- oder Kugelzellenanämie). Die Mikrozyten des hämolytischen Ikterus sind auch nicht hämoglobinarm, daher sinkt auch der FI selten unter 1, meist ist er normal oder sogar erhöht. Die Anämie ist in leichteren Fällen nicht sehr erheblich, erreicht jedoch in schweren Fällen beträchtliche Grade. Zeichen der Regeneration sind intensiv, besonders reichlich Retikulozyten und Polychromasie. Das weiße Blutbild ist uncharakteristisch. Die Thrombozyten sind in der Mehrzahl der Fälle vermindert, die Mastzellen oft leicht vermehrt (s. Tafel I, Zelle Nr. 8). Die PRICE-JONESkurve ist nach links verschoben.

Im Knochenmarksausstrich findet man ein sehr zellreiches Mark mit allen Anzeichen der lebhaften Erythropoese: viele Normo- und Makroblasten sowie Proerythroblasten, z. T. mit Kernmitosen. Megaloblastose fehlt völlig.

Neben den Veränderungen des Blutbildes ist für die Diagnose die Herabsetzung der Blutkörperchenresistenz bedeutungsvoll. Man findet eine partielle Hämolyse bereits bei einer Kochsalzkonzentration von 0,6 bis 0,7% (statt normal bei 0,42 bis 0,48%), und eine totale Hämolyse bereits bei 0,33% (statt normal bei 0,28%). Die Methode s. S. 22. Die Herabsetzung der Resistenz ist jedoch kein konstantes Symptom, sie kann mitunter fehlen, besonders z. Z. der im Verlauf der Krankheit häufigen Remissionen. Es gelingt dann manchmal durch Applikation von kalten Duschen durch Massage oder Höhensonnenbestrahlungen der Milz das Symptom manifest zu machen. In ganz seltenen Fällen wird die Blutkörperchenresistenz erhöht befunden (Typus RIETTI-GREPPI-MICHELI).

Das Blutserum ist stark gelb bis gelbbraun und gibt eine indirekte
LEPEHNEsche Probe (s. Seite 24). Der Bilirubingehalt des Serums ist erhöht.
Auffällig ist bei vielen Kranken die Neigung zur Bildung von Ulcera
cruris, die nach Milzentfernung heilen.

Eigenartig sind die mehr oder weniger häufig einsetzenden hämolytischen Anfälle. Es treten heftige, kolikartige Schmerzanfälle im Ober-
bauch auf, die an Heftigkeit durchaus einer Gallenkolik gleichen und oft
auch damit verwechselt werden. Die Milz schwillt an. In diesen Anfällen
ist die Hämolyse sehr intensiv, es kommt zu einer schweren Blutkrise:
Absinken der Erythrozyten und des Hämoglobins, was dann stets von einer
energischen Reparation gefolgt ist. Das Blutbild wird überschwemmt mit
jugendlichen Roten, zahlreichen Retikulozyten und Normoblasten. Mitunter ist z. Z. der Blutkrisen auch das weiße Blutbild stark alteriert, es
kommt zu Leukozytose mit Auftreten von Jugendformen und einzelnen
Myelozyten. Fieber kommt im Anfall vor. Mitunter steigt der Bilirubinspiegel des Blutes im Anfall so stark an, daß er die Nierenschwelle des
Blutgallenfarbstoffes übersteigt und es zum Auftreten der Bilirubinreaktion
im Urin kommt.

Der Verlauf der Erkrankung ist sehr wechselnd. Während manche Fälle
nur eine leichte chronische Anämie und ganz leichte Gelbsucht über Jahrzehnte hinaus zeigen, beherrscht bei anderen der Ikterus das Krankheitsbild fast vollständig, ohne daß es zu starker Anämie kommt. Andererseits
sind auch Fälle bekannt, bei denen die Milzvergrößerung lange das einzige
klinische Zeichen darstellt. Die Diagnose stützt sich nach dem Gesagten
auf den leichten chronischen Ikterus mit oder ohne Anämie, das erblich-
familiäre Auftreten, den Milztumor und die Blutveränderung. Verwechselt
werden kann die Krankheit am ehesten mit der Perniziosa, doch dürften
Blut- und Knochenmarksbefund die Differentialdiagnose immer ermöglichen.
Die Prognose ist im allgemeinen nicht ungünstig, doch kommen Todesfälle in den hämolytischen Anfällen vor.

Therapie: Die einzige Behandlungsmöglichkeit besteht in der operativen
Entfernung der Milz. Die Kranken erholen sich nach der Operation
relativ rasch. Hämoglobin und Rote steigen an, Anämie und Gelbsucht
verschwinden. Die abnorme Form der Roten und die Resistenzverminderung
bleiben jedoch oft noch bestehen, Rezidive kommen vor. Unter meinen
Fällen war eine Arztfamilie, wo die Mutter und 3 Kinder an hämolytischem
Ikterus litten. Da alle vier schwere hämolytische Krisen zeigten, wurde
auf meinen Rat bei allen die Milz entfernt. Sie blieben 10 Jahre lang nach
der Operation völlig rezidivfrei, später habe ich sie nicht mehr gesehen.
In schweren Fällen kann man auch an Blutübertragung denken, doch muß
man sehr vorsichtig transfundieren. Leberbehandlung ist nicht wirksam.

Der erworbene, symptomatische hämolytische Ikterus. Ob es einen
erworbenen h. I. (Typus HAYEM-WIDAL) gibt, war und ist noch immer strittig. Wenn
man einen solchen anerkennen will, so muß für diese Fälle bei typischem Symptomenkomplex der Nachweis geführt werden, daß keine erbliche Disposition vorliegt und

daß ein unmittelbarer Zusammenhang mit einer anderen, primären Krankheit besteht. Da nach den oben zitierten neueren Anschauungen die Mitwirkung von Hämolysinen, insbesondere atypischen Hämolysinen (TISCHENDORF) wahrscheinlich ist, so macht an sich die Annahme keine Schwierigkeit, daß z. B. bei Infektionen Hämolysine auftreten, die zum h. I. führen. Das trifft vor allem für die Lues und die Tuberkulose zu. Von verschiedenen Seiten sind entsprechende Fälle mitgeteilt. HOFF konnte in mehreren Fällen mit typischem Befund den h. I. durch eine antisyphilitische Behandlung heilen Bei Malaria kann viele Jahre nach Aufhören der Anfälle dei persistierendem Milztumor ein h. I. sich entwickeln, desgleichen noch Hepatitis epidemica (Kalk) und chronischen Leberschäden. HEILMEYER sah einen schweren h. I. bei einer Schwangerschaftstoxikose. Die Ursache liegt in der Milz, von der wahrscheinlich Hämolysine in erhöhtem Maße abgesondert werden, welche die Roten sphärischer und weniger resistent machen. Man spricht in diesen Fällen auch von hämolytischer Splenomegalie. Die Existenz eines erworbenen h. I. hat heute an Wahrscheinlichkeit gewonnen. Die Behandlung ist zunächst auf das Grundleiden auszurichten. Erst wenn diese nicht zum Ziele führt, kann an die Milzentfernung gedacht werden.

b) Die Sichelzellenanämie (Drepanozytenanämie)

Es handelt sich um eine konstitutionelle, nur bei Negern und Mulatten vorkommende Anämie, bei der die roten Blutkörperchen im Nativpräparat (am besten in der feuchten Kammer zu beobachten!) eine eigenartige Sichelform annehmen. Das klinische Bild und der Blutbefund stimmen mit demjenigen des h. I. überein. Die durch Mutation minderwertigen Sichelzellen neigen, ebenso wie die Sphärozyten, zum Zerfall. Hämolytische Krisen mit Ikterus, Normoblasten und Retikulozyten treten auf. Auch hier wird die Milzentfernung mit gutem Erfolg geübt (s. Tafel I Zelle Nr. 7).

c) Die Elliptozytenanämie (Ovalozytenanämie)

Im Gegensatz zu den Sichelzellen, die an eine bestimmte Rasse gebunden sind, kommen die Elliptozyten als konstitutionelle, dominant vererbbare Anomalie bei allen Rassen vor (DRESBACH), auch bei uns in Deutschland. LIEBERHERR deutet sie als Rückschlag in atavistische Verhältnisse. Die Zellen haben wie die Sphärozyten eine pathologische Hinfälligkeit. Vorkommenfalles haben die Erythrozyten bis zu 70 und 90% eine deutliche Ellipsenform, während sie bei Gesunden niemals über 10% ausmachen.

In vielen Fällen ist diese Elliptozytose eine harmlose, ganz belanglose Formanomalie. In anderen, neuerdings häufiger beschriebenen Fällen bestehen jedoch deutliche Beziehungen zu einer hämolytischen Anämie (VAN DEN BERGH, LAMBRECHT). Diese Elliptozytenanämie zeigt in leichteren Fällen Verminderung der Rotenzahl, oft auch eine verminderte Resistenz, sie ist vielleicht die leichteste Form der konstitutionellen hämolytischen Anämien. In schweren Fällen kann das Krankheitsbild völlig dem hämolytischen Ikterus gleichen, wobei auch die erwähnten Konstitutionsanomalien des Skelettsystems vorkommen. Die Behandlung besteht in schweren Fällen in der Milzentfernung. Die Elliptozytose bleibt bestehen (s. Tafel I Zelle Nr. 6).

d) Die akute hämolytische Anämie (Typus LEDERER)

Akuter, fieberhafter Beginn mit rasch zunehmender, normochromer Anämie, starker Leukozytose, zahlreichen Retikulozyten und Normoblasten im Blutbild, FI um 1,0. Die Resistenz ist normal, oft auch herabgesetzt. Allgemeinerscheinungen sind Kopf- und Gliederschmerzen, Ikterus mit Leberschwellung und Milzschwellung, Durchfall, starke Urobilinurie, oft auch Hämoglobinurie. Bluttransfusion heilt diese Anämie schlagartig. Auch Lebergaben können nützlich sein. Die nosologische Stellung dieser Anämie ist noch unklar, möglicherweise ist sie ein akuter hämolytischer Ikterus. LEDERER hält sie für eine akute Infektion vom Darm aus mit Schädigung des RES, auch allergische Momente sollen mitspielen. Sicherlich sind Hämolysine beteiligt.

e) Die megalozytäre hämolytische Anämie (Typus DYKE-YOUNG)

Die Anämie beginnt nach dem 30. Lebensjahre und zeigt alle Symptome der bisher beschriebenen hämolytischen Anämien, auch die starke Resistenzverminderung, doch bietet sie im Gegensatz zu ihnen ein megalozytäres Blutbild, wie bei der Perniziosa. Auch ist der FI erhöht. Starke Anisozytose fällt auf. Von der Perniziosa trennt sie der Befund am Knochenmark, indem eine Megaloblastose fehlt, und die Unwirksamkeit der Leberbehandlung. Auch Milzentfernung ist ohne Erfolg.

f) Die hämolytische Anämie (Typus MARCHIAFAVA)

Es handelt sich um eine meist erbliche Anämie, welche durch paroxysmale, in der Nacht auftretende Hämoglobinurie gekennzeichnet ist. Man nimmt an, daß es sich bei den nächtlichen Anfällen um eine Sensibilisierung der Erythrozyten gegen ein im Blutplasma vorhandenes Autohämolysin handelt, das durch die während der Nacht erfolgende Verschiebung der Blutreaktion nach der sauren Seite hin die Hämolyse auslöst (ISRAELS und WILKINSON). Nach Milzentfernung hören die Anfälle auf.

g) Die Erythroblastenanämie (COOLEY) Thalassämie

Diese konstitutionelle hämolytische Anämie wurde zuerst von COOLEY in Amerika bei Kindern von eingewanderten Italienern gesehen. Später wurde sie bei den meisten anwohnenden Völkern des nördlichen Mittelmeeres und in einem Falle in England beschrieben. Die Anämie ist offenbar rassisch, nicht klimatisch bedingt. Sie tritt familiär auf und befällt nur Kinder, die das 20. Lebensjahr selten überleben.

Bei vollentwickeltem Krankheitsbild zeigen die Kinder die beim h. I. beschriebenen Anomalien am Skelettsystem (Turmschädel, hochgradige Osteoperose etc.) und eine eigenartige als „Mongolengesicht" bezeichnete Gesichtsbildung. Es besteht Subikterus. Der Milztumor erreicht exzessive Grade, auch die Leber ist vergrößert. Der Gallenfarbstoffgehalt des Serums ist stark vermehrt, ebenso auch der Urobilingehalt des Urins. Es besteht hochgradige Anämie mit einem FI um 1,0.

Das Blutbild ist hochgradig verändert. Es findet sich eine starke Aniso- und Poikilozytose, sowie Retikulozytose. Das Charakteristikum ist aber eine starke Vermehrung der Erythroblasten (Makroblasten), Proerythroblasten und Normoblasten. Diese Erythroblastose ist dauernd vorhanden, nicht wie beim h. I. in krisenhaften Schüben. Auch die Leukozyten sind vermehrt mit starker Linksverschiebung und Auftreten von Myelozyten, die Monozytenzahl ist erhöht.

Nach Milzentfernung nimmt die Erythroblastose im Blut extreme Grade an, im Knochenmarksausstrich sieht man eine enorme Steigerung der Erythropoese, fast 90% aller Zellen sind kernhaltige Rote. Auch in Milz und Leber finden sich erythropoetische Herde. Die in der Milz oft vorhandene lokale Eosinophilie dürfte vielleicht allergisch sein. Die Resistenz ist nicht einheitlich. Die Prognose ist immer infaust. Durch Milzentfernung kann immerhin eine Lebensverlängerung um einige Jahre erreicht werden. Eisen- und Leberbehandlung versagen.

6. Die Erythroblastosen

Unter diesem Namen wird neuerdings eine Gruppe von anämischen Krankheitsbildern zusammengefaßt, die durch eine dauernde und hochgradige Vermehrung der kernhaltigen Blutkörperchen, der Erythroblasten (Makroblasten), und ihrer Vorstufen, der Proerythroblasten im Blute, sowie eine exzessive Wucherung der erythroblastischen Elemente im Knochenmark gekennzeichnet sind. Wie bei der Leukämie die unreifen weißen Zellen im Marke präponderieren und ins Blut gelangen, so die unreifen Roten bei der Erythroblastose. Diese stellt also einen parallelen Vorgang im roten Blutbild zur leukämischen Wucherung im weißen Blutbild dar.

Die Erythroblastosen werden mancherseits als Neoplasmen des erythropoetischen Systems angesehen, wofür ihre Irreversibilität und das völlige Versagen einer Behandlung mit zytostatischen Stoffen spricht (HEILMEYER u. a.).

Schon die eben beschriebene COOLEYsche Erythroblasten-Anämie könnte man wegen ihres hämatologischen und Markbefundes in dieser Gruppe führen, sie als Erythroblastose des Kindesalters bezeichnen und der gleich zu besprechenden Erythroblastose der Erwachsenen gegenüberstellen. Wenn wir sie trotzdem unter dem konstitutionellen hämolytischen Ikterus führten, so deshalb, weil sie andererseits mit dieser Gruppe die führenden klinischen Symptome gemeinsam hat.

Die Erythroblastosen laufen in der Literatur unter einer verwirrenden Fülle von Namen: Myelosis erythrämika, kryptoerythroblastische Myelopathie, aleukämische megakaryozytäre Myelose, hepatolienale hämatopoetische Endotheliose, Paraerythroblastose und akute Erythrämie. Schon die Vielheit der Namen beweist, daß man sich über die nosologische Stellung nicht klar ist. Immerhin kann man folgende Krankheitsbilder abgrenzen:

a) Die Myelosis erythrämica (DI GUGLIELMO)

Die meisten Fälle wurden in Italien beobachtet. Es handelt sich um eine ganz akut oder perakut einsetzende Anämie in allen Lebensaltern. Milz und Leber sind stark vergrößert. Im Blutbild findet sich eine normochrome Anämie, FI um 1,0. Es treten massenhaft Erythroblasten und Proerythroblasten zum Teil mit Mitosen auf, viele Zellen sind atypisch (Paraerythroblasten). Oft fehlt von den unreifen polychromen Erythroblasten zu den normochromen Normozyten jeder Übergang (Hiatus erythrämicus). Die Zahl der Erythroblasten im Blute kann bis 250000 im cm³ betragen. Im Markausstrich zeigt sich eine starke Hyperplasie des normoblastischen Marks und der Retikuloendothelien. Der Milztumor ist verursacht durch eine Vermehrung der Splenozyten und durch eine erythroblastische Metaplasie. Auch in der Leber finden sich Herde einer heterotopischen Erythropoese. Die Prognose ist infaust, es kommt in wenigen Wochen zum tödlichen Ausgang. Die Therapie ist machtlos. Die Ursache ist unbekannt. DI GUGLIELMO faßt die Krankheit als erythrozytäres Gegenstück zu der akuten Myeloblastenleukämie auf, was durchaus sinngemäß ist. Es ist von diesem Standpunkt aus richtig, wenn man die Krankheit in Parallele mit der akuten Leukämie als akute Erythrämie bezeichnet. Nun ist aber der Name Erythrämie schon vielfach für die Polyzythämie in Gebrauch. Man müßte sich also darüber einigen, diesen Namen bei der Polyzythämie zu streichen und ihn nur für die Erythroblastose anzuwenden.

b) Die chronische Erythroblastose der Erwachsenen

Unter dieser Bezeichnung wurden von DALLA VOLTA, HEILMEYER und SCHÖNER, ÉMILE-WEIL, BUFANO, DUESBERG und FRESEN chronische Erythroblastosen beschrieben, die völlig einer chronischen Leukämie entsprechend verliefen, nur daß bei ihnen das erythroblastische Gewebe in schrankenloses Wachstum gerät und das leukopoetische völlig zerstört. Es kommt zu einer Anämie mit enormer Ausstreuung von Erythroblasten im Blut, Leukopenie, Milz- und Lebertumor, anatomisch Infiltration des Knochenmarks, der Milz und der Leber mit Normoblasten und ihren Vorstufen. FRESEN denkt an eine primär autonome intra- und extramedulläre Erythropoese mit geschwulstartiger, anaplastischer Tendenz. Die Therapie ist erfolglos.

c) Die Anaemia leuko-erythroblastica (VAUGHAN)

Diese chronische Krankheit zeigt einen Milztumor von leukämieähnlichem Charakter, Vermehrung von Erythroblasten im Blut mit Myelozyten und Myeloblasten, dazu eine Sklerose der langen Röhrenknochen. Der Verlauf ist relativ gutartig. Die Behandlung hat bisher keine Erfolge aufzuweisen.

d) Die Erythroleukämie

Mancherseits werden Leukämien, die nebenbei mit einer starken Erythrämie respektive Erythroblastose einhergehen, als eigene Krankheitsbilder geführt. Ich halte es für besser, sie als eine Form der Leukämie zu betrachten. Wir werden darauf weiter unten zurückkommen.

7. Die Kinderanämien

Zu dieser Gruppe wollen wir einige Anämieformen zusammenfassen, die im frühen Kindesalter auftreten und gegenüber den bisher beschriebenen Anämieformen besondere Eigentümlichkeiten aufweisen. Die COOLEYsche Anämie, die auch eine Kinderanämie ist, wurde bereits oben beschrieben. Inwieweit Kinder an den bisher beschriebenen Anämien der Erwachsenen teilnehmen, ist an Ort und Stelle bereits erwähnt worden.

a) Die Erythroblastosis neonatorum (konnatale Hämolysekrankheit)

Unter diesem Oberbegriff können wir heute die Anämia neonatorum, den Icterus neonatorum und den Hydrops neonatorum zusammenfassen, wobei die prognostische Schwere des Krankheitszustandes von der einfachen Anämie zum Ikterus und Hydrops fortschreitet. Gemeinsam ist diesen 3 Krankheitsformen die Beteiligung des erythropoetischen Systems in Form einer Erythroblastose, ihr alternierendes Auftreten und ihre Pathogenese, wie sie durch die Ergebnisse der neueren Blutgruppenforschung gesichert ist. Der Icterus neonatorum ist unter ihnen die bedeutsamste Erythroblastose des Kindesalters. VAN LOYKEN fand unter 919 Graviditäten 118 Erythroblastose gefährdete Mütter. Von 324 Kindern waren 21% totgeboren und 29% Ikterus-Kranke, nur 16% hatten eine Anämie ohne Ikterus.

Die familiäre Erythroblastosis ist durch die Antigen-Antikörperreaktion des Blutgruppensystems Rh/rh pathogenetisch bedingt (Rhesusfaktor s. S. 27).

Die typische serologische Formel ist: Mann = Rhesus positiv (Rh), Frau = rhesus negativ (rh), krankes Kind = Rhesus positiv (Rh). Das Spermatozoon des Rh-Mannes erzeugt mit dem rh-Ei der Frau den Rh-Föten. Wächst in der Mutter ein Rh-Föt heran, so kann es in der Mutter zur Bildung von Rhesusantikörpern (Agglutininen und Hämolysinen) kommen durch den Abbau von fötalen Erythrozyten aus abgerissenen, kleinen Chorionzotten. Für den Föt der ersten Gravidität bedeutet dies noch keine große Gefahr, da der Vorgang sich erst am Ende der Schwangerschaft oder bei dem Geburtsakt vollzieht. Das erste Kind ist also in der Regel gesund (Ausnahme siehe unten). Bei den folgenden Schwangerschaften ist nun aber die Mutter bereits Rh-sensibilisiert und wird es im Verlauf der zweiten Schwangerschaft und jeder folgenden immer stärker. Die Antikörper gehen diaplazental auf den Föt über, so daß das Antigen-Antikörperspiel zwischen der Rh-sensibilierten Mutter und den Rh-Erythrozyten des Fötus verhängnisvoll einsetzt. Je nach der Menge der Antikörper und dem Zeitpunkt ihres Übertrittes von der Mutter auf das Kind kommt es zu den drei genannten Formen der Erythroblastose. Es kommt zu schwerer Schädigung des Blutes des Kindes (Hämolyse) und zur Schädigung des Knochenmarks (Erythroblastose). Man kann sagen, daß 90% der Fälle in dieser Art der Pathogenese ihre Erklärungen finden, die verbleibenden 10% werden durch ähnliche Vorgänge der gewöhnlichen A-B-0-Blutgruppen und Untergruppen hervorgerufen, sie verlaufen im allgemeinen wesentlich harmloser (Icterus praecox nach WIENER).

Das seltene Vorkommen einer Erythroblastose bei Erstgeborenen wird möglich, wenn die Mutter vor der Geburt schon einmal eine Bluttransfusion mit Rh + Blut erhalten hatte und sensibilisiert wurde. Inwieweit eine Sensibilisierung der Mutter vom Fötus schon vor dem Geburtsakt in einem früheren Verlaufsstadium der Schwangerschaft möglich ist, ist noch nicht restlos geklärt.

Im Colostrum und in der Muttermilch der Frauen mit Erythroblastosefrüchten kann das Antirhesusagglutinin nachgewiesen werden.

Die auf Rh-Antigen-Antikörperreaktin beruhende Hämolyse ist der Angelpunkt in der Pathogenese der Erythroblastosis neonatorum (WIENER, RACE).

Klinische Symptome: Bei der Mehrzahl der Erythroblastosen kommen die Kinder schon mehr oder weniger ikterisch zur Welt, oder der Ikterus tritt in den ersten Tagen auf. Bei dem physiologischen Neugeborenenikterus kommt das nicht vor. Die Gelbfärbung nimmt rasch an Intensität zu und zeigt einen tiefgelben Farbton. Dazu tritt die fortschreitende Blutarmut und ein Milztumor. Das Blutbild zeigt eine nach der Schwere des Falles zunehmende Anämie, häufig von leicht hyperchromem Typus mit zahlreichen Normo- und Makroblasten, vereinzelt auch Megaloblasten. Die Prognose der leichteren, nur anämischen Fälle ist relativ gut, die des Ikterus und des Hydrops ohne Behandlung sehr ernst, doch kann auch die Anämie als solche tödlich sein. Selbst bei Beherrschung der Blutarmut durch die geeignete Behandlung kann es als Spätfolge zu dem sogenannten Kernikterus d. h. starker Absorbtion von Bilirubin in den Stammganglien kommen.

Therapie. Die beste Behandlung ist die Übertragung von rh-negativem Blut (rh-Spender der zugehörigen A-B-0-Gruppe). Mit diesen Übertragungen muß man sofort nach der Geburt beginnen und sie in den nächsten Tagen fortsetzen, da das Ziel sein muß, die Rh-positiven Erythrozyten des Kindes durch rh-negative zu ersetzen. Am wirksamsten, aber auch am heroischsten ist die sogenannte Exsanguistransfusion der Amerikaner (Substitutionstransfusion), die einen völligen Blutwechsel bei dem kranken Kinde vorsieht.

Technik:

Über die Vena umbilicalis der auf 2 cm gekürzten Nabelschnur wird ein mit Kochsalzlösung gefüllter Nelatonkatheter bis in die Vena cava (11 bis 14 cm) vorgeschoben und mit einer 20-cm³-Spritze abwechselnd Kinderblut abgesogen und ungerinnbar gemachtes Spenderblut (rh-negativ! der gleichen Blutgruppe A-B-0) infundiert bis zu einer Gesamtmenge von 500 cm³. Das geschieht etwa 12mal, dann hat man ca. 75% des kindlichen Blutes durch Spenderblut ersetzt (van Logham). De Rudder empfiehlt Sondierung der Iliaka durch eine Nabelarterie, aus der das Blut abgesogen wird, Zufuhr des Spenderblutes durch eine Schädelvene. Wiener infundiert nach Heparinisierung des Säuglings mit 0,2 cm³ Heparin in die freigelegte Vena saphena und entfernt gleichzeitig das kindliche Blut durch Eröffnung der Arteria radialis. Es soll das Drei- bis Vierfache der vermuteten, respektive geschätzten Gesamtblutmenge des Kindes infundiert werden, so daß 87 bis 98% des kranken Blutes ausgetauscht werden. Am Schluß der Transfusion erhält das Kind 20000 E. Penicillin durch den Katheter. Wiener hatte bei 28 derartigen Transfusionen 21 Heilungen. van Logham und Mitarbeiter hatten unter 160 Kindern mit Erythroblastose nur 22,5% Mortalität gegenüber 63,5% bei einfachen Transfusionen mit rh-negativem Blut. Die Indikation zur Exsanguistransfusion ist nach ihm gegeben, wenn das Nabelschnurblut deutliche Anämie aufweist oder sein Bilirubinwert über 4 mg% liegt.

b) Die Frühgeborenenanämie

Bei Neugeborenen sind die Hämoglobin- und Erythrozytenwerte meist sehr hoch, in der Regel betragen die Erythrozyten 5 bis 7 Millionen und der Hämoglobingehalt 110 bis 120%, ohne daß man deshalb von einer Polyglobulie sprechen darf. Die Werte fallen in den ersten Wochen auf normale Höhe ab, erst wenn sie nach 4 Wochen noch weiter sinken, dürfen wir von einer Anämie reden.

Bei der Frühgeburten-Anämie fallen die Hämoglobin- und Rotenwerte nach der vierten Woche immer weiter ab, und zwar um so mehr, je unreifer die Kinder bei der Geburt waren.

In einem sehr frühen Geburtsstadium ist die Leber noch der Hauptbildungsplatz der Roten. Die Blutbildung in der Leber erlischt im Augenblicke der Geburt ohne Rücksicht auf den Reifegrad der Frühgeburt. Das Knochenmark ist aber zu dieser Zeit noch nicht befähigt, die volle Erythropoese zu übernehmen, es kommt zur Anämie infolge Mangels an blutbildendem Gewebe. In späteren Stadien ist diese Anämie aber zweifellos durch Eisenmangel bedingt. Das frühgeborene Kind kommt mit einem Eisenmangel zur Welt, da die Anlage der Eisendepots erst in den letzten Schwangerschaftsmonaten erfolgt und so die Eisenreserven für die Hämatopoese fehlen. Man hat eingewendet, daß diese Anämien schlecht auf Eisen ansprechen. Neuerdings ist aber überzeugend nachgewiesen, daß richtig dosierte Eisengaben dieselbe gut beeinflussen. Auch die Tatsache, daß die Blutarmut fast immer hypochrom verläuft, spricht in gleichem Sinne (Josephs, Küster, Magnusson).

Im Blutbild zeigen die Erythrozyten keine großen Abweichungen von der Norm, das Hämoglobin fällt oft auf 50% und darunter, die Erythrozyten entsprechend. Die Anämie ist hypo- oder normochrom. Der Eisenspiegel ist vermindert. Die Anämie ist durch Ferro-Präparate und Vitamin C gut beeinflußbar (s. Seite 82). Folsäure ist unwirksam.

c) Die megaloblastische Anämie der Säuglinge und Kleinkinder

Im Gegensatz zu der hypochromen oder normochromen Anämie der Frühgeborenen finden sich bei Kindern bis zum Alter von 18 Monaten häufig Anämien von megalozytärem Typus mit Verschiebung der PRICE-JONES-Kurve nach rechts, bei denen das Bild des Knochenmarks mehr einem Zwischenstadium zwischen einen normoblastischen und megaloblastischen Typus entspricht. Im Blut besteht schwere Anämie, Leukopenie und Neutropenie, mitunter Hypersegmentation der Neutrophilen und Riesenmetamyelozyten (Makropolyzyten). Die Thrombozyten sind vermindert, es besteht Blutungsneigung. Die Milz ist oft vergrößert, häufig findet sich histaminrefraktäre Achylie. Meist ist ein Infekt nachweisbar. Diese aus Amerika beschriebene Anämie reagiert prompt auf Folsäure, 5 bis 10 mg täglich. Sie entsteht auf der Basis eines Folsäuremangels (ZUELZER).

d) Die alimentären Anämien des Kindesalters

Sie kommen in einer hypo- und einer hyperchromen Art vor. Die erstere beruht auf Eisenmangel (ROMINGER, ALBERS und VAHLQUIST) und heilt auf Eisen, die andere wird auf den Mangel eines in Leber und Hefe vorkommenden Vitamins bezogen, das mit dem Nahrungsfaktor der perniziösen Anämie nicht identisch ist (HEILMEYER). Sie heilt leicht bei Behandlung mit Leber- und Hefeextrakten. Zu der letzteren Form gehören auch die bereits oben erwähnten Fälle von einseitiger Ernährung mit Kuhmilch, vor allem aber mit Ziegenmilch, doch gibt es auch dabei hypochrome Fälle. Die Anämie reagiert sehr gut auf Folsäure und B_{12}.

e) Die FANCONI-Anämie

Es handelt sich um eine konstitutionelle, infantile, perniziosaähnliche Anämie von hyperchromem Charakter, Megalozytose und Megaloblastose im Blut, mit Leukopenie und Thrombopenie. Da sie zusammen mit vielen sonstigen Bildungsfehlern, z. B. Mikrozephalie, Hodenatrophie u. a., einhergeht, so wird ihre Ursache in einer genotypisch bedingten Minderwertigkeit und Bildungsanomalie der Knochenmarksanlage gesucht. Leber- und Eisenbehandlung, auch die Milzentfernung erwiesen sich bislang als erfolglos. Die Mehrzahl der Kinder kommt nach einigen Jahren ad exitum, doch sind einzelne Besserungen und Heilungen gesehen worden. ROHR fand bei zwei erwachsenen Brüdern eine Anämie mit FANCONI-Symptom, die er als eine retikuloendotheliale Reaktion mit sekundärer Markaplasie auf allergischer Basis anspricht.

f) Die Anaemia pseudoleucaemica infantum (JACKSCH-HAYEM)

Es ist immer noch die Frage, ob es ein selbständiges Krankheitsbild dieser Art gibt. Bisher war dieser Begriff der „Sammeltopf" aller möglichen Kinderanämien. Der Symptomenkomplex ist folgender: Milz und Leber sind groß, mitunter auch die

Lymphdrüsen geschwollen, das Blutbild hat viele kernhaltige Rote (Normo- und Makroblasten), Poikilozyten und Basophilpunktierte, dazu Leukozytose mit Auftreten von Myelozyten und auch von Myeloblasten, oft reichlich Monozyten. So hat das Bild in der Tat einen leukämischen Einschlag (Anaemia pseudoleucaemica), doch hat die Krankheit mit Leukämie nichts zu tun. Hämoglobin und Rote sind stark vermindert, der FI liegt über oder unter 1,0. LEHNDORFF glaubt, daß es eine idiopathische Form dieser Krankheit gebe, während die meisten Pädiater sie als eine symptomatische Anämie bei den mannigfachsten Ernährungs- und Infektschäden ansehen.

8. Die aplastische Anämie — Panmyelopathie und Panmyelophthise

Diese besondere Anämieform wurde bereits im Jahre 1888 von EHRLICH beschrieben und 1915 von FRANK eingehend bearbeitet. FRANK gab ihr den Namen Aleucia hämorrhagica.

Es handelt sich um eine schwere, aregeneratorische Anämie, mit Leukopenie, starker Neutropenie, Lymphozytose und ausgesprochener Neigung zur Hämolyse. Sowohl EHRLICH wie FRANK hielten die Anämie für eine Erkrankung sui generis. Wegen der bei ihr zu findenden hochgradigen Knochenmarkszerstörung gab man ihr später den Namen Panmyelophthise, doch zeigen die Untersuchungen am Sternalmark in vivo, daß nur eine teilweise Zerstörung des Marks vorliegen kann, weshalb der Name Panmyelopathie besser erscheint. Es steht heute außer Zweifel, daß die aplastische Anämie eine selbständige Erkrankung ist, wenn auch ihre Ätiologie nicht einheitlich ist. Sie hat einen ganz scharf umschriebenen Symptomenkomplex. Wenn auch manche Fälle von den verschiedensten endo- und exogenen Faktoren bestimmt sind, so gibt es doch viele, bei denen eine Ursache nicht gefunden wird und eine eigene Erkrankung des Knochenmarks angenommen werden muß. Dabei zeigt sich, daß es keine aplastische Anämie gibt, bei der nur die Erythropoese im Mark betroffen wird. Vielmehr werden sämtliche Funktionen des Markes, also auch die Leukopoese und die Thrombopoese, in Mitleidenschaft gezogen.

Wird vorzugsweise die Erythropoese gehemmt, so kommt es zur Anämie, wird die Leukopoese betroffen, zur Agranulozytose, der Ausfall der Thrombopoese führt zur thrombopenischen, hämorrhagischen Diathese. Die Zerstörung aller drei Zellsysteme führt zu dem schweren Totalschaden der Panmyelophthise. Neuerdings faßt HEIL-MEYER die aplastische Anämie als eine aleukämische Hämoblastose auf, was allerdings nur berechtigt erscheint, wenn man die Organveränderungen bei der aplastischen Anämie wie auch bei der Leukämie als Tumoren ansieht, was HEILMEYER auch tut. Der maligne entartete Myeloblast breitet sich zuerst in seinem adäquaten Lebensraum, dem Knochenmark, aus und erfüllt ihn immer mehr, wobei er mechanisch und biologisch die Erythropoese hemmt und zu aplastischer Anämie führen kann, erst dann wird die Metastasierung in extramedullären potentiellen Lebensräumen einsetzen, zu denen die kanzerierten Blutzellen eine besondere Affinität besitzen, wie die Milz, die Leber und die Lymphdrüsen. Sie wird diese ausfüllen und so schließlich das Bild der Systemerkrankung hervorrufen, die in Wirklichkeit keine solche ist. Ähnliche Vorstellungen finden sich auch bei STODTMEISTER und BÜCHMANN, ECKEY, HENNIG, AHBERG und NORDENSON.

Die aplastische Anämie beginnt relativ kurzfristig mit den Allgemeinerscheinungen einer Anämie, manchmal auch denjenigen einer hämorrhagischen Diathese, die allmählich stärkere Grade annehmen. Oft ist der Beginn auch ganz akut. Das Zahnfleisch wird entzündlich geschwollen und aufgelockert. Es neigt zu Blutungen und zu nekrotischem Zerfall und zu Ulzerationen. Diese Gewebszerstörungen erstrecken sich dann auch auf den Gaumen, den Rachen, den Kehlkopf und die Speiseröhre. Bisweilen durchsetzen sie die Weichteile des Mundbodens, der Lippen und der Wangen, wie bei Noma. Die Prozesse an den Tonsillen gleichen einer Diphtherie oder Angina PLAUT-VINZENTI. Der Zustand ist für den Kranken durch die Schmerzen und Schluckbeschwerden sowie durch den üblen Geruch sehr qualvoll. Durch Übergreifen auf den Kehlkopf mit Ödembildung kann es zu Kehlkopfstenose kommen und eine Tracheotomie notwendig werden. Gleichartige Gewebszerstörungen können im Darm und in den Harnorganen (Darm- und Blasenblutungen), sowie in den tieferen Luftwegen (gangräneszierende Pneumonie) auftreten. Sogar die äußere Haut zeigt manchmal Geschwürsbildung und Blutungen. Im Magen besteht häufig Achylie.

Die Anämie schreitet rasch fort. Das Aussehen bleibt immer blaß, nicht ikterisch. Hyperbilinämie, Urobilinurie und Urobilinogenurie fehlen.

Das Blutbild ist dasjenige einer normochromen Anämie, FI = 1,0, da die Roten und das Hämoglobin gleichmäßig fallen. Die Anämie erreicht sehr hohe Grade, sie ist kombiniert mit Leukopenie und Thrombopenie. Die Leukozyten können bis 1000 im mm³ vermindert sein, die Lymphozyten sind relativ vermehrt. Die Thrombozyten sinken bis unter 100000. Erreichen sie die kritische Grenze von ca. 30000 im mm³, so wird die hämorrhagische Diathese mit Purpura und Blutungen manifest. Die Blutsenkung ist sehr stark erhöht, was für die Diagnose wichtig ist.

Die Befunde im Myelogramm sind uneinheitlich. Neben äußerst zellarmem Mark, einem total aplastischen Fettmark, finden sich auch zahlreiche Bilder mit Vorstufen der Roten- und Weißenreihe, oder auch ein an Erythroblasten armes Mark mit Lymphozytenvermehrung. Bei den Fällen mit hyperplastischem Mark muß man eine Reifungshemmung der jüngeren Zellstadien annehmen. Die Sternalpunktion ist jedoch zur Abgrenzung der aplastischen Anämie gegenüber der Perniciosa mit ihrem Megaloblastenmark von großem Nutzen.

In den Endstadien der Krankheit kommt es oft zu hohem Fieber durch Sekundärinfektion. Für die Diagnose ist die Trias: Anämie, Leukopenie und Thrombopenie entscheidend. Die Prognose ist infaust.

Die Therapie ist so gut wie machtlos und rein symptomatisch, sobald das Krankheitsbild voll entwickelt ist. Leber- und Eisenbehandlung versagt. Man versucht durch Bluttransfusionen vorübergehend zu helfen. Wenn man die oben zitierte Auffassung von der aplastischen Anämie als einer Hämoblastose anerkennt, so wird man den Versuch mit cytostatischen Stoffen für berechtigt ansehen. In der Tat haben HEILMEYER und ECKE einzelne Fälle mit Urethan, zum Teil kombiniert mit Röntgenbestrahlung, gebessert und zeitweise geheilt. Sonst kann evtl. noch durch Entfernung der auslösenden Ursache in den Frühstadien Rettung gebracht werden.

Als solche auslösende Ursachen kennen wir bestimmte exogene Gifte, vor allem das Benzol, das Trichloraethylen und den Tetrachlorkohlenstoff sowie das Benzin, die alle in der chemischen Industrie und im Motorenbetrieb Verwendung finden. Von Medikamenten werden als Ursachen noch genannt: das Salvarsan, die Barbitursäurepräparate und das Amidopyrin, wobei man jedoch eine Überempfindlichkeit und andererseits vielleicht einen Medikamentenabusus in Rechnung stellen muß. Bekannt ist ferner die schwere aplastische Anämie bei Einwirkung von Röntgen- und Radiumstrahlen, der viele bekannte Forscher und Ärzte auf diesem Gebiete zum Opfer gefallen sind. Auch infektiöse Noxen (Lues, Tbc., schwere Grippen, Malaria und auch die Impfmalaria) können das Knochenmark lähmen. Bei Knochenmarkskarzinose verdrängen und zerstören die Tumoren mitunter das normale Mark. Die Beziehungen zur Leukämie sind oben berührt worden. Auch an Vitaminmangel hat man gedacht, wobei z. B. Day an ein im Vitamin B 2 enthaltenes Vitamin M = aleukieverhütendes Vitamin glaubt. Für die Praxis ist wertvoll zu wissen, das auch fokale Infektherde (Granulome, Paradentose, chronische Fisteln an den Zähnen, chronische Tonsillitis) einmal zu diesem schweren Leiden Veranlassung geben können. Neben diesen mehr symptomatischen aplastischen Anämien gibt es nun die Fälle, bei denen eine äußere Ursache nicht zu finden ist und die man daher als kryptogenetische aplastische Anämie bezeichnen könnte. Für diese sind endogene, konstitutionelle Momente und eine vielleicht erbbedingte Knochenmarkschwäche die Grundlagen. Auch anaphylaktische Momente spielen eine Rolle.

Neueste Untersuchungen haben ergeben, daß das obengenannte Vitamin M mit der Folsäure identisch ist. Hohe Dosen von Folsäure (150 bis 400 mg) können versucht werden (Gendel), auch reichlich Hefe und Hefeextrakte (Heilmeyer) sowie Nikotinsäurepräparate per os oder intravenös.

9. Die osteosklerotischen Anämien

a) Die osteosklerotische Anämie der Kinder (Typus Albers-Schönberg)

Es handelt sich um eine außerordentlich schwere und sehr seltene Anämie, bei der die Knochen gänzlich die Markhöhle vermissen lassen. Die Spongiosa ist vollkommen durch kompakte Knochenmasse ersetzt (Marmorknochenkrankheit).

Die Erkrankung beginnt im Kindesalter auf konstitutioneller Basis. An Stelle des Knochenmarkes bildet sich Bindegewebe, das sklerosiert. Die Milz- und die Lymphdrüsen schwellen stark an. Sie und sonstige extramedulläre Blutbildungsherde müssen die Blutbildung des fehlenden Markes übernehmen. Sehstörungen bis zur Blindheit, Stauungspapille, zuweilen Hydrocephalus kommen vor. Das Blutbild zeigt zunehmende schwere Anämie mit Anisozytose, Poikilozytose und Erythroblastose, dabei häufig auch starke Reizerscheinungen der Leukopoese bis zu leukämieähnlichen Bildern. In Verbindung mit dem großen Milztumor wird die Krankheit daher häufig mit Leukämie verwechselt. Die Röntgenaufnahme der Knochen klärt die Situation sofort, indem sie das völlige Fehlen der Knochenmarkshöhlen aufdeckt. Im weiteren Verlauf kommt es durch die Unterdrückung auch der Thrombozytenbildung zu hämorrhagischen Erscheinungen.

b) Die osteosklerotische Anämie der Erwachsenen (Typus Heuck-Assmann)

Die Krankheit zeigt dieselben Knochenveränderungen. Im Blute finden sich viele kernhaltige Rote, in pathologischen, oft megaloblastenähnlichen

Formen, dazu eine Leukopenie mit starker Linksverschiebung. Die Milz
ist groß. Im Sternalpunktat findet sich Erythroblastose.

Pathogenetisch faßen M. B. SCHMIDT, HEILMEYER, ASCHENBACH u. a. die
Vorgänge an Blut und Knochenmark als koordiniert auf. Es liege ein pathologischer
Fehldifferenzierungsprozeß im Retikulum vor, der die mesenchymalen Stammzellen
einerseits zu osteoblastischer Wucherung und andererseits zu erythroblastischer Fehl-
bildung führe. Die Erkrankung wird als ein Neoplasma gedeutet. Hierzu paßt sehr
gut die theoretische Vorstellung von MARKOFF, daß enge genetische Beziehungen
zwischen Knochen und Knochenmark bestehen und daß man bei gleichzeitigen Veränderungen am Knochen und am Knochenmark stets eine primäre Erkrankung des
Markes annehmen dürfe. Markhyperplasie führt zu Osteoporose, Markhypoplasie und
-aplasie immer zu Osteosklerose.

Bei allen unklaren anämischen und atypisch leukämischen Blutbefunden
denke man an die osteosklerotische Anämie und lasse Röntgenaufnahmen
der Knochen machen, da sonst die Diagnose versäumt wird. Die Therapie
beider Formen dieser Anämie kann nur symptomatisch sein. Am besten
versucht man Eisen, Vitamin C und Leber. Neuerdings wurde Urethan
vereinzelt mit gewissem Erfolg angewendet (BEGEMANN). Die Lebensdauer
schwankt zwischen wenigen Monaten und vielen Jahren.

II. Die Polyzythämie (Polyglobulie) und die Erythrozytose

1. Die Polycythaemia vera

Die relativ seltene Krankheit wurde 1889 von VAQUEZ zum ersten Male
beschrieben. Sie entwickelt sich schleichend, ohne erkennbare Ursache,
meist im mittleren Lebensalter und befällt häufiger Männer als Frauen.
Sie ist charakterisiert durch eine starke Zunahme der Erythrozyten und
des Hämoglobins, durch eine echte Plethora und eine meist vorhandene
Milzvergrößerung. Das Wesen der Krankheit ist gegeben in einer enormen
Hyperaktivität des erythroblastischen Teils des Knochenmarks. Das Kno-
chenmark ist in allen Knochen, die sonst Fettmark enthalten, in rotes
Mark verwandelt. Histologisch und im Myelogramm findet man eine starke
Hyperaktivität der Zellbildung aller 3 Systeme.

Die Ursache zu dieser dauernden Überproduktion ist unklar, jedenfalls ist der
normale Bildungsmechanismus im Mark gestört, sei es nun, daß ein abnormer Reiz
auf die blutbildenden Organe erfolgt, oder daß eine unter normalen Umständen vorhandene Hemmung fortfällt. So denkt man an einen Ausfall der hemmenden Wirkung
der Milz, oder auch an hormonale Einflüsse. Da normalerweise die Erythropoese von
Zentren in der Gegend des Hypophyse-Zwischenhirnsystems gesteuert wird, könnte
auch eine Dysregulation in diesem System ursächlich wirken. Andere wollen in der
Polyzythämie wie bei der Leukämie einen neoplastischen Prozeß erkennen. Auch ist
die Vermutung geäußert worden, daß die Ursache der Krankheit in einer abnorm
gesteigerten Produktion des CASTLE-Fermentes im Magen liege. Eine ganz isolierte
Röntgenbestrahlung der Pylorusdrüsen und der BRUNNERschen Drüsen im Duodenum,
die ja in erster Linie als Produzenten des CASTLE-Fermentes gelten, führt nach
ANDERSEN zu starker Reduktion der Roten. Man hat deshalb auch häufige Magen-
spülungen und sogar Teilresektion des Magens vorgeschlagen. Doch ist diese Theorie

zu wenig begründet, und wohl kaum stichhaltig. Daß hereditär-familiäre und konstitutionelle Momente mitspielen, wird durch die Tatsache eines familiären Auftretens der Krankheit belegt.

Klinisches Krankheitsbild. Die häufigsten Klagen sind Kopfschmerzen und Kopfdruck, ferner Schwindel, mitunter nach dem MÉNIÈRE-Typus, Ohrensausen und das Gefühl des Blutandranges. Häufig sind Druck in der Herzgegend sowie Drücken in der Magengegend, das oft in ausgesprochene Schmerzen im linken Hypochondrium übergeht, eine Erscheinung, die allen anderen Symptomen lange Zeit vorausgehen kann. Meist zeigt sich zunehmende nervöse und seelische Reizbarkeit, schlechter Schlaf und Abnahme der Arbeitsfähigkeit.

Bei der Untersuchung fällt sofort die hochrote, kongestionale Färbung des Gesichtes, der Ohren, Hände und Füße, sowie die tiefpurpurrote Färbung der Schleimhäute auf. Die Kapillaren des Gesichts sind meist erweitert, auch die Venen im Augenhintergrund sind erweitert und geschlängelt.

Die Kreislauforgane zeigen in den Anfangsstadien kaum Veränderungen, später steigt in vielen Fällen der Blutdruck an (GAISBÖCKsche Form). Bei zunehmender Kreislaufbelastung kommt es dann auch zu leichter Herzdilatation. Thrombosen kommen häufig vor. Infolge der Stauung tritt Bronchitis auf und infolge der abnormen Füllung des Gefäßsystems Blutungen aus Nase, Zahnfleisch und Magendarm. Diese Blutungen werden von den Kranken meist als Erleichterung empfunden. Es kann sogar zur Apoplexie kommen. Erythromelalgie mit starken Schmerzen in den Fingern wird beschrieben. Im Harn tritt zuweilen Eiweiß auf als Stauungserscheinung, Urobilin und Urobilinogen sind bald vorhanden, bald fehlend. Die Leber ist normal, die Milz in der Mehrzahl der Fälle, oft beträchtlich, vergrößert. Bei der GAISBÖCKschen Form fehlt der Milztumor. Bemerkenswert ist manchmal die wechselnde Größe der Milzschwellung, je nach der mehr oder weniger hochgradigen Stauung. Milzinfarkte und Perisplenitis mit starken Schmerzen kommen vor. Wahrscheinlich sind auch die initialen, oben beschriebenen Schmerzanfälle durch Milzschwellung bedingt.

Blutbild. Das Blut ist von dunkelroter Farbe. Die Zahl der roten Blutkörperchen ist vermehrt, man findet 7 bis 8 bis 10 Millionen im mm³. Manche Angaben über weit höhere Zahlen sind unglaubhaft. Das Hämoglobin ist gesteigert, meist 100 bis 120%, es werden auch hier höhere Zahlen gefunden. Es bleibt aber quantitativ hinter der Erythrozytenzahl zurück, so daß der FI in der Regel unter 1 liegt. Polychromasie und Retikulozytose sowie kernhaltige Rote sind häufig, auch die Thrombozytenzahl ist vermehrt. Die Leukozyten sind immer vermehrt, meist zwischen 12000 bis 20000, vereinzelt wurden Zahlen bis 30000 (ERICH MEYER) und sogar 180000 (ROSENTHAL) beschrieben. Vielfach treten Myelozyten auf, die in seltenen Fällen so reichlich werden, daß man an leukämische Blutbilder erinnert wird. Häufig sind die Mastzellen stark vermehrt.

Der Knochenmarksausstrich bietet das Bild einer lebhaften Wucherung aller 3 Zellelemente des Blutes: zahlreiche junge Erythroblasten und

Proerythroblasten, Myelozyten und Promyelozyten sowie Megakaryozyten.

Der Bilirubingehalt des Serums ist nicht vermehrt, die Viskosität und
die Gesamtmenge des Blutes sind erhöht. Die Blutkörperchensenkungsgeschwindigkeit ist so gut wie aufgehoben, die Gerinnung ist beschleunigt,
die osmotische Resistenz normal.

Der Verlauf der Erkrankung ist chronisch über viele Jahre. Der Tod
erfolgt meist infolge Komplikationen durch Herzinsuffizienz sowie durch
Schlaganfälle. Mitunter geht die Polyglobulie in echte Leukämie über, aber
auch durch völlige Markerschöpfung vereinzelt in aplastische Anämie.

Therapie. In der Praxis ist die symptomatische Behandlung mit Aderlässen zur Linderung der Beschwerden sehr gut. Man muß allerdings große
Blutmengen und zwar 400 bis 600 cm³ entfernen. Die lästigen Beschwerden
werden dadurch oft wochenlang gebessert, der Erfolg ist jedoch niemals
ein dauernder[1]. Die beste Behandlungsweise ist zweifellos die Röntgenbestrahlung. Man bestrahlt mit hohen Dosen vor allem die Platten-
knochen entweder in Einzelfeldern oder auch mit Ganzbestrahlung. In der
Tat sieht man oft außerordentlich gute und langdauernde Erfolge. Die
Bestrahlung kann erneuert werden, sobald die Rotenzahl wieder ansteigt.
Vorsicht ist aber auch hier am Platze, da nach Überdosierung Umschlag
in Anämie vorkommt. Die früher geübte Benzolbehandlung und die
Phenylhydrazintherapie halte ich wegen ihrer Gefährlichkeit und nur
flüchtigen Wirkung in der freien Praxis für unzweckmäßig. Keinen Erfolg
sah ich von der Behandlung mit Milzpräparaten (Splenotrat). Die Milzentfernung ist streng kontraindiziert.

Die moderne Therapie mancher Blutkrankheiten mit Urethan und
Stickstofflost (siehe weiter unten), ist auch auf die Polyzythämie angewendet worden. Die Erfolge mit Urethan sind nicht verheißungsvoll,
die mit Stickstofflost scheinen besser zu sein. Man gibt intravenös 0,1 mg
pro kg Körpergewicht gelöst in physiologischer Kochsalzlösung je 1 mal an
4 Tagen hintereinander, oder am ersten, dritten, fünften und siebten Tag.
1 bis 2 Serien mit 4 Wochen Pause (JAKOBSEN). Man sieht danach monate-
lange Remissionen. Das beste Therapeutikum ist wohl z. Z. der radioaktive
Phosphor (Isotop P 32). REINHARD und WOSNACK, MITCHELL u. a.
erzielten bei einmaliger Dosis von 3,5 bis 4 millicurie Remissionen bis zu
3 Monaten. Die Wiederholungsdosis beträgt dann 1 bis 3 millicurie. Eigene
Erfahrungen besitze ich mit dieser Behandlung noch nicht.

Eine starke Einschränkung der Eiweißzufuhr in der Diät ist
zweckmäßig (HERZOG), am besten in Verbindung mit Rohkost oder eine
Kohlehydratfettkost. Von Eiweiß ist nur etwas Milch, kein Fleisch, kein
Fisch, dagegen 1 bis 2 Eier erlaubt.

---

[1] Die neuerdings wieder mehr empfohlene Aderlaßtherapie soll nach STEPHENS
u. KALTREIDER am besten wirken, wenn man alle 1 bis 3 Tage 500 cm³ Blut entnimmt
bis die Erythrozyten auf normale Werte abgefallen sind. Die Besserung soll danach
8 bis 24 Monate anhalten.

2. Die symptomatische Polyzythämie (Erythrozytose)

Unter Erythrozytose verstehen wir eine rein symptomatische Vermehrung der roten Blutkörperchen, die der Leukozytose entspricht. Diese Bezeichnung ist der früher üblichen Benennung symptomatische Polyglobulie vorzuziehen. Sie ist viel häufiger als die Polycythaemia vera.

Eine Erythrozytose findet sich physiologisch in größeren Höhenlagen als biologische Reaktion auf den verminderten Sauerstoffpartialdruck. Es erfolgt bei raschem Wechsel der Höhe, wie z. B. beim Fliegen, keine Vermehrung der Roten durch Neubildung im Knochenmark, sondern eine plötzliche vermehrte Ausschwemmung fertiger roter Zellen aus den Vorratskammern der blutbildenden Organe. Bei längerem Höhenaufenthalt dagegen kommt es zweifellos zu verstärkter Erythropoese. Erythrozytose ist bekannt bei allen chronischen Stauungszuständen infolge Sauerstoffmangel, so bei vielen angeborenen Herzfehlern und bei bestimmten erworbenen Herzfehlern, insbesondere den Mitralfehlern sowie überhaupt bei chronischer Kreislaufinsuffizienz. Vermehrung der Erythrozyten sehen wir ferner bei manchen Giften, so der Kohlenoxydvergiftung und im Anfangsstadium der Benzol-, Benzin-, Phosphor- und Quecksilbervergiftung. Bei CO-Intoxikation sah DITTMAR Erythrozytose kombiniert mit striärem Symptomenkomplex (Myotonie, Pinguingang mit lordotischer Haltung). Eine Zwischenhirnschädigung wird als gemeinsame Ursache beider Erscheinungen angesehen. Auf Sauerstoffmangel beruht endlich die Erythrozytose beim Pneumothorax, bei Lungentuberkulose, Pulmonalsklerose und Bronchiektasen. Die isolierte Milztuberkulose sowie viele Splenomegalien zeigen dieselbe Erscheinung.

Neben diesen, auf echter Vermehrung der Roten in der Blutbahn beruhenden Erythrozytosen kennen wir noch solche, die durch ungleichmäßige Verteilung des Blutes oder auch durch Eindickung des Blutes bedingt sind. Ersteres trifft für einen Teil der Erythrozytosen bei Stauungen zu, das letztere finden wir besonders bei starken Wasserverlusten durch Schweiße, Erbrechen und profuse Durchfälle, besonders charakteristisch ist dies bei der Cholera. Man spricht dann auch von Pseudoglobulie.

III. Die paroxysmalen Hämoglobinurien

Unter Hämoglobinurie verstehen wir die Ausscheidung von gelöstem Hämoglobin mit dem Harn, während wir mit Hämaturie die Ausscheidung von roten Blutkörperchen mit dem Harn bezeichnen. Die Hämoglobinurie ist die Folge hämolytischer Vorgänge an den roten Blutkörperchen in der Blutbahn. Es kommt dabei zum Austritt von Hämoglobin in das Blutserum. Die Hämoglobinurie kann symptomatisch auftreten bei vielen Vergiftungen mit Blutgiften (siehe oben), ferner auch bei Verbrennungen durch hierbei auftretende hämolytische Toxine. Als selbstständige Krankheitsbilder, die ausgesprochen anfallsweise, paroxysmal auftreten, kennen wir die Kältehämoglobinurie sowie die Marschhämoglobinurie.

1. Die Kältehämoglobinurie

Sie ist dadurch ausgezeichnet, daß von den an ihr Leidenden durch eine plötzliche Abkühlung, ein kaltes Bad, ein Spaziergang bei kaltem Wetter, eine Durchnässung und dergleichen unter heftigem Schüttelfrost und Temperaturanstieg ein dunkelbrauner blutiger Harn entleert wird, der freies Hämoglobin enthält. Die Pathogenese

der Erkrankung ist durch den Nachweis eines Autohämolysins im Blut der Kranken
klargestellt. Das Hämolysin läßt sich in der anfallsfreien Zeit bei dem Hämoglobinuriker
feststellen (DONATH und LANDSTEINER).

Technik:

Man entnimmt Blut und trennt durch Zentrifugieren das Plasma von den Roten,
gießt das Serum ab und wäscht die Erythrozyten mehrmals mit warmer physiologischer Kochsalzlösung. Nun stellt man sich eine 5 bis 10%-Aufschwemmung der
Erythrozyten in Kochsalzlösung her und versetzt diese in verschiedenen Verdün-
nungsgraden mit dem Serum. Diese Mischung kühlt man 20 Minuten in Eiswasser ab
und stellt sie dann für eine Stunde in den Brutschrank. Es tritt deutliche Hämolyse auf.

Der Anfall beginnt mit starken Allgemeinerscheinungen, Kopfschmerzen Kreuz-
schmerzen, Gliederschmerzen und Rückenschmerzen, mit Schüttelfrost und Fieber
bis 39 und 40 Grad. Mitunter erscheinen flüchtige urtikarielle und andere Exantheme
der Haut. Unter mehr oder weniger starkem Brennen wird der blutige Harn entleert.
Der Anfall dauert 12 bis 24 Stunden. Das Serum ist rötlich gefärbt, sein Bilirubingehalt vermehrt. Die Erythrozytenzahl ist leicht vermindert, die Leukozyten sind
dagegen oft vermehrt. Die osmotische Resistenz ist normal, dagegen ist eine Herabsetzung der mechanischen Resistenz der Roten auffällig, indem beim Schütteln mit
Glasperlen rasch Hämolyse einsetzt. Auffällig ist im Blutbild oft ein Ansteigen der
eosinophilen Zellen nach dem Anfall (allergische Reaktion).

Im Harn muß die Hämoglobinurie von einer Hämaturie getrennt werden. Diese
Unterscheidung erfolgt mikroskopisch. Man findet bei der Hämoglobinurie keine oder
nur ganz vereinzelte rote Blutkörperchen, aber eine positive Benzidinprobe. Die echte
Hämoglobinurie ist abzugrenzen von derjenigen, welche mitunter eine Hämaturie begleitet. Es kann nämlich vorkommen, daß bei längerem Stehen des Harns ein Teil der
Blutkörperchen seinen Farbstoff abgibt. Der Harn enthält bei der Hämoglobinurie
häufig Hämoglobinzylinder, sowie Trümmer von zerfallenen Erythrozyten. Die
Urobilin- und Urobilinogenreaktion ist im Harn positiv. Beim Abklingen des Anfalls
und nachher ist oft eine Vergrößerung der Milz und der Leber, sowie ein leichter
Ikterus nachzuweisen, verständlich durch die Belastung der blutabbauenden Funktion
dieser Organe. Die Gallenbildung ist verstärkt und die Galle wird in vermehrter Menge
nach dem Darm ausgeschieden, in Urobilin umgewandelt, rückresorbiert und mit dem
Urin ausgeschieden. Die Krankheit ist sehr selten.

Als Ätiologie ist häufig Lues nachweisbar. Die Wassermannsche Reaktion ist
in fast 90% der Fälle positiv, sie ist aber für die Diagnose Lues nur mit Vorsicht zu
verwerten, da die Kälteambozeptoren bei der paroxysmalen Hämoglobinurie an sich
die Wassermannsche Reaktion positiv werden lassen. Die Prognose ist günstig.
Die Behandlung ist vor allen Dingen prophylaktisch durch Vermeidung von Kälte-
einflüssen. Bei vorliegender Lues wird entsprechend behandelt. Die empfohlene
Therapie mit Autoserotherapie, 20 bis 60 cm³ Eigenserum, ferner die Injektion von
hypertonischer 30%iger Kochsalzlösung ist sehr problematisch in der Wirkung, ebenso
auch die vorgeschlagene Behandlung mit intramuskulärer Injektion von Cholesterin,
0,5 g in 10%iger Aufschwemmung in physiologischer Kochsalzlösung. Bessere Erfolge
bringt die Behandlung mit hohen Dosen von C-Vitamin (100 mg täglich) (HEILMEYER,
KIELLEUTHNER).

2. Die Marschhämoglobinurie

Sie tritt nach längerem Gehen in lordotischer Haltung und nur bei Männern auf.
Die Lordose führt eine mechanische Zirkulationsstörung in der Niere herbei, wodurch
daselbst ein erhöhter Blutzerfall ausgelöst wird. Man bedarf zu einer Erklärung der

Hämolyse hierbei jedoch noch der Hilfshypothese, daß vielleicht Blutkörperchen mit
verminderter Resistenz individuell vorliegen. Das klinische Bild und der Urin sowie
der Blutbefund ähneln demjenigen bei der Kältehämoglobinurie. Charakteristisch ist
jedoch, daß nach kürzerem Gehen zunächst Albuminurie und dann erst Hämoglobinurie
auftritt, die wiederum von einer leichten finalen Albuminurie gefolgt ist. Das Urin-
sediment enthält stets eigenartige gelbe hämoglobingefärbte Eiweißkörnchen
(SCHELLONG), die dem Auftreten der chemisch faßbaren Albuminurie antizedieren.
Es ist wahrscheinlich, daß die Albuminurie vor und nach der Hämoglobinurie bereits
durch ganz leichte Farbstoffausscheidung bedingt ist.

Das Blut enthält bei der Marschhämoglobinurie keine Autohämolysine. Ätiologisch
spielt Lues keine Rolle. Gegenüber der orthostatischen Albuminurie sind differentialdiagnostisch der Hämoglobingehalt und der Sedimentbefund des Urins sowie das
starke Ansteigen des Bilirubinspiegels im Blute bei der Marschhämoglobinurie wichtig.
Die nächtliche Hämoglobinurie (Marchiafava) haben wir Seite 109 beschrieben.

IV. Die Leukämien (Leukosen)

1. Allgemeines, Ätiologie und Pathogenese

Das Wesen der Leukämien sehen wir in einer unbegrenzten hyperplastischen Wucherung der unreifen Zellen der leukopoetischen Gewebe.

Die Leukämie wurde 1846 von VIRCHOW entdeckt, die Bedeutung des Knochenmarks für die Entstehung der Leukämien 1870 von NEUMANN. Die Trennung in eine
myelogene und lymphatische Form erfolgte durch EHRLICH, wobei er jedoch zuerst
eine Trennung der Leukämien nach den befallenen Organen vornahm, d. h. einerseits
dem Knochenmark und andererseits den lymphatischen Organen der Milz und der
Lymphdrüsen. Nachdem aber erkannt war, daß auch das Knochenmark nicht nur
myelcische, sondern auch lymphatische Zellen enthält, mußte die Trennung nach
Organen fallengelassen werden und an ihre Stelle trat die Lehre von den Gewebs-
systemen, dem myeloischen und dem lymphatischen System, das nicht mehr streng
organgebunden, sondern in den verschiedensten Organen des Körpers vorhanden ist.

Der in der Klinik heute noch vorherrschende Dualismus erblickt nun
in den Leukämien eine generalisierte Erkrankung, die entweder das myeloische oder das lymphatische Gewebssystem erfassen kann, wobei die
Wucherung nicht auf die Blutbildungsstätten des postembryonalen Le-
bens beschränkt bleibt, sondern in allen Geweben, die embryonal an der
Blutbildung beteiligt sind, wieder auftritt. Der gleichfalls in der Hauptsache von Klinikern vertretene Trialismus fügt dem noch das dritte
System, das mit dem RES zusammenhängende Monozytensystem hinzu.

Der Dualismus beharrt dabei auf einer strengen Gegensätzlichkeit des myeloischen
und lymphatischen Systems. Bei der Ubiquität lymphatischen Gewebes, das ja
überall im Körper vorhanden ist, bereitet das Auftreten einer lymphatischen
Hyperplasie in den verschiedenen Organen bei der lymphatischen Leukämie keine
Schwierigkeiten. Schwierig ist es dagegen, das Wiederauftreten myeloischer Herde
außerhalb des Knochenmarks zu erklären. Den Ausgang nehmen die pathologischen
Wucherungen von den in den Organen präexistenten lymphatischen und myeloischen
Zellen. Das Wiederauftreten von myeloischen Blutbildungsherden an embryonalen
Blutbildungsstätten leitet der Dualismus aus undifferenziert gebliebenen Mesenchym-
zellen in der Umgebung der Blutgefäße ab (Myeloide Metaplasie). Der Dualismus

nimmt aber an, daß es sich zumindest um Zellen handelt, die in ihrer Potenz bereits in einer bestimmten Richtung sich differenziert haben. Auch besteht die Möglichkeit, daß teilungsfähige Knochenmarkszellen aus dem Mark auswandern und sich anderswo ansiedeln und dort Kolonien bilden (Kolonisation), was auch für das lymphatische System zutrifft. Der Unitarismus dagegen leitet die leukämische Wucherung von der einen, noch undifferenzierten lymphoiden Stammzelle ab, die überall im Knochenmark, in den Lymphdrüsen wie im lockeren Bindegewebe und in dem Retikulum der Organe vorhanden ist und hinsichtlich der Blutbildung eine absolute Totipotenz besitzt, d. h. sowohl die Knochenmarksreihe wie auch die Monozyten und die Lymphozyten hervorbringen kann. Der Unitarismus wird hauptsächlich von den Anatomen und Pathologen vertreten.

Demgegenüber halten wir an der alten Lehre fest, daß das Knochenmark die Bildungsstätte der Granulozyten ist und daß die Entwicklung der Granulozyten über den Myelozyten führt. Man sieht im Knochenmark alle Übergangsstadien von den Promyelozyten zu den Myelozyten und den Granulozyten. Mitosen werden an den Myelozyten besonders bei intensiver Regeneration beobachtet. Man kann auch nicht die Tatsache übersehen, daß die pathologische Histologie der Leukämien eine ausgesprochene Gegensätzlichkeit in der Entwicklung des myeloischen und des lymphatischen Gewebes durchweg aufzeigt. Bei der myeloischen Leukämie geht beispielsweise die Wucherung von der Milzpulpa aus und erdrückt die Follikel, andererseits geht bei der lymphatischen Leukämie die Hyperplasie von den Follikeln aus und auch im Knochenmark von den dort vorhandenen Lymphozyten. Man kann auch klinisch an dem Umstand nicht vorbeigehen, daß die Entwicklung immer in einer Richtung, entweder nach der myeloischen oder nach der lymphatischen Seite hin vor sich geht und daß es trotz mancher anderer Behauptung Mischleukämien und Übergänge der einen in die andere Form nicht gibt. Selbst bei den akuten Leukämien, wo oft im Blutbild die Unterscheidung zwischen Myeloblast und Lymphoblast schwerfällt, weist doch der Markausstrich und der anatomisch histologische Befund immer den differenten Typus der lymphatischen oder myeloischen Leukämie auf.

Die Ätiologie der Leukämie ist noch unbekannt. In neuerer Zeit mehren sich die Beobachtungen über ein familiäres Auftreten der Leukämie. Merkwürdigerweise sind die meisten dieser familiären Leukämien lymphatisch. Auch in der Tierpathologie sind jetzt erbliche Leukämien bekannt.

McDowell konnte z. B. durch Inzucht bei Mäusen in 18 Generationen zu 90% Leukämie beobachten. Erbeinflüsse sollen auch bei der Rinderleukämie bestehen (Doberstein).

Die infektiöse Theorie der Leukämie wird auch heute noch diskutiert. Die akute Leukämie mit ihrem hoch fieberhaften und stürmischen Verlauf wird immer wieder zum Beweise herangezogen, auch kennen wir septische Zustände, die mit leukämieähnlichen (leukämoiden) Blutbildern einhergehen.

Überhaupt ist die Trennung des leukozytotischen Blutbildes von dem leukämischen durchaus nicht immer leicht. Die Gesamtzahl der Leukozyten ist nicht entscheidend. Wir kennen Leukozytosen mit Zahlen von 100 bis 200000 Leukozyten, während Leukämien oft mit niedrigen Zellzahlen einhergehen. Wir sehen andererseits Lymphozytosen und Monozytosen bei akuten Infektionen, die auf den ersten Blick leukämische Blutbilder vortäuschen können. Entscheidend ist die Zellzusammensetzung und ihre genaue Analyse, vor allem aber die Irreparabilität der Veränderung bei der Leukämie.

Bei den Leukämien sehen wir das Blutbild beherrscht von den unreifen oder pathologischen Formen der Leukopoese, während bei der Leukozytose die normalen Blutzellen das Bild beherrschen und pathologische Formen nur in beschränktem Maße auftreten. Die Leukozytose ist eine reparable, funktionelle und regenerative Gewebsreizung, während die Leukämie eine irreparable Gewebshyperplasie ist.

Es ist bisher niemals gelungen, einen Erreger der menschlichen Leukämie zu entdecken oder sie zu übertragen. Daß chronische kleinste Infekte und chemische Reizungen leukämoide Hyperplasien der blutbildenden Organe herverrufen können (HOFF und TENDELOO), ist richtig, aber diese Veränderungen sind reversibel und verschwinden mit ihrer Ursache, während die leukämische Metaplasie nicht reversibel ist, sondern unaufhaltsam fortschreitet.

Bekannt ist, daß Röntgen- und Radiumbestrahlungen eine Leukämie erzeugen können, was leider durch eine nicht unerhebliche Zahl von Leukämie-Erkrankungen bei Radiologen erwiesen ist.

In lebhafter Diskussion steht heute wieder die alte Frage der Tumornatur der Leukämie (RIBBERT, BANTI, ASKANAZY, TISCHENDORF, HEILMEYER, MOESCHLIN und ROHR u. a.).

Für die Tierleukämien ist diese durch viele experimentelle Ergebnisse gestützt, ja vielleicht erwiesen. Bei den übertragbaren Leukämien der Hühner und der Mäuse führt ein und dasselbe Virus teils Leukämie, teils Sarkom herbei, wobei die subkutane und intramuskuläre Injektion Geschwulstbildung, die intravenöse dagegen Leukämie erzeugt (FURTH, ENGELBRETH-HOLM, BÜNGELER u. a.). Durch Überimpfen einer Zelle konnten FURTH und KAHN Leukämie erzeugen. Auch mit den sogenannten karzinogenen Stoffen (Teer, Benzpyren, Metylcholanthren, Indol) wurden im Tierexperiment Leukämien hervorgerufen (LINGNAC, FURTH, MORTON und MIDER, BÜNGELER). Besonders interessant finde ich die Versuche von STORTI. Er injizierte Ratten das 1,2 Benzpyren in das Knochenmark und erzielte einerseits eine typische Erythroblastose und andererseits eine myeloische Leukämie mit entsprechendem Blutbild und vor allem mit den typischen Markveränderungen. In einzelnen Fällen waren beide Systeme betroffen. Ich finde die Experimente besonders deshalb wichtig, weil sie zeigen, daß ein und dasselbe Agens bald das eine bald das andere blutbildende System oder auch beide zusammen zur Hyperplasie bringen kann, doch wohl nur nach der jeweils vorliegenden individuellen Disposition.

Diese tierexperimentellen Ergebnisse sind gewiß sehr beachtlich, umsomehr, als wir ja Formen der Leukämie kennen, an deren Tumornatur heute niemand zweifelt. Es sind das die unten zu besprechenden Leukosarkomatosen und das Chlorom. Aber für die hier zur Diskussion stehenden Formen der menschlichen chronischen Leukämien ist trotzdem die Tumornatur noch nicht mit absoluter Sicherheit erwiesen.

Beim Tumor handelt es sich doch um eine primäre lokale Geschwulstbildung mit sekundärer Metastasenbildung, während wir bei den Leukämien in der Regel eine von vornherein gleichzeitig im ganzen Körper einsetzende Hyperplasie eines ganzen Systems bestimmter Gewebe und Zellen vor uns haben, wenn auch die lymphatische Leukämie im Beginn einmal mehr lokalisiert erscheinen kann. Das Milzgewebe bei der myeloischen Leukämie zeigt denselben Aufbau wie das normale Knochenmark, oder wie es die Milz im embryonalen Leben zeigt. Mit Recht fragt NAEGELL, welche Zelle nun durch Metastasierung verschleppt worden sei und tumorös wuchern soll, es müßte denn die Stammzelle der Unitarier sein, die aber niemals im Blut zu finden ist. Ich habe den Hämohistioblasten Ferratas auch noch nie bei einer Leukämie gefunden. Beim Cancer handelt es sich doch immer um eine in Wucherung geratene Zelle, während bei der myeloischen Leukämie alle diese verschiedenen Zellarten des Markes hyperplasieren. Wir finden dieselben myeloischen Umwandlungen der Milz auch bei rein reaktiven Milzmetaplasien, die im Gegensatz zum Tumor reversibel sind. Das sind einige Gründe, die uns zur Vorsicht mahnen. HEILMEYER sieht allerdings die Systemerkrankung nicht als echte, sondern nur als eine vorgetäuschte an (s. auch S. 115). Wenn heute die selektive Empfindlichkeit der Leukämiezellen gegenüber Kerngiften wie Urethan und Senfgas gleichfalls als Beweis für die Tumornatur der Leukämie angeführt wird (MÖSCHLIN, HEILMEYER u. a.), so kann man dem doch nur sehr bedingt zustimmen. HITTMAYR hält die Leukosen nicht für Tumoren, sondern für Hyperplasieformen.

K. ZIEGLER hat vor Jahren die Theorie aufgestellt, daß das myeloische und lymphatische System normalerweise sich in einem Gleichgewichtszustand befinden, dessen Störung nach der einen Seite zur überschießenden und schrankenlosen Wucherung von seiten des anderen führe. NAEGELI hat diesen Gedanken weiter ausgeführt in der Vorstellung, daß die Regulation der normalen Blutbildung auf hormonalem Wege erfolge und durch eine Korrelation der inneren Drüsen gewährleistet sei. Eine Korrelationsstörung innersekretorischer Art könne also vielleicht die Ursache der Leukämie sein. Diese Theorie hat heute wenig Wahrscheinlichkeit mehr.

Das leukämische Blutbild ist nicht das Wesen und auch nicht die obligate Begleiterscheinung der Leukämie. Wir kennen Leukämien, bei denen das leukämische Blutbild vollkommen fehlt, während die Gewebshyperplasie in den Organen vorhanden ist. Wir bezeichnen sie als Aleukämien oder auch als aleukämische Myelose und aleukämische Lymphadenose. Nach der Verlaufsart trennen wir die Leukämien in chronische und akute Fälle. Regelmäßig ist die Leukämie begleitet von einer fortschreitenden schweren Anämie und Kachexie. Auch hämorrhagische Diathese ist, namentlich bei den akuten Formen, nicht selten.

2. Die chronischen Leukämien

a) Die chronische myeloische Leukämie (Leukämische Myelose)

Die chronische myeloische Leukämie ist ein relativ seltenes Krankheitsbild. Sie befällt vor allem den erwachsenen Menschen im mittleren Lebensalter. Im Kindesalter ist sie seltener und scheint vor dem dritten bis vierten Lebensjahr nicht vorzukommen.

Klinischer Verlauf. Der Beginn der Erkrankung ist immer schleichend, und die Beschwerden treten erst auf, wenn bereits erhebliche Organveränderungen vorliegen. Zunächst stellt sich nur eine leichte Müdigkeit, eine Abgespanntheit und Appetitmangel ein. Sehr häufig treten dazu schon frühzeitig Druckgefühl, später Schmerzen in der Magen- und Milzgegend auf, die wohl durch den wachsenden Milztumor ausgelöst werden. Allmählich fällt die zunehmende Blässe der Haut auf, oder es kommt in einzelnen

Fällen zu frühzeitigem Nasenbluten, als erstes Anzeichen einer Neigung zu hämorrhagischer Diathese. Eigenartig ist oft ein starker Juckreiz der Haut, sonst sind nervöse Frühsymptome selten. Beschrieben wird ein schon frühzeitig auftretender Priapismus. In anderen Fällen wird der Kranke erst durch die Entdeckung seiner Milzschwellung auf die Krankheit aufmerksam.

Untersuchungsbefund. In den Anfangsstadien der Erkrankung ist das Aussehen des Kranken noch kaum verändert. Erst später tritt die Blässe auf und die Haut ist eigenartig trocken. Nur selten zeigen sich an den Streckseiten kleine Petechien. Schwere hämorrhagische Diathesen mit Nasenbluten, Zahnfleischbluten, Magen- und Darmblutungen kommen nur bei einer Minderzahl von chronischer leukämischer Myelose vor. Es besteht Neigung zu Ekzemen und hartnäckiger Pruritus. Leukämische Infiltrate der Haut sind selten. An den Respirationsorganen fehlen schwere Veränderungen, leichte Bronchitis kommt vor. Wenn in seltenen Fällen leukämische Infiltrate im Kehlkopf auftreten, kommt es zu Atembeschwerden und Stenosesymptomen. Pleuraergüsse sind nicht ganz selten. Spezifische Veränderungen am Herzen und an den Kreislauforganen fehlen. Bei fortschreitender Anämie treten durch diese bedingte Symptome seitens des Kreislaufs auf. Die bei akuter Leukämie häufigen Veränderungen der Tonsillen fehlen in der Regel. Skorbutähnliche Schwellungen des Zahnfleisches und Schleimhautblutungen sind gelegentlich vorhanden, sehr selten auch leukämische Infiltrate in der Speiseröhre. Magenstörungen sind meist durch die Milzgeschwulst, mitunter auch durch Achylie bedingt. Leukämische Infiltrate in der Darmschleimhaut können zu Diarrhöen führen.

Das augenfälligste Symptom ist der regelmäßig vorhandene Milztumor, der oft enormen Umfang annimmt, so daß er bis in das kleine Becken hinabreicht und weit über die Mittellinie in die rechte Bauchhöhle, ja sogar diese ausfüllend, bis zum rechten Beckenkamm hinabreichen kann. Fast immer ist die Milz mindestens 1 bis 2 Hand breit unterhalb des Rippenbogens und bis in Nabelhöhe zu fühlen. Der Milztumor ist sehr hart, an seinem oberen Rand ist die Milzincisur deutlich zu fühlen, was diagnostisch gegenüber anderen Geschwülsten der Bauchhöhle wichtig ist. Die palpierende Hand fühlt zu Zeiten von Milzschmerzen häufig ein deutliches perisplenitisches Reiben, das auch auskultiert werden kann und auf eine Entzündung der Milzkapsel zurückzuführen ist. Man sieht die Perisplenitis besonders nach stärkeren Röntgenbestrahlungen. Nur selten ist der Milzschmerz so stark, daß er mit Peritonitis verwechselt werden kann, eher ist eine solche Verwechslung mit einer Pleuritis möglich. Chronische myeloische Leukämien ohne Milztumor sind äußerst selten. Bauchwassersucht kommt in älteren Fällen zustande, der Aszites ist klar und enthält wie auch etwa auftretende Pleuraergüsse neben den normalen Blutzellen auch Myelozyten, sowie besonders Eosinophile und Mastzellen. Lymphdrüsenschwellungen sind bei der Krankheit im Gegensatz zur lymphatischen Form meist sehr gering, in der Regel fehlen sie ganz. Nur im späteren Verlauf und bei Wendung zum schlechteren, tritt mitunter stärkere Lymphdrüsenschwellung auf.

Regelmäßig ist bei der myeloischen Leukämie die Leber vergrößert, oft sogar beträchtlich. Sie ist dann hart, scharfrandig und von glatter Oberfläche. Die Nieren sind selten geschädigt. Im Urin findet man Spuren von Eiweiß und vereinzelte Zylinder, sowie ein starkes Urat-Sediment. Der oben als Frühsymptom beschriebene Priapismus ist auch im späteren Verlauf nicht selten, er besteht oft wochenlang und macht erhebliche Schmerzen. Die Ursache sind Thrombosen der corpora cavernosa, in späteren Stadien wohl auch Blutstauung durch den Riesenmilztumor.

Das Nervensystem ist meist nicht stark beteiligt, doch kommen in seltenen Fällen auch sensible und motorische Ausfallserscheinungen, Schwindelzustände, Schlafstörungen, Krämpfe und selbst Hemiplegien sowie bulbäre Störungen durch leukämische Infiltrate vor, oft sogar zu einer Zeit, wo ausgesprochene Blutveränderungen noch fehlen. Vereinzelt leiten eine Lumbago oder eine Ischias die Krankheitsbeschwerden ein, die dann jeder Behandlung trotzen und erst durch das Blutbild in ihrem wahren Charakter erkannt werden (GAULD). Sehstörungen werden durch Retinalblutungen in der Umgebung der Makula oder durch eine echte Retinitis leucämica verursacht. Man sieht im Augenhintergrund fleck- und streifenförmige kleine weiße myeloische Herde in der Umgebung der Gefäße.

Fieber kann während der ganzen Krankheitsdauer fehlen, andererseits bestehen auch öfter leichte abendliche Temperaturerhöhungen. Der Grundumsatz ist in vielen Fällen deutlich erhöht. Die endogene Harnsäure ist vermehrt, was auf den gesteigerten Zerfall von Kernsubstanzen infolge eines beschleunigten Zerfalls der Leukozyten zurückzuführen ist.

Blutbild. Das Blut zeigt in älteren Fällen eine auffallend blasse, fast weißgelbe Farbe, daher der Name Leukämie. In den Anfangsstadien ist die Blutfarbe kaum verändert. Der starke Leukozytengehalt gibt dem Blut eine eigentümliche Klebrigkeit, so daß der Blutausstrich nicht so gut vonstatten geht. Das rote Blutbild ist sehr wechselvoll. Hämoglobin und Rotenzahl sind im Anfang nur mäßig vermindert, später sinken sie stark ab, wobei der FI stets = 1 oder unter 1 liegt. Es kommt aber auch vor, daß durch anfängliche Reizung der Erythropoese die Erythrozytenzahl hoch ist. Anisozytose und Poikilozytose, Polychromasie, Retikulozyten und Normoblasten fehlen nie. Mitunter ist die Zahl der Normoblasten sehr hoch. Es sind Kombinationen von Polyzythämie mit Leukämie beschrieben, in der Art, daß die polyzythämische Blutveränderung der leukämischen vorangeht. Die weißen Blutkörper sind in der Regel ganz enorm vermehrt, Zahlen bis 200000 und darüber, bis zu 800000 kommen vor. In den frühen Stadien überwiegen die neutrophilen Leukozyten, auch die Eosinophilen und Mastzellen sind vermehrt. Dazu treten mit fortschreitender Erkrankung massenhaft Myelozyten aller Arten auf, die dann das Blutbild beherrschen. Außerdem findet man alle Übergangsbilder von den Myelozyten zu den neutrophilen, eosinophilen und basophilen Leukozyten. Je nach der Schwere der Erkrankung nehmen die ungranulierten einkernigen Stammzellen der Myelozyten, die Myeloblasten an der Blutzusammensetzung teil. Sie nehmen besonders in den Endstadien zu. Ihre zahlenmäßige Vermehrung ist immer ein ungünstiges Zeichen. Zuletzt kann es zu einer ausgesprochenen Myeloblastose kommen. Auch die Übergänge von den Myeloblasten zu den Myelozyten, die Promyelozyten sind vermehrt. Die Lymphozyten sind bis auf minimale Prozentsätze verdrängt. Rechnet man aber ihre Gesamtzahl aus, so findet man diese ab und zu auch etwas vermehrt. Die Blutplättchen sind regelmäßig vermehrt, unter Umständen sogar stark bis zu 3 Millionen (HEMMELER), auch Knochenmarksriesenzellen erscheinen im Blut. Die Zusammensetzung des Blutes ändert sich nach der Dauer und Art der Erkrankung ständig, bei Hinzutreten einer bakteriellen Infektion findet man eine starke Reduktion der Leukozytenzahlen und besonders der unreifen Zellelemente, bei Entzündungen im Gewebe sieht man lokal fast nur neutrophile Segmentkernige und keine Myelozyten.

Der Knochenmarksausstrich ergibt in den Anfangsstadien keine sehr charakteristischen Bilder. Erst in späteren Stadien kommt es zu einer völligen myeloblastischen Umwandlung.

Die Milzpunktion und das Splenogramm dagegen erbringen immer die richtige Diagnose auch in den aleukämischen Fällen, da der Ausstrich die völlige myeloide Umwandlung der Milz nachweist. Er enthält neben nur noch vereinzelten Lymphozyten ausschließlich Zellen der myeloischen Reihe.

Aleukämische Myelose. Es gibt chronische myeloide Leukämien, bei denen alle klinischen Symptome der Krankheit vorhanden sind, bei denen aber die Leukozytensteigerung vollkommen fehlt oder nur angedeutet ist. Das qualitative Blutbild weist aber auch hier meist durch starke Linksverschiebung und Auftreten von Myelozyten und einzelnen Myeloblasten auf die Natur der Krankheit hin. Im Zweifelsfalle bringt die Milzpunktion die Entscheidung. Gibt man 1 cm³ einer 1%igen Adrenalinlösung subkutan, so erfolgt eine Milzkontraktion, durch diese werden evtl. myeloische unreife Zellen in größerer Menge ausgeschwemmt (W. FREY). Die aleukämischen Formen führte man früher unter dem Namen der Pseudoleukämie, eine Bezeichnung, die nicht mehr angewendet werden sollte.

Pathologische Anatomie. Sie stellt einen über den ganzen Körper ausgedehnte myeloische Metaplasie fest. In der Milz ist eine Follikelbildung nicht mehr zu erkennen. Mikroskopisch ist die normale Zeichnung verschwunden, und die ganze Pulpa von den reifen und unreifen Knochenmarkzellen erfüllt. Follikel sind nur noch als spärliche Reste zu erkennen. Dieselbe Umwandlung zeigen auch die Lymphdrüsen, die Leber, die Nieren. Sie findet sich auch in den Muskeln und im lockeren Bindegewebe. Das Knochenmark hat oft schon makroskopisch durch die enorme Zahl von weißen Zellen eine fast eitrige, pyoide Beschaffenheit. Das Fettmark ist durch Zellmark ersetzt.

Die auffällige Tatsache, daß sich im Knochenmark sehr wenige Myeloblasten und vor allem keine Kernteilungsfiguren in ihnen sich finden, wie man sie in den Myelozyten oft sieht, spricht dafür, daß die Zellbildung bei der chronischen myeloischen Leukämie von den Myelozyten ihren Ausgang nimmt, während der Myeloblast als zunächst ruhende Zelle in Reserve steht und erst später aktiv wird. Weniger zustimmen kann ich der besonders von ROHR vertretenen Meinung, daß die alte Lehre von der Entwicklungsreihe Myeloblast → Promyelozyt → Myelozyt → Leukozyt durch eine neue Formel: Paramyeloblast ← Paramyelozyt → Paraleukozyt zu ersetzen sei, wobei die Vorsilbe Para auf die abwegige Entwicklungsform der Zellen hindeuten soll. Auch der Meinung, daß die myeloischen Zellen der Leukämie im Blute nur aus extramedullären Herden stammen, vermag ich nicht ganz beizupflichten, wenn auch zugegeben werden muß, daß die Hauptmasse der Zellen nicht aus dem Knochenmark stammt.

Vorherrschen besonderer Zellformen kommt bei manchen Leukämien vor. In dem einen Falle sind es die eosinophilen Zellen, im anderen die Mastzellen, im dritten auch mitunter die Megakaryozyten. Ich halte es nicht für nötig und auch nicht für angängig, in solchen Fällen von einer besonderen Leukämie, etwa von eosinophiler, basophiler und megakarzyozytärer Leukämie zu reden. Für die stärkere Beimischung eosinophiler und basophiler Zellen mache ich allergische Momente verantwortlich, deren Vorkommen bei dem starken Eiweißzerfall durch Zugrundegehen der Leukämiezellen sich begründen läßt. Die Nukleinsäuren sind es nach meinen Versuchen allerdings nicht. Es gelang mir jedoch, mit Übertragung von Serum einer Myeloischen Leukämie eine ganz erhebliche Monozytose und Eosiophilie experimentell zu erzeugen.

Ich halte sie für einen allergischen Vorgang. Es gibt Myelosen, die nach Röntgenbestrahlung bei sonst ganz normalem Blutbild noch eine Vermehrung der basophilen und eosinophilen Leukozyten zeigen. Das halte ich nicht, wie behauptet wird, für ein Zeichen noch bestehender latenter Myelose, sondern für einen Beweis einer noch bestehenden Allergielage. Das gleiche gilt von den Fällen, wo einer Vermehrung reifer eosinophiler und basophiler Zellen im Blute dem Auftreten von Myelozyten im Beginn einer Leukämie vorausgehen.

Auch eine aleukämische Megakaryozytenleukämie wurde beschrieben (LINDERBOOM), die aber nach ihrem klinischen und anatomischen Befund den oben beschriebenen Erythroblastosen näher steht als der Leukämie.

Die Erythroleukämie als besondere Krankheit zu führen, halte ich gleichfalls nicht für angebracht. Es handelt sich um das Auftreten von kernhaltigen Roten in größerer Menge im Vorstadium oder in Begleitung einer echten Leukämie, besonders bei der akuten Myeloblastenleukämie. Die Zahl der Erythroblasten kann im peripheren Blut so hochgradig sein, daß sie die Zahl der Weißen übertrifft, weshalb sie vielfach auch unter den Erythroblastosen angeführt wird. Aber das Knochenmark zeigt in der Regel keine ausgesprochene Erythroblastose, sondern ein myeloisches oder myeloblastisches Mark (s. Seite 111).

Die Prognose der chronischen myeloischen Leukämie ist schlecht. In unbehandelten Fällen beträgt die Lebensdauer 2 bis 3 Jahre, je stärker die begleitende Anämie, um so schlechter die Prognose. Die Krankheit ist bisher unheilbar, kann aber durch eine geeignete Behandlung jahrelang günstig beeinflußt werden.

Therapie: Die Methode der Wahl war bis heute die Röntgenbehandlung. Die günstige Wirkung dieser Behandlung auf die myeloische Leukämie erklärt sich aus der Tatsache, daß die Röntgenstrahlen besonders auf jugendliche und stark proliferierende Zellen zerstörend und hemmend einwirken. Auf die Technik der Röntgentherapie kann ich hier im einzelnen nicht eingehen. Sie wird in der Weise durchgeführt, daß die Milz mittels eines Fernfeldes homogen oder in kleinen Einzelfeldern bestrahlt wird. Eine strenge Individualisierung der Bestrahlungsweise ist notwendig. Als oberstes Prinzip hat zu gelten, vorsichtig zu bestrahlen unter dauernder Kontrolle des Blutbildes und des Allgemeinzustandes. Ich habe bereits 1920, zu einer Zeit, als man mit den Röntgenstrahlen bei der Leukämie sehr freigiebig umging, vor der Intensivbehandlung dringend gewarnt, heute ist sie wohl allgemein verlassen und die von mir u. a. empfohlene vorsichtige Dosierung allgemein üblich geworden. Es hat keinen Zweck, durch Gewaltdosen unter allen Umständen den Milztumor zum Verschwinden zu bringen und die Leukozytenzahl auf die Norm herunterzudrücken. Das ist zweifellos möglich, aber dieser überraschende Scheinerfolg hält nicht lange an. Das Rezidiv kommt um so rascher wieder. Man bestrahle in der Weise, daß die Leukozyten langsam fallen, wobei ganz besonders wichtig ist, daß vor allem das Hämoglobin und die Erythrozytenzahl ansteigen, das Allgemeinbefinden und das Körpergewicht sich heben. Die pathologischen Formen im Blutbild sollen zurückgehen, aber es ist nicht nötig, das weiße Blutbild bis zur Norm zu verändern. Sobald Hämoglobin und Rote annähernd normale Werte erreicht haben, der Allgemeinzustand sich gehoben hat, werden die Bestrahlungen ausgesetzt, mag auch die Leukozytenzahl noch übernormale Werte (20 000 bis 30 000) aufweisen und der Milztumor noch nicht ganz verschwunden sein. Bei eintretender Verschlechterung des weißen und besonders des roten Blutbildes wird von neuem vorsichtig bestrahlt. Die Röntgenbehandlung muß unbedingt abgebrochen werden bei einem allzu rapiden Leukozytensturz und wenn etwa das Hämoglobin und die Erythrozytenwerte abfallen. Man kann mit der Bestrahlung nicht vorsichtig genug sein. Überstürzte und übertriebene Behandlung ist eher schädlich als nützlich! Ich halte daher auch die Totalbestrahlung des ganzen Körpers bei der myeloischen Leukämie als obligatorische Methode für verfehlt, dagegen kann sie Anwendung finden bei Fällen, die auf die homogene Milzbestrahlung nicht mehr ansprechen oder von vornherein nicht reagieren.

Leider ist die Röntgentherapie nicht in der Lage, ein Dauerresultat zu erzielen. Die durchschnittliche Lebensdauer wird auf 3 bis 5 Jahre angegeben. Mit der Zeit nimmt die Wirksamkeit der Bestrahlung ab, durch Bestrahlung der Leber kann dann mitunter noch eine gewisse Wirkung erzielt werden. Immerhin sind doch durch die vorsichtigen Bestrahlungen, leider allerdings in nicht allzu vielen Fällen, auch Lebensverlängerungen bis zu 8 und 10 Jahren erreicht worden. Ich selbst habe solche bis zu 8 Jahren erreicht, Vogt in 2 Fällen bis zu 7 Jahren und Hird eine solche bis 10 Jahre.

Sehr empfehle ich eine Kombination der Röntgentherapie mit einer Arsenkur, die bei leichteren Fällen schon allein eine Wirkung erkennen läßt, besonders in den Anfangsstadien. Sie sollte stets vor der Bestrahlung,

aber auch in den Bestrahlungspausen angewendet werden. Man gibt nach
NAEGELIS Vorschlag 3 mal täglich 0,05 Arsacetin oder 3 mal 1 bis 2 Tabletten
Arsylen per os, sowie Injektionen von Solarson, Optarson, Natrium cacodylicum oder Acidum arsenicosum, 1 mg täglich über mehrere Wochen,
wobei man die Dosis ansteigend und absteigend verstärkt und vermindert
(bis zur Höchstdosis von 10 mg täglich), ebenso auch die FOWLERsche Lösung.
Große Dosen von Ferro-Eisen (Ceferro, Ferrostabil) sind imstande, die bei
der Leukämie meist vorhandene Anämie günstig zu beeinflussen.

Thorium X, Mesothorium und Radiothorium wirken gleichfalls leukozyten-
zerstörend, es kann intravenös oder intramuskulär zu 300 bis 800 elektrostatischen
Einheiten injiziert werden, doch ist die Röntgentherapie entschieden wirksamer. Das
gilt auch von dem neuerdings empfohlenen radioaktiven Isotop P 32, das als phos-
phorsaures Salz injiziert wird und sich im leukämischen Gewebe einlagert. Die Dosierung ist initial 1 bis 2 millicurie intravenös, dann noch 5 mal 0,5 millicurie in 3 bis
4 tägigen Intervallen, zuletzt 0,5 millicurie pro Woche, bis die Leukozyten auf ca. 30 000
gefallen sind. Man kann auch peroral behandeln, muß dann aber die Dosis bis 50
millicurie erhöhen. Die Wirkung soll der Röntgentherapie entsprechen, die Behandlung kann auch mit ihr kombiniert werden. Eine wesentliche Lebensverlängerung
wird nicht erreicht. LAWRENCE hatte bei 129 Fällen die allein oder mit Röntgenbestrahlung kombiniert behandelt wurden, eine Durchschnittslebensdauer von 3,7 Jahren.
Die Vorteile des Mittels liegen in der Leichtigkeit, mit der auf diesem Wege eine
generalisierte Bestrahlung durchgeführt werden kann.

Ein neuer Weg der Leukämiebehandlung schien sich zu öffnen, als 1946
PATERSON und Mitarbeiter das Urethan respektive das Äthyl-Urethan in
die Therapie einführten. Es ist bereits eine große Literatur hierüber entstanden, in Deutschland hat wohl zuerst SCHOEN die neue Methode klinisch
überprüft.

Das Urethan ist ein Kern- und Protoplasmagift (zytostatisches Gift), das auf alle
Zellfunktionen einwirkt, schon beim gesunden Menschen zuerst die Lymphozyten und
später die Granulozyten hemmt, während die Erythrozyten und die Thrombozyten
bei Gesunden nicht beeinflußt werden sollen (STORTI, MÖSCHLIN und MEILI). Das
Urethan hat eine besonders starke Wirkung auf alle hyperplastischen Prozesse der
blutbildenden Gewebe, insbesondere auf die wenig differenzierten myeloischen Zellen
(SCHÖN, HEILMEYER u. a.). Daher spricht auch die myeloische Leukämie besonders
gut auf das Mittel an. Es scheint besonders die extramedullären Blutbildungsherde in der Milz und Leber zu hemmen (LENNERT), was mit der oben erwähnten
Theorie von ROHR übereinstimmt. Die Hoffnung, daß diese selektive Wirkung auf ein
Zellsystem streng beschränkt sei, hat sich allerdings nicht erfüllt. Bei hohen Dosen,
gleichwie bei langdauernder Anwendung kleiner Dosen, kommt es auch zur Störung
im Erythrozyten- und Thrombozytensystem, wie auch im RES. So sind denn
mit der Zeit ernsthafte Zwischenfälle bekannt geworden. Es kann zu schwerer
Leukopenie und Agranulozytose, zur Markaplasie und Panmyelophthise, unter Umständen zu verhängnisvoller Aktivierung der myeloischen Leukämie, zu einer akuten
Myeloblasten-Leukämie kommen. Die normalen Leukozyten werden auch funktionell
geschädigt, sie verlieren ihre Emigrations- und Phagozytosefähigkeit. Hierdurch und
durch den Granulozytenschwund ist die Widerstandsfähigkeit des Körpers gegen
sekundäre Infektionen herabgesetzt. Es kommt zu Pneumonien, die wie bei der
Agranulozytose leukozytenarm sind und aus Rundzellen bestehen (LETTRÉ). Als

Zeichen schwerster toxischer Wirkung tritt Porphyrinurie auf (JOACHIM BRUGSCH, BREDNOW). Mitunter kommt es zu hoher Thrombozytose (LAMBIN und MASURE). Die Dosierung des Urethans ist schwierig und bedarf sorgfältigster Kontrolle des Blutbefundes. Es wird daher allgemein die Meinung vertreten, daß man die Behandlung nur unter klinischer Beobachtung ausführen sollte. Die Anfangsdosis ist im allgemeinen 3 bis 6 g, im Durchschnitt 4 g täglich, die am besten abends in einem aromatischen Trank gegeben werden. Oft wird man bei Überempfindlichkeit die Dosis noch verkleinern, oder sie geteilt geben müssen. In mehr refraktären Fällen geht man mit der Dosis höher, jedoch nicht über 8 g. Das Mittel kann auch intravenös gegeben werden, in einer 5%igen Lösung; diese bis auf 15% zu steigern, wie empfohlen wurde, ist nicht ungefährlich. Bei schlechter Verträglichkeit im Magen gibt man das Mittel zu 4 g täglich mit 100 g Schleim per Rektum. Die Behandlung muß längere Zeit fortgeführt werden, bis die Leukozyten etwa auf 10000 gefallen sind. 60 bis 100 g Urethan sind wohl meist für eine Kur nötig. In hartnäckigen Fällen wurden bis 700 g gegeben. Andererseits gibt es Fälle, die schon auf wenige Gramm reagieren.

Am besten spricht auf das Urethan die chronische myeloische Leukämie an. Nach 8 Tagen beginnt meist der Milztumor sich zu verkleinern, jedoch bleibt die myeloische Umwandlung der Milz bestehen (ALEKSANDROWICZ). Die Leukozyten fallen auf 5 bis 6000 ab, während die Roten ansteigen sollen. Aus dem Blutbild verschwinden alle unreifen myeloischen Zellen, auch die jugendlichen und die stabförmigen Leukozyten, doch bleibt manchmal eine Basophilie von 5 bis 10% erhalten. Der Mitosenindex im Mark nimmt bei den weißen Zellen ab, bei den roten zu. Das Mark normalisiert sich weitgehend. Das Verhalten ist also durchaus demjenigen einer guten Röntgenbehandlung entsprechend.

Fälle, die von vornherein bereits viele Myeloblasten im Blute zeigen, sind ungünstige Objekte, solche, die nach Röntgenbestrahlung eine zunehmende Anämie zeigen, sind ungeeignet. Sehr mißlich ist es, daß auch nach Aussetzen des Mittels die Wirkung oft noch lange anhält, so daß weitere Leukozytenstürze und schwerere Knochenmarksveränderungen nicht mehr verhindert werden können.

Die Dauer einer Remission ist meist nach Urethan viel kürzer als nach Röntgenbestrahlung. Eine Erhaltungsdosis ist schwer zu finden, empfohlen werden kleine Dosen von Urethan täglich. In den Behandlungspausen kombiniert man am besten mit einer Arsenkur wie oben, auch Kombination mit Röntgen ist denkbar. Durch Beigabe von Sexualhormon (25 mg Cyren) soll nach LETTERER und BOCK mitunter die Wirkung des Urethans verstärkt werden.

Die Urethanbehandlung vermag das endgültige Schicksal der Leukämiker ebensowenig zu wenden, wie die bisher geübte Röntgentherapie. Der verhängnisvolle Übergang in die Myeloblastenleukämie kann nicht verhindert werden, sondern wird leider sogar in einzelnen Fällen provoziert. Dem praktischen Arzt möchte ich jedenfalls raten, die Urethanbehandlung nicht ambulant durchzuführen. Die Klinik darf trotz der Gefahren, die mit der

Behandlung verbunden sind, sich nicht abhalten lassen, dem Urethan auch weiterhin die größte Aufmerksamkeit zuzuwenden.

Auch das Senfgas (s. S. 153) hat einen deutlichen Einfluß auf die Leukämie. Es wird berichtet, daß auch seine Wirkung der Röntgenbestrahlungen gleichkommt. Die Ausführung dieser Therapie bringe ich beim Lymphogranulom (s. S. 153).

Das Dimetylbenzanthracen (1 g pro dosi intravenös), das bei chronischen Lymphdrüsenschwellungen gut wirkt, hat bei den Leukämien keine nennenswerte Wirkung. Mit Phthalsäureverbindungen von Kupfer- und Nickelsalzen wollen WEISSBECKER, GESCHICKTER und REID bei intramuskulärer Injektion erstaunliche Besserungen bei Leukämien erzielt haben, die Kupfersalze sollen bei myeloischer und die Nickelsalze bei lymphatischer Leukämie weitgehende Remissionen bedingen. Nachprüfungen fehlen, soweit ich sehe.

Die vielfach angewendeten Bluttransfusionen haben an sich keinen spezifischen Effekt auf das Blutbild, doch wird mitunter durch häufige kleine Blutübertragungen, auch von Eigenblut, eine Besserung des Allgemeinbefindens erzielt. Unbedingt erforderlich sind sie bei schweren Schädigungen der Erythropoese infolge Urethan- oder Röntgentherapie.

Die oben schon geschilderte Methode der Exsanguistransfusion nach BERNARD und BESSIS, bei der wiederholt enorme Mengen von Frischblut (Spenderblut) infundiert werden, nachdem vorher eine entsprechende Menge Blut dem Leukämiker abgelassen wurde, ist bei uns noch wenig nachgeprüft und eignet sich für die Allgemeinpraxis überhaupt nicht. KUBICZEK berichtet über eine so behandelte akute Leukämie, bei der die Roten von 2,4 auf 4 Mill. und das Hämoglobin von 54 auf 81 anstieg. GOTTSEGEN und RONAR, welche die Methode bei akuter Leukämie nachprüften, sahen keinen Erfolg. Zur Behandlung eines Falles müssen nach und nach ca. 12 bis 13 Liter Blut abgelassen und ersetzt werden, wozu etwa 20 bis 30 Spender notwendig sein würden. BESSIS und BERNARD gingen von der Annahme aus, daß die Ausblutungstransfusion es ermögliche, dem Organismus alle schädlichen Substanzen zu entziehen und ihn mit dem Frischblut antileukotische Stoffe zuzuführen, die das hypothetische Agens der Leukämie angreifen.

b) Die chronische lymphatische Leukämie (Leukämische Lymphadenose)

Die chronische lymphatische Leukämie ist noch etwas seltener als die myeloische. Sie ist im Kindesalter etwas häufiger, kommt aber bis ins hohe Alter vor.

Der Beginn der Erkrankung ist gleichfalls schleichend. Viel häufiger als die Allgemeinbeschwerden führen die bei ihr schon frühzeitig auftretenden Lymphdrüsenschwellungen die Kranken zum Arzt. Bei der Untersuchung findet man eine mehr oder weniger stark ausgedehnte Schwellung der Lymphdrüsen am Hals, in den Achseln, in der Leistengegend, die Bohnengröße und darüber erreichen und meist kettenförmig isoliert aneinanderliegen oder seltener größere Pakete bilden. Sie sind ziemlich hart. Die Milz ist in der Mehrzahl der Fälle leicht vergrößert, mitunter ist die Milzvergrößerung sogar das erste Symptom. In anderen Fällen sind auch die mediastinalen, bronchialen und die abdominalen Lymphdrüsen befallen.

Besonders häufig zeigt die Haut lymphatische Infiltrate, daneben auch mannigfache urtikarielle und ekzematöse, mitunter prurigo- und psoriasisähnliche Hautveränderungen. Starker Juckreiz ist vorhanden. Die Hautinfiltrate sitzen häufig im Gesicht, besonders an den Augenbrauen, an der Stirn, an der Wange und an den Lippen. Sie sind meist klein, nur gelegentlich sieht man größere, tumorartige Infiltrate. Auch die Parotis, die Submaxillaris und Sublingualis werden befallen, so daß das Bild der Mikuliczschen Krankheit vorgetäuscht wird. Gar nicht selten beginnt die Erkrankung mit einem isolierten Mediastinaltumor. Sehr selten ist, wie gesagt, der Beginn mit einem isolierten großen Milztumor, der zunächst bei dem Fehlen der Drüsenschwellungen den Verdacht auf eine myeloische Leukämie hervorruft. Die Leber ist meistens vergrößert und hart. Die Atmungsorgane zeigen mit Ausnahme der durch die Röntgenuntersuchung feststellbaren Hilusdrüsenschwellungen selten Veränderungen, ausgenommen von leichter chronischer Bronchitis. Am Verdauungskanal fällt häufig eine Vergrößerung der Tonsillen infolge Hyperplasie ihrer lymphatischen Apparate auf. Wie bei der myeloischen Leukämie kommt es durch Schwellung der Darmfollikel zeitweise zu Durchfällen. Hämorrhagische Diathese ist in vorgeschrittenen Fällen häufiger als bei der myeloischen Form, besonders im Kindesalter. Im Urin ist die Uratvermehrung wesentlich geringer als bei der myeloischen Leukämie. Das Auftreten des Bence-Jonesschen Eiweißkörpers wird mitunter beobachtet. Das klinische Bild dieser Leukämie kann durch das außerordentlich wechselvolle Befallensein der einzelne Drüsengruppen oder der gesamten Drüsen ein außerordentlich vielgestaltiges sein. Es sollten daher Drüsenvergrößerungen einzelner Gruppen, aber auch eine chronische Vergrößerung der Mandeln, sowie Infiltrate in der Haut und chronische Ekzeme immer die Veranlassung zu einer Blutuntersuchung geben.

Blutbefund: Die Zahl der weißen Blutkörperchen ist in der Regel vermehrt, erreicht aber niemals die hohen Werte der myeloischen Leukämie. Die Zahlen von 20 bis 30000 Leukozyten sind die häufigsten, wenn auch manchmal solche bis zu mehreren 100000 vorkommen. Das qualitative Blutbild ist dabei ziemlich einförmig. Es wird vollkommen beherrscht von Lymphozyten, die fast 90 bis 95% der Blutzellen ausmachen, während die gesamten Granulozyten nur sehr wenige Prozent betragen. Lymphoblasten sind spärlich. Die Lymphozyten haben meistens einen ziemlich schmalen Protoplasmasaum, der Kern zeigt stärkere Buchtungen und größere Polymorphie als die normalen Lymphozyten. Früher sprach man auch von Rieder-Formen. Die Azurgranulation fehlt den leukämischen Lymphozyten oft. Die noch vorhandenen granulierten Leukozyten sind durchweg neutrophil, Eosinophilie und Mastzellen finden sich nur vereinzelt, auch die Monozyten sind äußerst spärlich. Das rote Blutbild ist anfänglich wenig, bei fortschreitender Erkrankung dagegen stark anämisch verändert. Die Blutplättchen sind vermindert. Bei interkurrenten Infektionen kann eine infektiöse Neutrophilie auftreten.

Auch bei der lymphatischen Leukämie gibt es eine aleukämische Form
(aleukämische Lymphadenose). Trotz normaler Gesamtzahl der Leukozyten sind im Blutbild die Lymphozyten prozentual und absolut stark
vermehrt. Die aleukämische Form ist sogar sehr häufig. Es scheint, daß
die Mehrzahl aller lymphatischen Leukämien durch ein aleukämisches
Stadium hindurchgehen. Ich sah große Mediastinaltumoren mit nur leichter
relativer Lymphozytose, die nach monatelangem Bestehen mit oder ohne
Röntgenbestrahlung schlagartig in eine schwere generalisierte Lymphadenose mit enorm hyperleukämisch lymphatischen Blutbild umschlugen.

Die Sternalpunktion klärt in den aleukämischen Formen die Situation
vollkommen, natürlich auch in den leukämischen. Das Myelogramm besteht
überwiegend aus Lymphozyten, während diese im normalen Mark nur
spärlich sind. Sie ist besonders wertvoll in den Fällen, wo die Lokalisation
der Lymphadenose ausschließlich im Marke sitzt (STORTI, v. DOMARUS).

Der Verlauf der chronischen lymphatischen Leukämie ist viel langsamer
als derjenige der myeloischen. Das gilt namentlich für die aleukämischen
und subleukämischen Fälle. Eine Verlaufsdauer bis zu 15 und 20 Jahren
ist keine große Seltenheit. Andere Fälle freilich verlaufen viel schneller.
Das Endstadium ist meistens durch fortschreitende Anämie mit hämorrhagischer Diathese und einer zunehmenden Kachexie bei steigender Verschlechterung des Blutbildes gekennzeichnet.

Pathologisch-anatomischer Befund: Die gesamten lymphatischen Organe
des Körpers zeigen eine intensive Hyperplasie. Die Milz und die Lymphdrüsen lassen
kaum mehr eine Follikelzeichnung erkennen, das ganze Gewebe besteht aus Lymphozyten. Wo überall sonst im Körper lymphatisches Gewebe vorkommt, kann es histologisch die gleiche Hyperplasie aufweisen. Das Knochenmark ist gänzlich lymphatisch
umgewandelt. Lymphatische Infiltrate finden sich ferner in der Haut, in den Schleimhäuten, im lockeren Bindegewebe, im Herzmuskel, besonders periportal in der Leber.

Die Diagnose kann bei den aleukämischen Fällen und den mehr lokalisierten Drüsenerkrankungen Schwierigkeiten machen. Doch gibt die Sternalpunktion oder auch die Untersuchung einer exstirpierten Drüse die Lösung.

Therapie: Auch für die lymphatische Leukämie ist die Röntgenbehandlung die zweckmäßigste. Es muß zwar auch hier vor zu hohen Dosen gewarnt werden, doch ist mit Rücksicht auf die allgemeine Ausbreitung der
Erkrankung über die lymphatischen Organe des ganzen Körpers bei den
leukämischen Formen die Totalbestrahlung unter Umständen vorzuziehen.
Bei isolierten Drüsentumoren bestrahlt man lokal. Erfolge sind bei der
lymphatischen Leukämie schwerer zu erreichen und auch weniger dauerhaft.
Die Arsenbehandlung ist gleichfalls wertvoll. Von der Urethanbehandlung
und von Senfgas wird man bei strahlenrefraktären Fällen unbedingt
Gebrauch machen, da man gute Wirkungen erleben kann, wenn auch die
Lebensdauer kaum verlängert wird. Gegen die Gefahren einer Knochen-
marksinsuffizienz durch diese Behandlung wird Penicillin (30 000 Einheiten
alle 3 Stunden intramuskulär) und Bluttransfusion angewendet.

3. Die akute Leukämie

Sie wurde zum erstenmal von dem Kliniker FRIEDREICH im Jahre 1857 diagnostiziert. Ihr Beginn ist immer ganz akut und der Verlauf rasch und tödlich. Nach dem Blutbefund und demjenigen an den blutbildenden Organen verläuft die akute Leukämie meist im Sinne einer myeloischen Leukämie, doch kommen zweifellos auch lymphatische vor. Praktisch ist das Krankheitsbild klinisch ein so einheitliches, und andererseits die Unterscheidung in lymphatische und myeloische Form rein nach dem Blutbilde so schwierig, daß die Trennung oft kaum möglich, aber auch nicht nötig ist. Viel wichtiger ist es, daß die akute Leukämie überhaupt rechtzeitig erkannt wird, was erstaunlich oft nicht geschieht.

Der akute Beginn, der oft einem schweren septischen Krankheitsbilde gleicht, hat verständlicherweise immer wieder dazu geführt, die infektiöse Natur dieser Leukämie zu betonen (FERRATA, STERNBERG), doch sind bisher weder die Erreger gefunden, noch sonstige ausschlaggebende Beweise für diese Vermutung erbracht worden. Diese akute Form der Leukämie befällt mit Vorliebe das jugendliche und das Kindesalter. Die myeloische Form ist die weitaus häufigste. Die oft behauptete traumatische Entstehung ist nicht erwiesen.

Klinischer Verlauf: Mit oder ohne leichte Prodrome, wie Kopfschmerzen, Gliederschmerzen und allgemeines Unbehagen beginnt die Krankheit plötzlich mit Schüttelfrost und Fieber. Typisch ist von vornherein die Neigung zu hämorrhagischer Diathese und zu schweren Veränderungen an der Schleimhaut des Mundes sowie an den Rachenorganen. Unter heftigen Schluckbeschwerden und Schmerzen beim Kauen entwickelt sich eine starke, entzündliche Schwellung der Schleimhaut des Mundes, der Gingiva, des Gaumens und der Wangenschleimhaut mit heftigem Speichelfluß. Die Schleimhaut blutet bei jeder Berührung, aber auch spontan, und bedeckt sich bald mit schmutzigen, stinkenden Borken und Membranen. Starker Foetor ex ore. Gleichzeitig schwellen die Tonsillen an, mit schmutzigen, weißfarbigen ausgedehnten Belägen und Membranen, sowie tiefen Ulzerationen. Bald ist mehr der stomatitische, bald mehr der anginöse Typus ausgebildet. In der Regel schwellen die Halsdrüsen stark an, oft auch nur gering. Die Lymphdrüsen der übrigen Körperpartien sind weniger beteiligt, häufiger noch die Achseldrüsen. Schwere Nekrosen an der Lippe, der Nase und den Augen kommen vor. Eine Milzschwellung kann fehlen oder sie ist geringfügig, große Milztumoren sind selten. Vergrößert ist meist auch die Leber. Abgesehen von den schon erwähnten Zahnfleischblutungen kommt es zu Blutungen aus dem Magen und Darm, aus der Niere und Blase, zu blutigen Pleuraergüssen und selbst zu Hirnblutungen. Ausgedehnte Purpura der Haut tritt hinzu. Der Urin enthält oft Eiweiß und Zylinder, sowie viel Harnsäure. Akute Phlebitis und Thrombosen kommen vereinzelt vor. Seitens des Nervensystems sind Trübungen des Bewußtseins bis zum Koma im Endstadium die Regel. Durch Einbruch leukämischer Infiltrate oder infolge spinaler Blutungen kann das Bild einer Querschnittsmyelitis entstehen.

Blutbild: Im ersten Beginn der Erkrankung ist die Leukozytenzahl nur wenig, oft gar nicht erhöht, ja sogar mitunter vermindert. Sie steigt aber in den nächsten Tagen meistens rasch an und erreicht ausgesprochen leukämische Werte bis 100- und 200000. Mittlere Leukozytenwerte sind jedoch häufiger. Der Blutausstrich zeigt das überwiegende Vorhandensein von unreifen einkernigen ungranulierter Zellen. Bei der myeloischen Form haben diese den Typus der Myeloblasten. In diesem Falle sieht man auch Übergangsformen von den Myoblasten zu den Myelozyten sowie echte Myelozyten vereinzelt im Blutbild. Meist sind nur Myeloblasten vorhanden, die auch in kleinen Formen als sogenannte Mikromyeloblasten erscheinen. Die sichere Unterscheidung der Myeloblasten von Lymphoblasten ist schwierig, oft unmöglich. Einzig die Oxydase-Reaktion vermag, falls sie positiv ausfällt, die Erkennung zu erleichtern. Doch fehlt diese Reaktion bei den jugendlichen Myeloblasten meistens. Oft zeigen die Kerne der Myeloblasten Einbuchtungen und Lappungen, so daß sie wie Monozyten aussehen. Überhaupt ist die Polymorphie der Zellen auffällig. Einzelne enthalten sogenannte Auerstäbchen (s. S. 48). Die neutrophilen Leukozyten sind immer nur in älteren, reifen Formen vorhanden, ihre jugendlicheren Formen fehlen gänzlich. NAEGELI hat auf die diagnostische Bedeutung, dieses, von ihm Hiatus leucämicus genannte Zeichen hingewiesen, das in dem Gegensatz zwischen den noch aus gesunden Tagen vorhandenen älteren Neutrophilen und dem massenhaften Auftreten der Stammzellen besteht, ohne daß, wie sonst bei den Leukämien, die Übergangstadien zwischen diesen im Blute erscheinen. Die Blutbildung ist also ganz akut in einen vollkommen abnormen Typus umgeschlagen. Bei der sehr seltenen, von manchen (z. B. NAEGELI) überhaupt nicht anerkannten lymphatischen Form sieht das Blutbild kaum anders aus. Die große Masse der Zellen besteht dann aus Lymphoblasten, oft sind mehr kleine Lymphozyten zu sehen, die eine negative Oxydase-Reaktion geben. Bei beiden Formen sind mitunter die Plasmazellen vermehrt, auch sieht man nacktkernige und zerfallende Zellformen, sogenannte GUMPRECHTsche Schollen. Sie sind vielleicht die Reste von leicht lädierbaren, ins Blut ausgeschwemmten Retikuloendothelien. Das rote Blutbild zeigt die Charakteristika einer rasch zunehmenden, schweren Anämie. Regenerationserscheinungen sind mitunter lebhaft, so daß auch zahlreiche Normoblasten, selbst Megaloblasten besonders bei Kindern auftreten. Die Thrombozyten fallen immer rasch ab und sind hochgradig vermindert oder fehlen auch ganz, daher die starke Neigung zu Blutungen.

Die Diagnose macht in typischen Fällen eigentlich keine allzugroßen Schwierigkeiten. Der akute, hoch fieberhafte Beginn mit hämorrhagischer Diathese, den Schleimhaut- und Tonsillenprozessen, der Milz- und Lymphdrüsenschwellungen in Verbindung mit dem Blut- und vor allem dem Knochenmarksbefund sichern die Diagnose. Trotzdem lehrt die Erfahrung, daß in der Praxis das Bild mit allen möglichen anderen Krankheitszuständen häufig verwechselt wird, vor allem auch deshalb, weil die akute Leukämie nicht selten mit normalen Leukozytenzahlen und selbst mit Leukopenie einhergeht. Hier muß das Blutbild nach qualitativen und nicht nach quantitativen Veränderungen der Zellzusammensetzung beurteilt werden (unreife Zellformen, Stammzellen, Hiatus leucaemicus). In seltenen Fällen können die akuten Leukämien so atypisch verlaufen, daß selbst von Geübten die Diagnose verkannt werden kann (Kryptoleukämie, EMILE-WEIL). Die oben genannte Adrenalinprobe nach FREY kann mitunter dann durch Ausschwemmung unreifer Zellen ins Blut die Diagnose erleichtern. Differentialdiagnostisch kommen in Betracht die Sepsis mit leukämoidem Blutbild, der akute WERLHOF (s. unten), die Agranulozytose, die aplastische Anämie und Panmyelophthise und die infektiöse Mononukleose.

Die Sternal- und Milzpunktion bringt die Entscheidung. Das Myelogramm zeigt ein ausgesprochenes Myeloblastenmark und das Splenogramm die myeloische Umwandlung der Milz, und bei der lymphatischen Form die entsprechenden Gewebsumwandlungen.

Die Prognose der akuten Leukämie ist infaust.

Die Therapie ist vollkommen machtlos. Röntgenbestrahlung ist absolut zu widerraten. Ich habe selbst bei vorsichtigster Dosierung nur Verschlechterung gesehen. Kurze Besserungen erreicht man mit hohen Arsendosen und vorsichtigen Blutübertragungen. Bei den beschriebenen Heilungen hat es sich sicherlich nur um starke leukämoide Reaktionen gehandelt.

Auch die Behandlung mit zytostatischen Giften wie Urethan und Senfgas hat sich als erfolglos herausgestellt. Über die Versuche mit der oben beschriebenen Exsanguistransfusion bei akuter Leukämie liegen keine ermutigenden Nachprüfungen vor. Selbst BESSIS und BERNARD, welche die Methode empfahlen, müssen zugeben, daß nach Besserungen innerhalb von 8 Wochen bis 3 Monaten die Rezidive sich einstellten und alle Kranken starben*) (s. Seite 134).

Die akuten Leukämien mit ihrem oben skizzierten wechselvollen Blutbildern und der Polymorphie ihrer Zellen sind wohl das heute noch am meisten umstrittene Gebiet der Hämatologie.

Die einkernigen Zellen der akuten Leukämie sind in den meisten Fällen atypisch und ihre Differenzierung ist selbst für den Geübten nicht leicht. So gaben die im Einzelfall sehr wechselnden Zellbilder die Veranlassung, daß immer neue Unterformen der akuten Leukämie als selbständige Krankheitsbilder herausgestellt wurden. Die Unterscheidung, ob eine akute myeloische oder lymphatische Leukämie vorliegt, ist oft auch mit der Oxydase-Reaktion kaum zu treffen. NAEGELI hat alle akuten Leukämien

---

*) Aus Amerika wird über Erfolge mit Folsäureantagonisten, insbesondere mit Aminopterin berichtet (FABER, DAMESHEK, DIAMOND u. a.).

Dosierung: Aminopterin bei Erwachsenen 1 bis 4 mg pro die intramuskulär, bei Kindern 0,5 bis 1,0 mg. Während von den amerikanischen Autoren Remissionen in 35 bis 60% der Fälle, z. T. bis zur Normalisierung des Blutbildes gemeldet werden, sah HEILMEYER in 3 Fällen keine Erfolge. Über Heilung verlautet nichts. Die Brauchbarkeit einer Behandlung mit Cortison und ACTH (adrenocorticotropes Hormon der Hypophyse) ist noch umstritten.

als myeloische angesehen und die vielen vom normalen Aussehen der Myeloblasten abweichenden Zellen als Paramyeloblasten = pathologische Myeloblasten angesprochen. Die kleinen Zellen bei den sogenannten lymphatischen akuten Leukämien bezeichnete er nicht als Lymphozyten, sondern als Mikromyeloblasten. Wenn es nun auch zutrifft, daß die meisten akuten Leukämien myeloisch sind, so gibt es doch Fälle, bei denen im Gewebe, besonders periportal in der Leber und in den Lymphdrüsen, wie auch in der Milz, ein typisches lymphoblastisches Gewebe angetroffen wird. Man muß daher das Vorkommen einer lymphoblastischen akuten Leukämie anerkennen. Wegen der großen Schwierigkeiten der Differenzierung sprechen manche lieber von einer Stammzellenleukämie (FERRATA) und verzichten auf eine genaue Unterscheidung, doch ist damit die Frage nicht gelöst, sondern nur übergangen. Die Polymorphie der Zellen der akuten Leukämie ist in der Tat so groß, daß das Bestreben, aus der Fülle der Varianten festumschriebene Krankheitsbilder abzugrenzen, verständlich ist. So kamen RECHHAD und SCHILLING u. a. zur Aufstellung der Monozytenleukämie.

Monozytenleukämie (SCHILLING). Diese fast immer akute und nur sehr selten chronische Leukämie verläuft klinisch genau so, wie die anderen bisher beschriebenen akuten Leukämien. Im Blutbild überwiegen weiße Zellformen, die durchaus den Monozyten des normalen Blutes gleichen. Aber schon NAEGELI hat betont, daß es monozytoide Paramyeloblasten gibt. Er sah mit GLOOR keinen Grund, deshalb eine besondere Monozytenleukämie anzuerkennen, sondern faßte diese Fälle als Varianten der akuten Myeloblastenleukämie auf. Die Differenzierung der Monozyten und der sogenannten Monoblasten im Blut und im Gewebe von den Myeloblasten ist auch in der Tat nicht möglich. Nur so ist es zu verstehen, daß manche Autoren heute den Myeloblasten überhaupt mit dem Monoblasten identifizieren und ihn völlig von der Tagesordnung streichen (BAKALOS und THADDEA). Da ich auch heute noch mit HITTMAYR die Blutmonozyten für Abkömmlinge der Myeloblasten halte, und die Abstammung der Blutmonozyten vom retikuloendothelialen Apparat noch nicht über allem Zweifel feststeht, so halte ich das klinische und praktische Bedürfnis zur Abgrenzung einer Monozytenleukämie als eine eigene Leukämieform nicht für gegeben. Jedenfalls sind die Akten über sie noch nicht geschlossen.

Das gleiche gilt von den leukämischen und aleukämischen Retikuloendotheliosen, oder Retotheliosen (retikuloendotheliale Leukämien), bei denen sich im Blute retikuläre und endotheliale Zellen finden (ABT-LETTERER-SIWEsche Krankheit). Histologisch findet sich dabei eine starke Hyperplasie des RES, aber retikuläre Zellen erscheinen im Blute auch bei akuten Myeloblastenleukämien und andererseits gibt es akute Retotheliosen auch bei schweren septischen Erkrankungen mit banalen Eiterkokken (z.B. nach Otitis media, Angina etc.), die man doch nur als reaktiv und nicht als leukämisch ansehen darf. Als klinisch faßbare und abgrenzbare Krankheitsbilder kann man diese leukämischen Retotheliosen sicher noch nicht ansehen! Aus diesem Grunde ist es für die Praxis auch weniger wichtig, ob die exakte Diagnose auf eine Monozytenleukämie oder eine retikuloendotheliale Leukämie gestellt wird, als daß die akute Leukämie überhaupt erkannt wird, wie wir schon oben betonten. Diese Leukämien werden heute in der Regel als Erkrankungen des RES angesehen.

Vielleicht erklärt sich die Vielgestaltigkeit der Blutzellformen und der Gewebsveränderungen bei allen diesen leukämischen Varianten am ehesten aus der Vorstellung, daß es sich bei ihnen um das Wiedererwachen der hämatopoetischen und speziell der leukopoetischen Aktivität der primitiven Mesenchymzelle handelt, die sich je nach Änderung des formativen Reizes oder individuellen Disposition des Kranken bald in der einen, bald in der anderen Richtung entwickelt, womit wir uns allerdings dem Begriff der Stammzellenleukämie und dem Unitarismus wieder nähern. Sicher ist es nicht zweckmäßig, diese Leukämien in ein strenges dogmatisches System zu pressen. Die Vorstellung, daß alle hyperplastischen Blutkrankheiten letzten Endes darauf beruhen könnten, daß ein und dieselbe Schädigung aus noch unbekannten Ursachen oder nach der individuellen Disposition des Befallenen die Stammzelle in die verschiedensten Entwicklungsrichtungen drängt, hat für mich etwas sehr Verlockendes. Aber sie ist doch vorläufig noch mehr spekulativ, als tatsächlich begründet. Die Stammzelle wird sich dann auch in verschiedenen Richtungen gleichzeitig entwickeln können, z. B. Erythroleukämie = Wucherung der Erythropoese und der Leukopoese. Die primitive Mesenchymzelle bildet aus sich aber nicht nur den Blutzellstaat, sondern in anderer Richtung auch das Bindegewebe und das Knorpel- und Knochengewebe. Theoretisch müßte man also annehmen können, daß ein Reiz die blutbildende und bindegewebebildende Potenz der Mesenchymzelle gleichzeitig in Hyperplasie bringen kann, neben leukämischen Bildern gegebenenfalls gleichzeitig auch zu sarkomatösen Bindegewebswucherungen führen müßte. Solche Fälle sind nun in der Tat beschrieben. Vor allem hat Lübbers einen Fall geschildert, wo es zu tumorartigen sarkomatösen Wucherungen kam, in die Knochenmarksgewebe eingelagert war. In dessen weitmaschigem Retikulum lagen myeloische Zellen aller Reifungsgrade. In der Milz bestand myeloide Umwandlung und an anderen Orten, z. B. im Psoas Bindegewebs- und Knochenentwicklung. Der Autor spricht daher von einer polyblastischen leukämischen Retotheliose. So führt der Weg über den Trialismus und die Vielgestaltigkeit der Leukämien wieder zu einer letzten Einheit zurück. Es gibt nun noch seltene Fälle von leukämischen Zuständen, bei denen sich im Blute und im Sternalpunktat massenhaft Plasmazellen finden. Entsprechend der modernen Lehre von der Abstammung der Plasmazellen aus dem RES rechnet man diese Plasmazellenleukämien heute auch zu den leukämischen Retotheliosen. Zu ihnen gibt es fließende Übergänge von den plasmazellulären Myelomen (s. S. 141).

Die Vielgestaltigkeit der Atypien der Blutzellen bei den akuten Leukämien sehen manche Autoren (Rohr, Möschlin u. a.) als ein Merkmal von maligner Entartung an. Nach ihrer Meinung stimmen diese Zellen mit Karzinomzellen völlig überein. Von anderen wird allerdings angenommen, daß die Leukämiezellen zunächst durch Metaplasie sich ausbreiten, und daß sie erst später kanzerisieren.

4. Die Leukämien mit tumorartigem Wachstum

Die tumorbildenden Leukämien sind echte maligne Entartungen der blutbildenden Gewebe. Ihr Vorkommen ist eine der Hauptstützen der Tumortheorie der Leukämien überhaupt.

a) Die Chloroleukämie (Das Chlorom)

Es handelt sich nach den histologischen Befunden um atypische akute Leukämien, deren Blutbild und Organbefund in der Mehrzahl der Fälle demjenigen der myeloischen Form entspricht.

Das Eigentümliche dieser Abart der Leukämie liegt in dem Auftreten von geschwulstartigen, grüngefärbten Wucherungen der Knochen. Besonders gerne sitzen diese an den platten Knochen vor allem des Schädels. Hier kann man die höckerigen Schwellungen fühlen, oft auch ihre grünliche Färbung erkennen. Auch die Rippen und die Wirbelkörper sind Sitz der Chlorome. Sie führen durch Druck auf die umgebenden Organe zu mannigfachen Sekundärerscheinungen, z. B. bei Sitz in der Orbita zu starkem Exophtalmus. Sitz an der Schädelbasis kann Gehirnnervenlähmungen z. B. Facialis- und Acusticuslähmung bedingen. Bei Sitz an den Wirbelkörpern treten Reizerscheinungen und Drucksymptome der austretenden Nervenwurzeln mit heftigen Schmerzen, ja sogar Kompressionsmyelitis auf. Der klinische Verlauf ähnelt sonst ganz dem einer akuten Leukämie.

Der Blutbefund entspricht meist dem einer Myeloblastenleukämie, seltener dem lymphatischen Typus. Aleukämische umschriebene lokalisierte Formen kommen vor. Das Markbild und die histologische Untersuchung ergibt ausgedehnte leukämische Hyperplasien.

Auffällig ist auch bei der anatomischen Untersuchung die Tendenz der Leukämie zu stark aggressivem tumorartigem Wachstum. Metastasierung kommt kaum vor. Dazu treten die geschwulstartigen Wucherungen am Knochen, die gleichfalls leukämischer Natur sind. Gemeinsam ist allen diesen Zellhyperplasien die eigenartige, im anatomischen Präparat nachweisbare Grünfärbung, die der Erkrankung den Namen gab. Die Prognose ist schlecht, die Therapie machtlos.

b) Das Myelom (Plasmazytom)

Die Geschwülste des Knochenmarks, die man Myelome (KAHLERsche Krankheit) nennt, haben hinsichtlich ihrer Pathogenese in der letzten Zeit eine völlig neue Deutung erfahren. Während man früher die das Myelom zusammensetzenden Plasmazellen von Myelozyten, Myeloblasten, Erythroblasten und Lymphoblasten ableitete und dementsprechend unterteilte, ist von WALLGREN die Erkenntnis gekommen, daß das Myelom aus einer einheitlichen Zellart vom Charakter der Plasmazellen besteht, die mit ziemlicher Gewißheit mit den seßhaften Plasmazellen des RES identisch sein sollen. Von APITZ ist daher der Vorschlag ausgegangen, die Geschwülste als Plasmazytome zu bezeichnen. Doch leiten andere wie z. B. der Pathologe RÖSSLE die Plasmazelle des Myeloms auch heute noch vom Myeloblasten ab.

Das Krankheitsbild beginnt gewöhnlich mit Knochenschmerzen, die zunächst als rein rheumatisch imponieren. Die Knochen sind stark druckempfindlich. Später durchbrechen die im Knochen wuchernden Geschwülste die Knochensubstanz und bilden sicht- und fühlbare Auftreibungen. Das Röntgenbild zeigt charakteristische Aufhellungen an der Sitzstelle der Myelome. Befallen werden am häufigsten die Wirbelkörper, die Rippen, das Brustbein und das Schädeldach. Spontanfrakturen sind möglich. Durch

Druck auf die austretenden Nervenwurzeln entstehen nicht nur radikuläre Schmerzen, sondern auch motorische Störungen, Blasen- und Mastdarmlähmungen und Priapismus.

Charakteristisch ist die Ausscheidung des BENCE-JONESschen Eiweißkörpers im Urin.

Der Nachweis dieses Körpers erfolgt durch Kochen des Urins, wobei sich bei 56 Grad eine Trübung findet, die bei weiterem Erhitzen sich wieder auflöst.

Der Eiweißkörper ist aber nicht in allen Fällen vorhanden. Durch Verstopfung der Harnkanälchen kann er zu einer nephrotischen Schrumpfniere führen. Das Myelom führt oft zu amyloider Entartung.

Die Senkungsreaktion ist ganz enorm beschleunigt, oft bis zu 150 mm in den ersten 15 Minuten, was diagnostisch sehr wichtig ist.

Die Beschleunigung der Senkungsreaktion wird durch ziemlich konstante Veränderungen der Serumeiweißkörper bedingt. Es findet sich nicht nur eine Vermehrung des Gesamteiweißes, sondern auch eine Steigerung der Globulinfraktion, besonders des γ-Globulins, in anderen weniger typischen Fällen auch des α- und β-Globulins. Die Trias BENCE-JONES-Körper im Urin, exzessive Blutsenkungsreaktion und Erhöhung der Globulinfraktion kann die Diagnose schon zu einer Zeit erlauben, wo allein die rheumatischen Schmerzen das Symptomenbild beherrschen und Knochenveränderungen noch nicht nachweisbar sind.

Das rote Blutbild dokumentiert in der Regel eine mäßig hypochrome oder leicht hyperchrome Anämie, in seltenen Fällen aber auch eine schwere aplastische Anämie. Das weiße Blutbild ist oft ohne Besonderheiten, nur selten finden sich Plasmazellen im Blut (s. unten). Leukopenie ist häufig. Das Myelogramm ist typisch verändert. Es besteht aus über 50% Plasmazellen, die den retikulären Plasmazellen ähnlich sind, sich von ihnen aber durch Zeichen maligner Entartung am Kern und Plasma unterscheiden sollen. Im Plasma sind oft kleinere und größere Vakuolen, mitunter auch rundliche mit Fuchsin sich rot färbende Einschlüsse, sogenannte RUSSELschen Körperchen, die vielleicht mit der eiweißsezernierenden Tätigkeit der Plasmazellen in Verbindung stehen (BAYER u. a.).

Obwohl nun die Myelome meist lokalisierte Geschwülste sind, so kommt es doch oft zu einer diffusen Wucherung mit starker Ausschwemmung von Plasmazellen in das Blut. Wir haben dann das schon oben erwähnte Bild der Plasmazellenleukämie vor uns, so daß das Myelom neben dem tumorartigen gleichzeitig auch ein leukämisches Wachstum zeigt. Es kommen aber zweifellos völlig solitäre Myelome vor, die nicht generalisiert wuchern und durch Operation heilbar sind.

Die Prognose des Myeloms ist sehr schlecht, meist kommt es nach 3 bis 7 Jahren zum tödlichen Ausgang. Die Therapie ist ziemlich machtlos. Gegen Röntgenstrahlen ist es sehr resistent, die Bestrahlung wirkt aber oft schmerzlindernd. Bei Komplikationen sind mitunter chirurgische Eingriffe nötig. Bestrahlungen mit Radium und Thorium X haben auch nicht mehr Erfolg als die Röntgenbestrahlungen.

In jüngster Zeit wird das Myelom oder Plasmazytom mit Urethan und Senfgas (s. S. 132, 153) angegangen, vor allem aber mit Pentamidin und Stilbamidin (SNAPPER).

Man gibt am ersten Tage 50 mg und am dritten Tage 100 mg, dann jeden zweiten Tag 150 mg Stilbamidin. Die diffusen Myelome sprechen am besten an, doch ist ein Stillstand auf die Dauer nicht zu erreichen. Die Röntgenbilder, das Sternalpunktat sowie die Veränderungen des Eiweissstoffwechsels zeigen nur geringe Rückbildung. Im Blute können die Plasmazellen z. B. bei der leukämischen Form abnehmen. Da zweifellos eine erhebliche Abnahme der Schmerzen fast immer zu erreichen ist, sollte man immer die Stilbamide versuchen. Auch Urethan bringt nach ALWALL, LOGE und RUNDLESS in hohen Dosen vorübergehende Besserung, 4 bis 6 g pro die, 120 bis 200 g in 8 bis 10 Wochen (s. S. 132).

c) Die Lymphosarkomatose (KUNDRAT)

Wir haben oben schon erwähnt, daß bei den lymphatischen Leukämien im Anfang auch isolierte Gebiete befallen sein können mit zunächst lokalen, tumorartigen Gebilden. So nannten wir bereits die großen isolierten Mediastinaltumoren bei der aleukämischen Lymphadenose. Bei Kindern sieht man ähnliche, isolierte Thymusgeschwülste. Daß diese Gebilde einer lymphatischen Leukämie zuzurechnen sind, ergibt sich meist aus der histologischen Untersuchung und dem Verlauf. Diese Bildungen zeigen oft eine erhebliche Aggressivität und neigen zu infiltrativem Wachstum. Solche Fälle bilden den Übergang zu dem Lymphosarkom. Auch sind umgekehrt bei primären Tumorbildungen von lymphosarkomatösem Charakter Übergänge in lymphatische Leukämie festgestellt worden. APITZ hat vor allem gezeigt, daß bei der Lymphosarkomatose sich lokale Tumorbildungen mit leukämisch veränderten Organen kombinieren, und ein leukämisches Blutbild zeigen können. Die Lymphosarkomatose ist also eine echte maligne Entartung des lymphatischen Gewebes, die sich aber von den lymphatischen Leukämien nicht vollkommen abgrenzen läßt.

Der Beginn ist immer lokal in bestimmten Drüsengruppen. Durch die Lymphbahnen kommt es auf metastatischem Wege zu Ausbreitung auf andere Drüsenorgane, wobei nicht eine allgemeine Hyperplasie der Drüsen, sondern in ihnen eine abgegrenzte tumoröse Wucherung auftritt. Den Ausgang nimmt die Erkrankung wie bei den Leukämien von einzelnen Zellen des lymphatischen Gewebes in den Lymphdrüsen der Milz oder der Schleimhäute. Diese Zellen fallen durch ihre besondere Größe auf und zerstören wuchernd das umgebende normale lymphatische Gewebe. Die Zellen durchbrechen die Drüsenkapsel und wuchern in erheblicher Aggressivität in das umgebende Gewebe hinein.

Das klinische Bild zeigt bevorzugte Lokalisation der Geschwulstbildung. Das Lymphosarkom der Zervikaldrüsen besteht aus großen, dicken, intensiv miteinander verwachsenen Drüsenpaketen, die einen einheitlichen Tumor bilden. Durch die starke Wachstumtendenz ist das Hineinwachsen in die Umgebung mit frühzeitigen Kompressionserscheinungen, lokalen Ödemen, Zyanose, Nervenschmerzen, Atrophien und Lähmungen häufig. Oft, besonders bei Jugendlichen beginnt die Erkrankung mit einem Mediastinaltumor. Auch hier ist die aggressive Tendenz durch Übergang auf die Pleura und das Perikard, in den Herzmuskel, in die bronchialen Lymphwege sehr stark. Kompression der Bronchien, der Luftröhre und der

Speiseröhre sind häufig. Auch Einbruch in die Wirbel mit myelitischen Erscheinungen kommt vor. Die Krankheit ergreift auch den Verdauungstraktus. Es kommt zu Infiltraten der Tonsillen mit Neigung zu Ulzerationen, zu flächenhaften Infiltraten der Rachenschleimhaut, ebenso auch der Magen- und Darmschleimhaut. Stenosenbildung im Darm fehlt jedoch. Isolierte Lymphosarkomatose der Milz ist selten, sehr selten auch Metastasenbildung im Knochenmark.

Das Blutbild ist wenig charakteristisch. Gegenüber der später zu beschreibenden Lymphogranulomatose fehlt meist die neutrophile Leukozytose und die Eosinophilie. Die Leukozytenzahl ist normal, bei relativer Lymphopenie. Das rote Blutbild ist bei vorgeschrittenen Fällen hypochromanämisch. Fehlen der Anämie spricht jedoch nicht gegen Lymphosarkom. Zur Sicherung der Diagnose ist die Untersuchung einer exstirpierten Drüse oder eines Drüsenausstriches nach Punktion wertvoll.

Therapie: Solange das Lymphosarkom in den Frühstadien an einer chirurgisch zugänglichen Stelle lokalisiert ist, kann seine chirurgische Entfernung versucht werden. Die Röntgen- und Arsenbehandlung wird wie bei den Leukämien angewendet. Die Röntgenempfindlichkeit ist sogar oft sehr groß, so daß mit relativ kleinen Dosen eine rasche und gute Rückbildung erreicht wird. Leider ist aber auch die Rezidivtendenz eine große. Auch mit Urethan- und Senfgasbehandlung (s. S. 132) wurden Rückbildungen der Drüsentumoren, wenn auch nur vorübergehend erreicht. Auch hier reagieren einzelne Fälle sehr gut. Bei Fällen mit ungenügendem Erfolg dieser Behandlung soll man schon nach der ersten Kur zur Röntgenbehandlung schreiten.

d) Das Retothelsarkom (Retothelsarkomatose)

Während das eben geschilderte Lymphsarkom seinen Ausgangspunkt von den Lymphozyten der lymphadenoiden Gewebe nimmt, ist das Retothelsarkom eine maligne Geschwulstbildung der Retikulumzellen der Lymphdrüsen. Die pathologischen Anatomen halten es heute für häufiger als das Lymphosarkom. Klinisch ähnelt der Verlauf durchaus dem des Lymphosarkoms, die Diagnose läßt sich nur durch die histologische Untersuchung abgrenzen.

Das Ewing-Sarkom ist das Retothelsarkom des Knochenmarksretikulums. Die Retothelsarkome sprechen auf Röntgen, Urethan und Senfgas teilweise gut an.

e) Das Lymphoblastom

Als großfolikuläres Lymphoblastom versuchen Brill, Baehr und Rosental eine generalisierte Drüsenschwellung, meist von den Halsdrüsen ausgehend, abzusondern, die bei alten Leuten auftritt. Neben den Drüsentumoren besteht Milzschwellung, die serösen Häute sind oft befallen. Typisch soll eine lymphatische Infiltration der Tränendrüsen sein, die zu Exophthalmus führt. Das Blutbild ist uncharakteristisch. Pathologisch-anatomisch findet sich starke Vermehrung und Vergrößerungen der Lymphfollikel. Die Tumoren werden teils dem Lymphgewebe, teils dem retikulären Gewebe zugeschrieben. Das Lymphoblastom kann später in Lymphosarkom übergehen. Der Verlauf ist langsam progredient, 4 bis 17 Jahre. Es besteht große Strahlenempfindlichkeit.

V. Die Agranulozytose

Unter dieser Bezeichnung hat WERNER SCHULTZ 1922 ein Krankheitsbild
beschrieben, dessen Charakteristika schwere ulzeröse Prozesse an
den Schleimhäuten des Mundes mit nekrotisierender Angina,
oft hohem Fieber, leichtem Ikterus und fast völligem Fehlen der
Granulozyten im Blute sind.

Der Streit, ob es sich um eine essentielle Krankheit oder nur um einen
Symptomenkomplex handelt, ist heute dahin entschieden, daß es neben
symptomatischen Formen zweifellos idiopathische gibt.

Die Krankheit befällt das weibliche Geschlecht häufiger als das männliche.
Im Kindesalter ist sie selten. Sie verläuft in der Regel akut, doch kennen
wir auch chronische Fälle.

In den akuten Fällen kommt es nach kurzem allgemeinem Unwohlsein
unter Schüttelfrost und hohem Fieber zu allen den schweren Schleimhautveränderungen, die wir oben auf S. 137 für die akute Leukämie
beschrieben haben, auf die wir zurückweisen. Diese schweren, septischen
Veränderungen entstehen auf der Basis eines mangelhaften Gewebsschutzes
infolge des Fehlens der Granulozyten in den entzündeten Schleimhaut-
herden und Nekrosen. Die Granulozyten fehlen auch im Gewebe der oft
interkurrent auftretenden, gangräneszierenden Pneumonien. Ein leichter
Ikterus ist fast immer da, die Milz ist kaum vergrößert. Dagegen sind
die Lymphdrüsen in der Umgebung der Nekrosen an den Schleimhäuten
oft geschwollen. Eine generalisierte Drüsenschwellung fehlt.

Das Blutbild zeigt sehr auffällige Veränderungen. Die Leukozytenzahlen liegen tief, meist unter 2000 und bis herab zu wenigen 100 Zellen.
Die Granulozyten fehlen so gut wie vollkommen. Das Blutbild besteht
zu 90% aus Lymphozyten, Monozyten sind noch vorhanden, oft auch leicht
vermehrt. Vereinzelte Retikulumzellen treten auf. Toxische Neutrophile
stellen sich ein. Eine nennenswerte Anämie besteht in der Regel nicht. Das
Verbleiben der Monozyten und der Eosinophilen im Blut kann man mit
einiger Vorsicht als günstig bewerten. Bei Besserung des Zustandes kommt
es rasch zu einer neutrophilen Leukozytose mit hohen Werten. Viele jugendliche Zellen erscheinen, so daß eine gewisse leukämoide Reaktion sichtbar
wird. Bei Verschlechterung sinken die Leukozyten immer mehr. Das Fortbestehen einer Leukopenie trotz allgemeiner Besserung läßt Rezidive be-
fürchten.

Im Myelogramm findet man in einem Teil der Fälle ein Bild, aus dem
die myeloischen Zellen mehr oder weniger verschwunden sind. Alle Neutrophilen und Myelozyten fehlen. Nur vereinzelte Myeloblasten und Promyelozyten sind zu finden. Die kernhaltigen Erythrozyten sind reichlich da, auch
viele lymphoide und Retikulumzellen. In anderen Fällen ist das Mark zell-
reich und enthält viele unreife Myelozyten und Promyelozyten. Man muß
hier eine Reifungs- und Ausschwemmungshemmung annehmen.

Differentialdiagnostisch sind die akute myeloische Leukämie, die Panmyelopathie und die infektiöse Mononukleose auszuschließen.

Ätiologie: Der akute Beginn und die hohen Temperaturen ließen Schultz an eine Infektionskrankheit mit spezifischem, noch unbekanntem Erreger denken. Auch chronische Infekte spielen wohl eine Rolle.

Bei den symptomatischen medikamentösen Agranulozytosen hat sich die Streitfrage lange darum gedreht, ob man die Arzneimittel, nach deren Genuß Agranulozytose beobachtet wird, z. B. das Pyramidon unter Rezepturzwang stellen müsse. Wir können heute sagen, daß zur Auslösung der Krankheit durch Medikamente immer eine ganz besonders starke individuelle Überempfindlichkeit vorliegen muß. Unzählige Menschen nehmen hohe Dosen von Pyramidon ohne je zu erkranken, und auch bei dem bekannten Schottmüllerschen Pyramidonstoß beim Gelenkrheumatismus sieht man so gut wie nie eine Agranulozytose. Trotzdem ist mit den Medikamenten, die zu Agranulozytose führen können, vorsichtig umzugehen, und man sollte, bevor man höhere Dosen gibt, auf Überempfindlichkeit prüfen, sowie im Verlaufe der Behandlung das Blutbild öfters kontrollieren. Neben Pyramidon kommen auch andere Mitglieder der Pyrazolonreihe in Betracht, sowie überhaupt alle antineuralgischen Medikamente, ferner die Sulfonamide und die Aminobenzolgruppe. Auch nach Salvarsan, Mesantoin und Thiourazil (nicht nach Methylthiourazil und Propylthiourazil) wurde Agranulozytose gesehen. Bennhold hat 160 in dieser Richtung gefährliche Medikamente zusammengestellt, 130 von diesen enthielten Pyramidon oder Antipyrin!

Pathogenetisch wird die Agranulozytose nach neueren Anschauungen als eine anaphylaktische Krise des Knochenmarks angesehen. Die Prognose ist sehr ernst, die Sterblichkeit bewegt sich heute noch um 50%.

Die Behandlung ist schwierig. Das beste Mittel sind wiederholte Blutübertragungen, am besten jeden zweiten Tag 500 cm³. Dazu Injektionen von Vitamin C intravenös in hohen Dosen, evtl. intramuskulär Leberextrakte und B_{12}. Um die fehlenden Leukozyten im Blut zu ersetzen, haben Schittenhelm und vorher Bock den Kranken Blut von myeloischer Leukämie übertragen mit relativ gutem Resultat.

Bekanntlich macht die Injektion von Nukleinsäure im Experiment beträchtliche Leukozytosen. Der Versuch mit Nukleoproteïnen (Nukleotiden) insbesondere mit dem Nukleotrat (10—50 cm³ pro die) haben im allgemeinen alle wenig Erfolg gebracht, ebenso wenig auch die Behandlung mit Knochenmarksbrei (Tudyka). Nur von amerikanischen Autoren wird die Behandlung mit Pentose-Nukleotid K 96 gerühmt. Jackson gibt an, damit von 69 Fällen 61 geheilt zu haben. Dosis 2mal täglich 10 cm³ intramuskulär bis zu dem Tage, an dem die Leukozyten sich deutlich vermehren, dann einmal täglich. In schweren Fällen soll man 10 cm³ in 100 cm³ Kochsalzlösung langsam intravenös geben. Ich mache diese Angabe mit aller Reserve, da ich eigene Erfahrungen damit nicht habe. Prophylaktisch wird von Zanger die Entfernung etwaiger Foci empfohlen. Bei infektiöstoxischen Formen, bei Sekundärinfekten und nach Fokaloperationen kann Penicillin (täglich 8mal 40000 Einheiten) günstig wirken. Zur Überbrückung der Granulozytopenie nach Medikamenten kann ebenfalls Penicillin, Streptomyzin, Rutin, Askorbinsäure und das Pentnukleotid nützlich sein. Sorgfältige Mundpflege!*)

VI. Die infektiösen Mononukleosen

1. Die Monozytenangina

Ich setze diese Bezeichnung an die Spitze, weil sie in der ärztlichen Praxis am meisten angewendet wird. Tatsächlich ist eine Angina bei dieser Krankheit ein häufiges, aber nicht obligates Vorkommen. Die Krankheit ist gekennzeichnet durch Schwellungen der Lymphdrüsen, meist auch der Milz, und das Überwiegen von einkernigen, mononukleären Zellen im Blut.

Die Mehrzahl der bei dieser Krankheit im Blut auftretenden Zellen sind ohne Zweifel echte und reife Lymphozyten. Der Ausdruck Mononukleose, der zu sehr an die alten ,,Großen Mononukleären" erinnert, und der Ausdruck Monozytenangina sind daher nicht besonders gut gewählt. W. SCHULTZ, der die Monzytenangina beschrieb, hat sie selbst später Lymphoidzellenangina genannt. SCHITTENHELM spricht von Monolymphozytose, was auch nicht ganz, aber doch am ehesten den tatsächlichen Verhältnissen entspricht.

Die Monozytangina ist eine Erkrankung des jugendlichen Alters. Nach unbestimmten subfebrilen Vorboten allgemeinen Unbehagens setzt sie plötzlich mit unregelmäßigem Fieber von 38 bis 39 Grad ein. Gleichzeitig oder am zweiten bis dritten Tage tritt die Angina auf, ein- oder doppelseitig mit Belägen wie bei Diphtherie oder Plaut-Vincent. Lokalisierte, seltener generalisierte Drüsenschwellungen stellen sich ein. Auch Milz und seltener die Leber (Hepatitis!) schwellen an. Multiforme Exantheme von skarlatinösem,

---

*) Von vielen Seiten, zuerst von VAHLQUIST, sind jüngst Fälle von Agranulozytose beschrieben worden, bei denen die Blutveränderungen in regelmäßigen Zyklen, in Abständen von 3 bis 4 Wochen auftreten, (Zyklische Agranulozytose). Unter Allgemeinerscheinungen wie Müdigkeit, Fieber, Appetitlosigkeit, Entzündungen an den Konjunktiven und in Mund und Rachen oder mit Furunkeln erfolgt ein schwerer Sturz der Granulozyten, die sogar mehrere Tage lang ganz aus dem Blut verschwinden können. Der Knochenmarkausstrich zeigt ebenfalls Granulozytopenie, so daß an eine Bildungshemmung zu denken ist. Das rote Blutbild ist normal. Die Pathogenese ist noch unklar. Man denkt an hormonale Störungen (MURATOWA) oder an Milzeinflüsse (FULLERTON u. DUGUID), vielleicht auch an allergische Vorgänge (SCHMENGLER u. PETRIDES, STODTMEISTER).

In Rußland wurde unter dem Namen ,,septische Angina" schwere Aleukie mit Agranulozytose beobachtet (RABINOWITSCH u. a.), die auf Genuß von verdorbenem Getreide zurückgeführt wird. Durch noch unbekannte Schimmelpilze soll in dem überwinterten Getreide ein Toxin sich bilden (Deutsches Referat s. HOFFMANN, Z. ärztl. Fortbdg. 1951, Nr. 1/2). Das Krankheitsbild wird als alimentäre Aleukie bezeichnet.

Als Gegenstücke zur Agranulozytose haben GLANZMANN und RINIKER bei Säuglingen auch eine Lymphozytopenie und Lymphozytophthise beschrieben.

morbilliformem oder auch roseolaartigem Charakter sind häufig. Als Komplikationen werden meningeale Reizerscheinungen, Parotitis, Orchitis und Epidydimitis gesehen. Im weiteren Verlaufe fällt das Fieber lytisch ab, die Schwellung der Drüsen und der Milz bilden sich langsam zurück, oft aber erst nach Wochen.

Blutbild: Das rote Bild und der Plättchenbefund sind normal. Es besteht Leukozytose (10 bis 30000) mit ausgesprochener Neutropenie. Vermehrt sind die einkernigen Zellen vom Typus der Lymphozyten und der Monozyten. Sie machen 50 bis 90% des weißen Blutbildes aus. Ihre Klassifizierung als Lymphozyten oder Monozyten ist wegen der Vielgestaltigkeit der Zellen durchaus nicht leicht, weshalb man auch von lymphoiden und monozytoiden Zellen spricht. Es finden sich kleine Zellen von echtem Lymphozytenmuster, daneben große Lymphozyten und andere, die man als Lymphoblasten bezeichnen könnte. Diese alle führen Azurgranula. Daneben sind Zellen, die durch den gelappten Kern als Monozyten gelten können, jedoch haben sie weder die für echte Monozyten typische staubförmige Granulation, noch geben sie die Oxydase-Reaktion. Es sind also zumindest pathologische Monozyten. Manche der Zellen zeigen plasmazytäre Tendenz.

An extirpierten Lymphdrüsen oder an Drüsenpunktaten wird eine starke Hyperplasie des lymphozytären und des retikulären Gewebes gefunden. Übergangszellbilder von retikulären Zellen zu Lymphozyten oder Monozyten auch zu Plasmazellen sollen zu sehen sein. Die Befunde am Knochenmarksausstrich sind nicht ganz konstant. Neben Bildern, die dem Blutbild und dem Drüsenpunktat halbwegs entsprechen, finden sich überwiegend normale Verhältnisse.

2. Das PFEIFFERsche Drüsenfieber

Es ist wohl nur eine in der Kindheit vorkommende Abart der infektiösen Mononukleose, so daß die Monozytenangina und das Drüsenfieber zwei verschiedene Erscheinungsformen einer pathogenetisch und wohl auch ätiologisch einheitlichen Krankheit sind.

Die Drüsenschwellungen sind besonders am Hals lokalisiert, sie sind schmerzhaft. Rachenveränderungen sind selten. Eine geringe hämorrhagische Diathese kann vorkommen. Die Krankheit tritt oft epidemisch auf. Das Blutbild entspricht demjenigen der Monozyten-Angina.

Die Ätiologie der Monozytenangina und des Drüsenfiebers ist eine infektiöse. Der Erreger ist nicht bekannt. Der „Bazillus monocytogenes" von NYFELDT ist noch nicht bestätigt. Wahrscheinlich ist die Krankheit durch ein Virus bedingt, jedenfalls entspricht dieser Auffassung der pathologisch-anatomische Befund mit einer Hyperplasie lymphozytärer und retikulärer Zellen in Milz und Leber und vielen anderen Organen. Die Differentialdiagnose beider Zustände hat in erster Linie die akute Leukämie, am besten durch das Myelogramm, auszuschließen. Gegenüber ihr und der Agranulozytose soll nach neueren Untersuchungen die sogenannte heterophile Antikörperreaktion nach DEICHER entscheidend sein.

Beim Drüsenfieber treten im Serum spontan Antikörper gegen das Eiweiß von Hammel und Pferd auf. Man nimmt an, daß das Antigen von dem spezifischen Erreger der Mononukleose stammt.

Technik der DEICHERschen Probe:

Man bringt Patientenserum mit gewaschenen Hammelblutkörperchen zusammen und hält die Mischung 24 Stunden im Brutschrank. Dann wird makroskopisch festgestellt, bis zu welcher Verdünnung eine Agglutination aufgetreten ist. Normales Serum zeigt keine, oder höchstens eine Agglutination in einer Verdünnung von 1:4. Eine solche bei Verdünnung 1:8 ist als Grenzwert und eine bei 1:16 und mehr als beweisend für infektiöse Mononukleose anzusehen. Die WASSERMANNsche Reaktion ist bei Drüsenfieber oft positiv.

Die Prognose des Drüsenfiebers ist immer eine gute. Die Behandlung ist rein symptomatisch. Rekonvaleszentenserum wirkt günstig. Bei stark verzögerter Heilung der Monozytenangina wird die Tonsillektomie empfohlen. Penicillin (200000 E. pro Tag) wirkt oft gut.

3. Die Lymphocytosis acuta infectiosa

Es handelt sich um eine zuerst 1941 von SMITH beschriebene Viruskrankheit bei Kindern, die zum Teil in kleinen Epidemien gesehen wurde (BREUER). Die klinischen Zeichen sind sehr gering, leichte Allgemeinerscheinungen und mäßiges Fieber. Milz- und Drüsenschwellungen können fehlen, doch sind die Drüsen meist generalisiert geschwollen. Herpes, Exantheme und meningeale Reizerscheinungen kommen vor. Im Blutbild finden sich bei einer Leukozytenzahl von 50 bis 140000 etwa 70 bis 80 % Lymphozyten, im Sternalmark besteht gleichfalls Lymphozytose, keine monozytoide Reaktion. Gegenüber dem „bunten Blutbild" der infektiösen Mononukleose ist das der infektiösen Lymphozytose sehr einförmig lymphozytär. Die DEICHERsche Probe ist negativ. Eine Eosinophilie kommt vor. Von der lymphatischen Leukämie trennt die Erkrankung eigentlich nur der günstige Verlauf, in dem die Blutveränderungen in 4 Wochen bis 4 Monaten verschwinden. Eine besondere Behandlung ist nicht nötig. Der Verlauf ist immer gut. Nach Urethan wurde starker Lymphozytensturz beobachtet, es ist besser zu vermeiden. Die Krankheit wird heute auch von SCHULTEN als eine selbständige angesehen.

VII. Die Granulome
1. Das Lymphogranulom

Das Lymphogranulom auch malignes Granulom oder HODGKIN-sche Krankheit genannt, ist eine durchaus eigenartige und selbständige Krankheit, die heute als eine Geschwulstbildung des RES angesehen wird.

Krankheitsbild: Die Krankheit entsteht meist im mittleren Lebensalter, häufiger bei Männern als bei Frauen. In der Regel beginnt sie langsam, oft nur mit allgemeinen Beschwerden wie Nachlassen der Körperkräfte, Appetitmangel und Abmagerung. In dieser Frühperiode ist oft ein unerklärliches, hartnäckiges Hautjucken das erste Zeichen. Auch alle möglichen Exantheme sind Frühsymptome. In anderen Fällen ist der Beginn akut wie bei einer Infektionskrankheit mit Fieber und Schüttelfrost, Neuralgien, Kopfschmerz, starken Schweißen, so daß an Grippe, Tuberkulose, Typhus und Paratyphus gedacht wird. In der Mehrzahl der Fälle beginnt jedoch die Erkrankung mit einer allmählichen Anschwellung der Lymphdrüsen und zwar zunächst lokalisiert, in irgendeiner Drüsengruppe des Körpers, besonders häufig zuerst am Hals. Die Schwellungen werden bis taubeneigroß, sie sind viel härter als leukämische Drüsen. Sie haben kein ausgesprochen infiltratives Wachstum, bilden aber oft durch Zusammenfließen und Zusammenbacken große, verunstaltende Pakete am Hals. Seltener ist der Beginn in anderen Drüsenregionen, z B. den mediastinalen, den inguinalen und retroperitonealen Drüsen. Ganz selten ist der Beginn mit einem isolierten Milztumor. Später macht sich die Neigung zu allgemeiner Generalisation bemerkbar. Durch Reizung der Nervenstämme infolge des Druckes der Geschwülste kommt es oft zu unerträglichen Schmerzen, sowie zu Kompressionserscheinungen. Je nach der Lokalisation der hauptsächlichsten Drüsentumoren unterscheidet man praktisch verschiedene Verlaufstypen. Von der zervikalen häufigsten Form sind wir oben ausgegangen. Neben ihr ist der mediastinale Typus mit einem oft lange Zeit isolierten Mediastinaltumor häufig. Opressionsgefühl, Dyspnoe, Bronchitis und Pleuraergüsse sind die ersten Zeichen. Auch die hilären und pulmonalen Drüsen können der Ausgangspunkt sein, wobei ein infiltratives Wachstum in die Lunge, in den Herzbeutel, in das Rippenfell und das Zwerchfell folgen können. Isolierte Knoten im Lungengewebe sind selten. Ossäre Formen durch Infiltration des Periosts, am Brustbein, den Rippen und der Wirbelsäule sind bekannt. Große diagnostische Schwierigkeiten machen die gastrointestinale und die retroperitoneale Form. Bei der ersteren finden sich Infiltrate und Ulzerationen in der Schleimhaut des Verdauungskanales. Sie gehen oft mit heftigen Durchfällen einher. Da äußere Drüsenschwellungen fehlen können, so ist die Diagnose schwierig, und es wird bei gleichzeitigem Fieber und positiver Diazoreaktion die Fehldiagnose Typhus gestellt. Dasselbe passiert bei der retroperitonalen Lokalisation, bei der eine Verwechslung mit Peritonitis tuberkulosa möglich ist, weil Meteorismus, Ergüsse, Drüsenpakete im Bauch mit Milz- und Lebervergrößerung festzustellen sind. Inguinal lokalisierte Lymphogranulome sind sehr selten. Mitunter erscheint die Erkrankung in der Form eines MIKULICZschen Tumors der Tränendrüsen und der Parotis. Granulome in den Augenlidern in der Mamma und multipel in der Haut kommen vor. Die letzteren bestehen in diffus- oder gruppenartig gestellten erbsen- bis bohnengroßen Knötchen von oft braunroter oder livider Verfärbung. Die hepatoliende Form der Lymphogranulomatose ist gekennzeichnet durch den oft enormen Milztumor, der dauernd allein bestehen kann oder in späteren Stadien von Drüsenschwellungen gefolgt wird. Die ersten Wucherungen können auch in den Tonsillen beginnen. Es sollte daher bei allen Tonsillektomien stets eine histologische Untersuchung stattfinden! Primäre, isolierte Lymphogranulome des Magens sind sehr selten.

Fieber ist meist vorhanden, und zwar intermittierend vom Typus PEL-
EBSTEIN oder BANG, mit an- und abschwellenden, rekurrierenden Fieber-
wellen bis 39 und 40 Grad. Ein typhöses, kontinuierliches Fieber ist seltener.
Komplikationen sind häufig bedingt durch Kompression der benach-
barten Organe. Es kommt zu isolierten Lähmungen einzelner Nervenge-
biete, seltener zu Rückenmarkslähmung. Im Harn ist die Diazoreaktion
positiv. Die Blutsenkung ist stark beschleunigt.

Das Blutbild zeigt erst in den späteren Stadien eine hypochrome und
nur selten eine hyperchrome Anämie, als deren Ursache eine Eisenver-
armung des Plasmas angesehen wird. Das Eisen ist in den retikuloendothelialen Elementen der Granulationsgewebe fest gespeichert und steht zur
Blutbildung nicht zur Verfügung. Gegenüber der Eisenverminderung ist
das Kupfer im Serum vermehrt (HEILMEYER). Das weiße Blutbild ist
nicht immer charakteristisch. Es fehlen alle leukämischen Zellen. Meist
sind die Lymphozyten deutlich vermindert und die neutrophilen bei einer
leichten Steigerung der Gesamtzahl der Leukozyten vermehrt. In etwa
$1/3$ der Fälle ist Eosinophilie nachzuweisen, die zuweilen bis 50% betragen
kann, wobei dann auch die Monozyten übernormale Werte haben.

Das Myelogramm ist nicht typisch verändert, wohl dagegen das Splenо-
gramm. Es finden sich im Milzausstrich neben Eosinophilen und Monozytoiden die sog. STERNBERGschen Riesenzellen. Es sind das bis 40 μ
große Zellen mit zartem, hellblauem Protoplasma, das oft Vakuolen enthält, mit einem sehr grob gefügten und gelappten Kern mit großen Nukleolen. Ähnliche Befunde ergibt die histologische Untersuchung einer exstirpierten Drüse oder die Lymphdrüsenpunktion.

Ätiologie. Die zum Lymphogranulom führende Noxe ist unbekannt.
Der fieberhafte Verlauf hat immer der Meinung Recht gegeben, daß es sich
um eine infektiöse Ursache handle. Aber es ist nicht gelungen, einen
spezifischen Erreger zu finden. Beziehungen zu Tuberkulose und Lues
wurden vermutet.

Die von FRÄNKEL und MUCH in den Geweben gesehenen, granulierten Tuberkelbazillen sind nicht die Erreger. Von ausländischen Autoren wird an ein filtrierbares
Virus der Tuberkelbazillen gedacht. Manche, besonders VEIL, sind der Meinung, daß
das Lymphogranulom eine Reaktionsart auf streptomykotische Infektionen sei, also
einem allergischen Geschehen nahestehe. Der Gedanke, daß das Lymphogranulom
eine allergische Manifestation sein könne, hat mir auch wiederholt nahegelegen. Ich
halte sie nicht für unmöglich, da das Lymphogranulom ein Granulationsgewebe aufweist, das viele Züge mit dem Granulationsgewebe der lokalen allergischen Entzündung gemeinsam hat. GRÄFF hält die Krankheit für infektiös bedingt. Der Primärherd sitze im Rachenring, besonders im Epipharynx, in den obersten Luftwegen, im
Magendarm und vielleicht auch in der äußeren Haut oder im Genitale. Den Beweis
hierfür sieht GRÄFF darin, daß der als Primärherd angesprochene Herd jeweils nach
dem histologischen Bild der älteste ist, und mit unbedingter Regelmäßigkeit die regio-
nären Lymphdrüsen in gleicher Weise umgewandelt sind. Von hier aus erfolge die
Generalisation in der für Infektionskrankheiten gesetzmäßigen Form bald mehr in

infiltrierender Weise des Organbefalls, bald mehr in Tumorform. Hieraus erkläre sich zwanglos das außerordentlich mannigfaltige klinische Bild.

Nach dem histologischen Befund und den Zellreaktionen wird das Lymphogranulom heute als ein Neoplasma des retikuloendothelialen Systems angesehen (TISCHENDORF, MOESCHLIN u. a.).

Der Verlauf ist in einzelnen Fällen sehr akut, meist jedoch chronisch über mehrere Jahre. Differentialdiagnostisch müssen die Leukämien und die Aleukämien ausgeschlossen werden, was nach dem Splenogramm, dem Myelogramm und dem Blutbefund nicht schwer fällt. Das starke Hautjucken und die Eosinophilie sind, falls vorhanden, wichtig. Der GORDON-Test ist nicht zuverlässig.

Therapie. Am besten bewährte sich uns bislang die kombinierte Arsen- und Röntgenbehandlung, wie wir sie oben bei den Leukämien geschildert haben. Die Röntgenbehandlung ist unbedingt einzuleiten. Man braucht höhere Dosen als bei der Leukämie. Die Anspruchsfähigkeit der Drüsen auf die Behandlung ist sehr verschieden. Die Lebensdauer wird in manchen Fällen wesentlich verlängert. Einer meiner Fälle bei dem nacheinander die Halsdrüsen, die mediastinalen Drüsen und die inguinalen Drüsen erkrankten, konnte mit Röntgen fast 10 Jahre lang beeinflußt werden, selbst Kompressionserscheinungen des Rückenmarks bildeten sich zurück.

Die neuzeitliche Behandlung der Lymphogranulomatose, die aus Amerika eingeführt wurde, verwendet das aus dem Weltkrieg als Senfgas oder Gelbkreuz, auch als Lost und Yperit bekannte Dichlordiätylsulfit, in welchem der Schwefel durch Stickstoff ersetzt ist, = Stickstofflost oder amerikanisch nitrogen mustard (GOODMAN, DAMESHEK, WINTROBE).

Das Senfgas ist ein starkes Zellgift, das besonders auf die in Teilung begriffenen Zellen einwirkt (zytostatisches Gift) durch Mitosestörungen infolge Chromosomenverklumpung und -dislokation, zum Teil durch Mutation und Fermentblockade.

Die Behandlung erfolgt mit intravenösen Injektionen von 0,1 mg pro kg Körpergewicht, bei vorsichtiger Dosierung mit 0,05 mg zweimal am Tage (ALEKSANDROWICZ, HEILMEYER). In der Regel gibt man anfangs 2 bis 3 mg täglich und steigert bei guter Verträglichkeit bis auf 5 mg, seltener höher. HEILMEYER geht nicht über 3 mg täglich. Als Gesamtdosis für eine Kur gelten 20 bis 30 bis 50 mg. Als starkes Oberflächengift erzeugt Senfgas Schädigungen der Venenwand mit oder ohne Thrombosen. Man soll es daher mit Kochsalzlösung oder Traubenzuckerlösung geben. Man injiziere rasch und halte den Arm hoch. Jede paravenöse Injektion ist zu vermeiden. Nach der Injektion kommt es zu starkem Lymphozytensturz, später sinken auch die Granulozyten, weniger stark die Roten. Wenn die Blutplättchen bis unter die kritische Grenze abfallen, kann es zu unangenehmen Blutungen kommen. Eine Agranulozytose ist anscheinend dabei niemals gefährlich. Unangenehme Nebenwirkungen, Übelkeit, Erbrechen, Durchfall sind häufig. Man gibt die Einspritzungen daher besser abends und dazu 1 g Medinal. Abstand der Injektionen 2 bis 3 Tage.

Die Wirkung des Senfgases auf die Krankheit ist häufig gut, auch bei solchen Fällen, die strahlenresistent sind. Die Temperatur fällt, die Drüsenpakete verkleinern sich von der ersten Woche der Behandlung an und können ganz verschwinden. Milz- und Leber bilden sich zurück. Besonders gut ist die Wirkung bei frischeren Fällen. Leider kommt es aber doch später oder früher zu Rezidiven. Immerhin ist Remission bis zu 18 Monaten beobachtet. ALEKSANDROWICZ empfiehlt in der rezidivfreien Zeit alle 6 Wochen eine prophylaktische Injektion, was von anderen mit Rücksicht auf die Nebenerscheinungen vermieden wird. Sie beginnen die Kur erst wieder beim Eintritt von Rezidiven. ALEKSANDROWICZ empfiehlt, die unerwünschten Nebenwirkungen dadurch zu vermeiden, daß vor Beginn der Behandlung eine Prüfung der individuellen Empfindlichkeit vorgenommen wird, mittels Hauttest. Man bringe je einen Tropfen einer 1%igen, einer 0,1%igen und einer 0,01%igen Senfstickstofflösung auf die entfettete Haut. Wenn nach 24 Stunden nur um die 1%ige Lösung herum eine Hautrötung entstanden ist, so kann die volle Dosis 0,1 mg/kg verwendet werden, mit einer auf 4 intravenöse Injektionen verteilten Gesamtdosis von 20 bis 24 mg.

Leider gibt es aber auch gegen Stickstofflost völlig refraktäre Fälle und oft muß die Behandlung wegen des selbst bei kleinen Dosen auftretenden, geradezu qualvollen, stundenlang anhaltenden, durch nichts zu bekämpfenden Erbrechens abgebrochen werden. Man beginne daher mit kleinen Dosen ($\frac{1}{2}$ bis 1 mg pro Tag) und steigere nur langsam nach Verträglichkeit auf 1 bis 2 mg für die Einzeldosis und auf 10 bis 12 mg für die Gesamtdosis der Kur. Die Behandlung sollte der Praktiker dem Krankenhaus überlassen. Deutsche Lostpräparate sind: Dichloren (Ciba) und Sinalost (Nordmark).

Radioaktiver Phosphor (s. S. 120) und das Urethan sind gleichfalls zu versuchen, von letzterem etwa 3 g täglich 14 Tage lang. Eisen- und Leberbehandlung sowie Bluttransfusionen können mit Nutzen angewendet werden. Stark umstritten sind Cortison und ACTH.

2. Die sonstigen Granulome

Es sei mit kurzen Worten noch auf einige andere Granulome mit zum Teil bekannter Ursache hingewiesen:

Es gibt tuberkulöse Granulome, die als isolierte Drüsenerkrankung vorkommen und durch die Neigung zur Verkäsung oder Vereiterung und Fistelbildung gekennzeichnet sind. Es gibt aber auch eine seltenere, generalisierte Form des tuberkulösen Granuloms, wobei die Verkäsung und Vereiterung meist ausbleibt und der Typus der Lymphogranulomatose gewahrt ist. Doch zeigt das Blutbild hier oft Leukopenie und relative Lymphozytose, auch fehlt die Eosinophilie. Sichere Abgrenzung bringt die Drüsenpunktion oder die Untersuchung einer ausgeschnittenen Drüse. Sehr selten ist das im Tertiärstadium vorkommende luetische generalisierte Lymphom, das durch die positive WASSERMANNsche Reaktion erkannt werden kann. Das lepröse Granulom wird gleichfalls durch den histologischen Befund abgegrenzt. Auch das bekannte ASCHOFFsche Knötchen und die rheumatisch-allergischen Entzündungsherde sind in ihren späteren Stadien typische Granulome.

3. Das Lymphogranuloma benignum (BOECKsche Krankheit)

Unter dieser Bezeichnung pflegt man heute berechtigterweise Krankheitszustände zusammenzufassen, die früher unter dem Namen Lupus pernio (BESNIER), multiples benignes Sarkoid (BOECK), miliares Lupoid, Ostitis multiplex cystoides

(Jüngling) und Uveoparotitis als Einzelbilder figurierten. Schaumann war wohl der erste, der auf die Zusammengehörigkeit dieser verschiedenen Manifestationen hinwies und sie unter dem Namen Lymphogranuloma benignum dem malignen Granulom, der Hodgkinschen Lymphogranulomatose als Krankheitseinheit gegenüberstellte.

Das histologische Charakteristikum aller oben genannten Formen ist nämlich das Epitheloidzellknötchen, das aus großen, epitheloiden Zellen mit chromatinreichem Kern besteht. Vom Tuberkelknötchen unterscheidet es sich durch das völlige Fehlen von Verkäsungen. Langhanssche Riesenzellen kommen zuweilen vor. Ätiologisch hat man an eine Virusinfektion (Lomholt) gedacht, die Mehrzahl der Untersucher neigt jedoch zur Annahme einer tuberkulösen Ursache, wenn auch der sichere Beweis hierfür nicht erbracht ist (Leitner).

Klinisch finden sich an der Haut große Knoten (Boecksches Sarkoid) oder auch multiple kleine Knötchen (miliares Lupoid) oder auch diffuse Infiltrate (Lupus pernio). Die Lymphdrüsen schwellen an, vor allem die zervikalen, axillaren, kubitalen und inguinalen Drüsen. Mitunter sind auch die Tonsillen befallen, die Milz kann — mitunter sogar isoliert — vergrößert sein. Die erste pulmonale Lokalisation wurde von Kutnitzski und Bittorf beschrieben. Sie zeigt sich als tumorartige, nicht verkäsende Lymphdrüsenschwellung der Hilus- und Bronchialdrüsen, als kleinfleckige Aussaat in den Lungenfeldern oder als streifenförmige vom Hilus ausgehende Durchsetzung des Lungengewebes, wobei die Spitzen freibleiben (Alexander). Man spricht dann von einem „Lungenboeck". An den Füßen und Händen kommt es zu Auftreibungen der Phalangen, die von cystenähnlichen Aufhellungen durchsetzt sind (Ostitis multiplex cystoides von Jüngling). Die Speicheldrüsen können befallen sein (Uveoparotitis von Heereford) und bei Mitbeteiligung der Thränendrüsen der Mikuliczschen Krankheit gleichen. Auch an vielen anderen Organen kann sich die Krankheit lokalisieren (Darm, Pankreas, Myo-, Endo- und Perikard, Hoden, Nervensystem u. a.).

Der Verlauf ist meist gutartig, doch kommt Übergang in Tuberkulose vor. Die Therapie ist unspezifisch und beschränkt sich auf roborierende Maßnahmen mit Arsen, Vitaminen (bes. Vitamin B_2) und Klimakuren in mittlerer Höhenlage. Tuberkulinkuren sind als gefährlich kontraindiziert. Röntgenbestrahlung kann bei vorsichtiger Dosierung mitunter günstig wirken. Die Behandlung mit PAS, TBI und Streptomycin soll nach Leitner bei akuten Fällen helfen, im übrigen wird diese Therapie jedoch als unwirksam befunden. Solganal (Alexander) und Lebroloel sind umstritten.

Als großfollikuläres Lymphoblastom (Brill-Symmersche Krankheit) wird im Ausland eine in Deutschland ziemlich unbekannte Drüsenschwellung beschrieben, deren Natur noch unbekannt ist. Die ursprüngliche Ansicht, daß es sich bei den wuchernden Zellen um Lymphoblasten handele, ist nach Tischendorf, Moeschlin u. a. irrig; es sind vielmehr Zellen des Retikulums. Dieses Blastom ist besonders empfindlich gegen Röntgenstrahlen, so daß die Bestrahlung meist von guter Wirkung ist.

4. Die Lipoidgranulomatose

Diese sehr seltene Affektion betrifft meist Kinder und Jugendliche. Das klinische Bild ähnelt der Hand-Schüller-Christianschen Krankheit (s. S. 158). Sie ist anatomisch gekennzeichnet durch ein charakteristisches Granulationsgewebe in den Knochen, der Leber, der Milz und den Lymphdrüsen, in deren gewucherten Retikulumzellen Cholesterin eingelagert ist, wodurch das Protoplasma dieser Zellen ein eigenartiges schaumiges Aussehen erhält (Schaumzellen). Das Blutbild zeigt eine langsam progressive Anämie von normo- bis leicht hypochromem Typus.

5. Das eosinophile Granulom

Das eosinophile Granulom, zuerst von HENSCHEN beschrieben, bildet eigen
artige eosinophile Knochentumoren, vor allem an den platten Knochen, die bei Kindern
aller Altersstufen vorkommen. Im Röntgenbild sieht man kreisrunde bis ovale
Knochenaufhellungen. Das Punktat und der anatomische Befund zeigen ein eosinophiles Infiltrat, das in späteren Stadien auch viele Monozyten, Lymphozyten, Plasmazellen und Histiozyten enthält. Es wird auch als eosinophiles osteoblastisches
Granulom oder als eosinophiles Histiozytom bezeichnet. Es ist gleichzeitiges
Auftreten mit der CHRISTIAN-SCHÜLLERschen Krankheit beschrieben, mit der vielleicht
ein Zusammenhang besteht. Therapie: Röntgen oder chirurgisch.

VIII. Die Splenomegalien

Abgesehen von den vielen, bereits beschriebenen Milzvergrößerungen bei
Blutkrankheiten und denjenigen bei anderen inneren Erkrankungen, besonders den Infektionskrankheiten, vorkommenden Milzvergrößerungen sollen
hier noch 2 Splenomegalien beschrieben werden, weil bei ihnen entweder
ganz bestimmte, wohl charakterisierte Veränderungen der Milzstruktur
oder Störungen ihres Stoffwechsels vorliegen, so daß sie besser unter die
Stoffwechselkrankheiten zu rechnen wären. Zu der ersteren Gruppe gehört
die BANTIsche Krankheit oder auch Anaemia splenica.

1. Die BANTIsche Krankheit (Anaemia splenica)

Sie wurde zuerst in den 90er Jahren von BANTI beschrieben als eine Splenomegalie,
die mit Leberzirrhose und Anämie einhergeht und das jugendliche Alter bevorzugt.
Die Krankheit ist im südlichen Europa anscheinend häufiger als bei uns, wo man sie
relativ selten sieht. Der Verlauf ist langsam. Das erste Stadium ist gekennzeichnet
durch den sich langsam entwickelnden Milztumor und eine leichte Anämie. Im zweiten
Stadium entwickelt sich eine Lebervergrößerung mit Ikterus, Ausscheidung von
Urobilin und Urobilinogen im Urin und dyspeptischen Beschwerden. Im dritten
Stadium kommt es zu einer Leberschrumpfung und Ausbildung eines Aszites. Das
Bild gleicht also durchaus dem einer Leberzirrhose. So kommt es auch zu den schweren
Blutungen aus der Speiseröhre und dem Magendarmkanal. BANTI hielt mit Recht
die Milzvergrößerung für das primäre. Man findet histologisch eine mächtige Hyper-
plasie des Bindegewebes, die zum vollständigen Verlust der Lymphfollikel und Ver-
ödung des Pulpa führt (Fibroadenie), verbunden mit einer sklerosierenden Endo-
phlebitis der Milzvene, die bis in die Pfortader sich erstrecken kann.

Pathogenetisch nimmt man an, daß es durch die primäre Milzerkrankung zu
einer Hemmung der Zellreifung im Knochenmark kommt. Die Anämie ist also eine
Folge der Milzfunktionsstörung, womit die Bezeichnung Anaemia splenica ihre Berechtigung hat. Auch die Leberzirrhose ist erst eine sekundäre Erscheinung. Ätiologisch werden chronisch-toxische und infektiöse Noxen als wichtig angesehen, besonders chronische intestinale Prozesse (GUTZEIT).

Das Blutbild zeigt eine Anämie von hypochromem Charakter, die in einzelnen
schweren Fällen bis zu aplastischer Form fortschreiten kann. Es besteht Leukopenie
mit relativer Lymphozytose und eine Verminderung der Blutplättchen. Das Myelogramm weist eine Zunahme der Vorstufen der Erythro- und Leukopoese nach. Die

Prognose ist ernst. Als Behandlung wird die Milzentfernung, die schon von BANTI geübt wurde, wieder mehr propagiert. Der Erfolg ist um so besser, je früher die Operation ausgeführt wird, möglichst noch in dem präzirrhotischen Stadium, oder wenigstens zu einer Zeit, wo die Leberveränderungen noch nicht zu hochgradig sind. Die Operationsmortalität ist aber mit 10 bis 20% hoch. Eine Statistik der Weltliteratur von KRUMBHAAR stellt fest, daß von 293 Fällen 178 durch Milzentfernung gebessert wurden, wirklich geheilt aber nur 36. Sonst ist die Therapie symptomatisch auf die Anämie und die Zirrhose ausgerichtet. Man gibt Eisen und Leberpräparate, sowie Vitamin C in hohen Dosen, außerdem Insulintraubenzuckerinjektionen. Bestehende infektiöse Herde (Zähne, Mandeln, Nebenhöhlen, Galle) sollte man sanieren.

Splenomegalie, Neutropenie, chronische Polyarthritis, mitunter Anämie und Eosinophilie kennzeichnen das allergische FELTY-Syndrom.

2. Die Splenomegalie mit Eosinophilie (GIFFIN)

1919 beschrieb GIFFIN einen Fall mit großem Milztumor und Lymphdrüsenschwellungen mit einer Bluteosinophilie von 74%. GIFFIN sprach von persistent Eosinophilie. Seitdem sind recht viele solcher Fälle beschrieben worden unter den verschiedensten Namen, wie: Unusual Eosinophilie with Splenomegalie, persistenter Eosinophilie, Eosinophilia leukämoides, idiopathische Hypereosinophilie, massive Eosinophilie und grande Eosinophilie. Eine Zusammenstellung gaben HENSCHEN und WIECK. Man hält die Krankheit für eine allergische Reaktion (mikrobakterielle Endoallergie BÜCHNER). CREMER fand dabei deutliche Hyperplasie und Proliferation an den Retikuloendothelien der Milz und der Lymphdrüsen. HEILMEYER denkt, wie oben bereits erwähnt, an Leukämie. Ich selbst halte die Krankheit gleichfalls für allergischer Natur. HEILMEYER beschreibt neuerdings einen Fall, bei dem der Zusammenhang mit einer nutritiven Allergie von ihm einwandfrei festgestellt werden konnte.

3. Speicherkrankheiten der Milz

Gemeinsam ist diesen Krankheiten die Tatsache, daß Körper, die auch im normalen Stoffwechselgeschehen vorkommen, in exzessiver Weise in bestimmten Organen, vor allem in der Milz aufgehäuft d. h. gespeichert werden. Daß die Retikulumzellen der Milz eine besondere Bedeutung für die Ablagerung von Stoffwechselprodukten besitzen, haben wir bereits bei dem Hämoglobinstoffwechsel besprochen und auch die Speicherungsfähigkeit dieser Zellen bei der intravitalen Färbung erwähnt.

1. Die GAUCHERsche Krankheit beruht auf einer abnormen Speicherung eines Lipoids, des Cerasins, das zu den Zerebrosiden gehört. Es handelt sich um eine Stoffwechselkrankheit, bei der das zur Speicherung kommende Lipoid im Blut und in den Gewebssäften vermehrt ist. Die Ablagerung erfolgt in den Retikulumzellen der Milzpulpa, die durch die Speicherung zu großen, sogenannten GAUCHERzellen verändert werden. Man findet sie auch in der Leber und in den Lymphknoten.

Die Erkrankung ist selten. Sie kommt familiär, besonders in jüdischen Familien vor, häufiger bei Mädchen als bei Knaben. Der Verlauf ist chronisch. Der Milztumor entwickelt sich ganz allmählich. Doch wurde von LANDOLT auch ein ganz akut verlaufender maligner GAUCHER bei einem 7 jährigen Kinde gesehen, bei dem der gewaltige Milztumor chemisch Cerasin enthielt. Oft bestehen starke Knochenschmerzen und abnorme Brüchigkeit der Knochen. Das Röntgenbild zeigt Aufhellung der Knochenstruktur. An den dem Licht ausgesetzten Stellen ist die Haut eigenartig ockergelb oder bronzfarbig tingiert (Hämochromatose). Das Blutbild zeigt eine leichte hypochrome Anämie und meist Leukopenie. Im späteren Verlauf kommt es zu hämorrhagischer Diathese, als deren Ursache eine Thrombopenie anzusprechen ist. Zunehmende Anämie und Kachexie oder auch interkurrente Krankheiten führen zum Tode. Die Diagnose ist, wenn die Hautveränderungen fehlen, zwar schwierig, doch kann sie heute durch die Milzpunktion leichter gestellt werden, weil sich in dem Ausstrich die typischen GAUCHER-Zellen nachweisen lassen.

2. Bei der NIEMANN-PICKschen Krankheit wird zum Unterschied vom GAUCHER Lezithin gespeichert. Hier sind nicht nur die gesamten Retikulumzellen der blutbildenden Organe, sondern auch die epithelialen Zellen in der Leber, Niere, Nebenniere, Herzmuskel, Muskelzellen sowie Nervenzellen des Zentralnervensystems beteiligt. Die Krankheit ist außerordentlich selten. Sie ist eine familiär konstitutionelle Störung des Lipoidstoffwechsels der ersten Lebensmonate und führt meist in 7 bis 10 Monaten zum Tode. Klinisch imponiert der zuletzt enorme Milztumor, begleitet von Lebervergrößerung und Stauungserscheinungen (Ascites und Ödemen) und eigenartig blaßbräunlicher Verfärbung der Haut. Das Blut hat einen vermehrten Fett- und Cholesteringehalt. Das Blutbild weist leichte Anämie und Leukopenie auf. Die Diagnose gelingt nur durch die Milzpunktion oder die Untersuchung einer Drüse, wobei die großen, mit glänzenden Lipoid- und Fetttropfen gefüllten Zellen sich finden.

3. Die HAND-CHRISTIAN-SCHÜLLERsche Krankheit ist ausgezeichnet durch Zelleinlagerungen von Cholesterin. Hierbei treten eigenartige, zirkumskripte Defekte der Schädelknochen wie auch der Knochen des Stammes auf, die im Röntgenbild als Aufhellungen zu erkennen sind. Dazu tritt eine erhebliche Splenomegalie und eine Lebervergrößerung. An der Haut finden sich Xanthomartige Knötchen. Die chronische Krankheit kommt vorzugsweise bei Kindern vor.

Bei der Diagnose der Splenomegalien denke man auch immer an die Milzvergrößerung bei allgemeiner Amyloidose, wie sie neben dem Nierenamyloid besonders bei chronischen Infekten, Tuberkulose, bei Bronchiektasen und chronischen Eiterungen vorkommen.

4. Die v. GIERKEsche Krankheit. Es handelt sich um eine Glykogenspeicherung in der Leber, die stark vergrößert ist. Die Milz wird nur selten groß. Die Krankheit ist rezessiv erblich und befällt Kinder, die meist nicht älter als 3 bis 4 Jahre werden. Es besteht große Insulin-Empfindlichkeit, spontane, hypoglykämische Kollapse kommen vor. Pathologisch-anatomisch ist die starke Glykogenspeicherung in der Leber und in anderen Organen auffallend.

IX. Die hämorrhagischen Diathesen

An dem natürlichen Blutstillungsvorgang sind 3 Faktoren beteiligt: einmal die chemische Beschaffenheit des Blutes, zum zweiten das Vorhandensein vollwertiger Blutplättchen in genügender Menge und drittens der Zustand der Blutgefäße selbst, in Sonderheit ihrer Endothelien. Liegen bei einem oder mehreren dieser Faktoren Störungen vor, so kommt es zu pathologischer Blutungsbereitschaft unter die Haut und die Schleimhäute, sowie zur Verzögerung oder sogar Aufhebung der Blutgerinnung bei Verletzung der Gefäße. Eine große Gruppe dieser Blutungsübel ist hereditär konstitutionell und endogen bedingt. Hierher gehören die Hämophilie und die Fibrinopenie, die sog. Purpura-Erkrankungen, wie die essentielle Thrombopenie und die hereditäre Thrombasthenie. Die zweite Gruppe ist exogen bedingt, so der Skorbut, die SCHÖNLEIN-HENOCHsche und die MÖLLER-BARLOWsche Krankheit.

Bei der Hämophilie und Fibrinopenie steht die Störung des Blutchemismus im Vordergrund, bei den Purpuraerkrankungen eine solche des Plättchenapparates und bei den letzten die Störungen der Gefäßwände. Jedoch wissen wir heute, vor allem durch die Untersuchungen von FONIO, ROSKAMM, JÜRGENS u. a., daß bei den einzelnen Diathesen zwar der eine oder andere Faktor in der Pathogenese überwiegt, daß aber doch stets alle 3 mehr oder weniger mitbeteiligt sind. Trotzdem ist es aus klinischen und differentialdiagnostischen Gesichtspunkten wertvoll, die Hauptmerkmale zu betonen und zu beachten.

1. Die Hämophilie (Bluterkrankheit)

Sie ist eine konstitutionelle, angeborene und vererbbare Erkrankung, deren Wesen in der Neigung zu spontanen Blutungen und in der schweren Stillbarkeit traumatischer Blutungen besteht, verursacht durch eine Verzögerung oder ein völliges Versagen der Blutgerinnung. Man kennt ganze Bluterfamilien. Die Vererbungsgesetze der Hämophilie sind typisch.

Voll erkranken nur die männlichen Mitglieder einer Familie; diese vererben jedoch die Krankheit nicht auf ihre Söhne, sondern auf ihre Töchter, die wiederum als Konduktoren die Diathese auf ihre Söhne weitervererben. Die weiblichen Konduktoren haben selbst nie manifeste hämophile Erscheinungen. Bei genauer Prüfung zeigen sie jedoch oft leichte Störungen, wie z. B. starke menstruelle Blutungen und leichte Abweichungen beim Gerinnungsvorgang. Die Hämophilie ist also eine absolut geschlechtsgebundene, rezessive Vererbung. In bestimmten Bluterfamilien werden sogar ganz bestimmte Untertypen der Hämophilie vererbt. Es muß natürlich in einer Familie einmal die Hämophilie zum ersten Male auftreten. Dieser Vorgang, sowie das sporadische Vorkommen der Erkrankung muß auf Mutation der Anlage zurückgeführt werden. Es ist aber bei den sporadischen Fällen daran zu denken, daß eine rezessive Veranlagung vorliegen kann, die Generationen unbemerkt zu überspringen imstande ist.

Das eigentliche Wesen und die letzte Ursache der Hämophilie ist noch nicht geklärt.

Von höchster diagnostischer Bedeutung ist die Verzögerung der Blutgerinnung (SAHLI). Diese ist zwar nicht das Wesen der Krankheit, wohl aber die Ursache der schweren, oft unstillbaren Blutungen.

Die normale Blutgerinnung beruht auf der Überführung des in der Leber gebildeten, im Blutplasma gelösten Fibrinogens in das unlösliche Fibrin. Der ganze Gerinnungsvorgang läßt sich am besten an folgendem Schema übersehen (s. Seite 160).

In der Leber entsteht nur bei Anwesenheit von Vitamin K (1934 von DAM und SCHÖNHEYDER entdeckt) das Prothrombin. Aus dem Prothrombin wird in Anwesenheit von Kalzium in Verbindung mit der aus Gewebszellen und Blutplättchen stammenden Thrombokinase im Serum das Gerinnungsferment Thrombin gebildet = Phase I. Das Thrombin bildet dann mit dem aus der Leber oder dem

Knochenmark stammenden Fibrinogen das Fibrin = Phase II. Endlich kommt wahrscheinlich unter der Einwirkung des Fermentes Retraktozym die Retraktion des Fibringerinsels zum Blutkuchen zustande = Phase III.

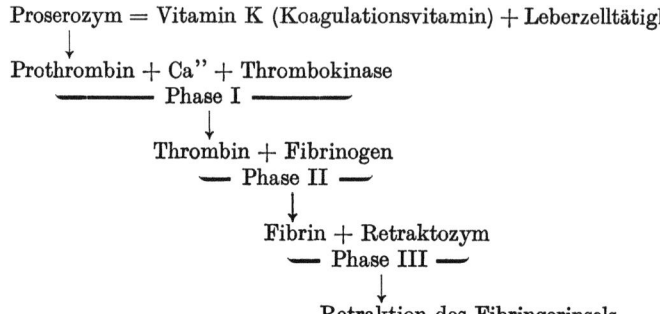

Proserozym = Vitamin K (Koagulationsvitamin) + Leberzelltätigkeit
↓
Prothrombin + Ca″ + Thrombokinase
———— Phase I ————
↓
Thrombin + Fibrinogen
— Phase II —
↓
Fibrin + Retraktozym
— Phase III —
↓
Retraktion des Fibringerinsels

Die Meinungen darüber, ob der ganze Gerinnungsvorgang ein rein physikalischer (STUBER), kolloid-chemischer oder ein fermentativer Prozeß ist, sind auch heute noch geteilt. Doch hat die Fermenttheorie (A. SCHMIDT, MORAWITZ, WÖHLISCH) die größere Wahrscheinlichkeit für sich.

Daß nicht schon normalerweise im Blute eine Gerinnung eintritt, wird durch ein Antithrombin verhindert, das dem von HOWEL entdeckten Heparin nahesteht, wenn es auch nicht mit ihm identisch ist.

Bei der Hämophilie ist dieser Gerinnungsvorgang in irgendeiner Weise gestört, ohne daß bisher die Art dieser Störung einwandfrei feststeht. Nach TAYLOR fehlt ein Plasmafaktor, das sog. Antihämophilieglobulin.

Die Bildung des bei jeder Verletzung der Blutgefäße zustandekommenden Plättchenthrombus ist verlangsamt und der Thrombus weniger fest, so daß er leicht fortgeschwemmt werden kann. Sicher ist, daß das Fibrinogen nicht fehlt, daß auch der Kalziumgehalt des Blutes nicht vermindert ist. Die Blutplättchenzahl ist normal, doch scheint es, daß die Plättchen minderwertig sind in Bezug auf die Thrombokinasebildung (FONIO), daß vielleicht auch die Plättchen schlechter zerfallen und daher die Thrombokinase weniger rasch in Wirkung treten kann (HOWELL). Jedenfalls ist das Thrombin nach abgeschlossener Gerinnung normal, jedoch erfolgt die Thrombinbildung verlangsamt. Das Antithrombin ist nicht vermehrt. Es wird an die Anwesenheit eines Hemmungskörpers oder auch an eine qualitative Änderung des Prothrombins und der Prothrombokinase gedacht, oder nach der zellulären Theorie FONIOs an die minderwertige Beschaffenheit der Blutplättchen, die nicht genügend Thrombokinase abgeben können, weil sie eine erhöhte Widerstandskraft gegenüber ihrer Auflösung besitzen. Nach APITZ fehlt im Blutplasma der Hämophilen ein X-Faktor, der mit der Prothrombokinase identisch ist. Jedenfalls wird die Gerinnung des hämophilen Blutes durch Zusatz von thrombokinasehaltigem normalen Blutplasma, Gewebs- und Plättchenextrakten stark beschleunigt. Es ist wahrscheinlich, daß zur Entstehung der Blutung außer der Anomalie der Gerinnung noch eine Schädigung der Endothelien der Blutgefäße hinzukommt, wofür die leichte Verletzlichkeit der Gefäße bei der Hämophilie spricht, welche bedingt sein könnte durch eine Verzögerung der bei Gesunden rasch eintretenden Verklebung und Kontraktion der Gefäße (MORAWITZ und HERZOG). Das Auftreten von spontanen Blutungen bei der Hämophilie und die

Feststellung von Jürgens, daß es bei Ungerinnbarmachung des Blutes durch Heparin bei intaktem Gefäßsystem nicht zu Blutungen kommt, sprechen in gleichem Sinne.

Klinisches Bild. Das Kardinalsymptom sind die hartnäckigen, oft unstillbaren und tödlichen Blutungen, die aus den geringsten Anlässen auftreten können. Ganz leichte Verletzungen, wie Druck oder Stoß führen zu ausgedehnten subkutanen oder intramuskulären Blutungen, die aber auch oft ohne äußeren Anlaß erfolgen. Besonders stark ist die Neigung zu Schleimhautblutungen: unstillbares Nasen- oder Zahnfleischbluten, schwerste Magenblutungen mit dauerndem Blutbrechen, Darmblutungen mit ununterbrochenen Blutstühlen, Lungenblutungen, Blutungen aus der Niere und der Blase mit reinen Blutharnen. Die Blutungen können das Leben gefährden durch ihre Schwere und Unstillbarkeit wie auch durch ihre Lokalisation. So kommen z. B. Blutungen unter die Dura vor mit epileptiformen Krämpfen von tödlichem Ausgang. Hautblutungen im Sinne der punktförmigen Purpura sind selten. Besonders häufig treten Blutungen in die Gelenke, spontan oder nach leichtem Stoß auf. Bevorzugt sind die Knie- und Ellenbogengelenke. Während in vielen Fällen die Ergüsse wieder resorbiert werden, kommt es in anderen bei wiederholten Gelenkblutungen zu schwerer chronischer Arthritis von deformierendem Charakter bis zur völligen Ankylosierung (sog. Blutergelenke).

Den Blutungen gehen oft Prodromalerscheinungen in Form von Unbehagen, Herzklopfen und Schwindel voraus. Eine glatte Durchtrennung bei scharfen Schnittwunden ist weniger gefährlich, als das Setzen parenchymatöser Verletzungen. Bekannt ist das häufige Vorkommen tödlicher Blutungen beim flächenhaften Zerreißen der Mundschleimhaut durch eine Zahnextraktion. Die Blutungsneigung ist in der Jugend besonders stark, oft erfolgt die tödliche Blutung bereits bei Durchtrennung der Nabelschnur. Die ersten Anfälle sieht man gewöhnlich in den ersten beiden Lebensjahren oder vor der Pubertät. Die späteren Lebensjahre zeigen gewöhnlich eine Abnahme in der Häufigkeit sowie auch in der Schwere der Anfälle.

Das Blutbild ist morphologisch uncharakteristisch, jedoch führt die starke Blutung zu hypochromer Anämie. Wichtig ist für die Differentialdiagnose gegenüber den Purpuraerkrankungen die normale, oft sogar leicht erhöhte Thrombozytenzahl. Die Gerinnungszeit ist stark verzögert, gegenüber der Norm von 3 bis 4 oder 5 Minuten beträgt sie 15 bis 20 Minuten, manchmal sogar bis zu 12 Stunden. Die Blutungszeit dagegen ist normal. Das Rumpel-Leedesche Zeichen (s. S. 20) ist negativ.

Die Prognose ist immer höchst zweifelhaft, weil jede neue Blutung tödlich verlaufen kann.

Therapie. Die Prophylaxe ist sehr wichtig, Schutz vor Verletzungen auch der kleinsten Art. Die Beaufsichtigung der Kinder ist daher durch ein geschultes Personal durchzuführen. Die Umgebung der Kinder muß über die Gefahren aufs genaueste aufgeklärt werden. Jegliche, nicht dringenden operative Eingriffe sind zu vermeiden, besonders die gefährlichen

Zahnextraktionen. Es wird empfohlen, bei Ehen von Blutern wegen der
exquisiten Erblichkeit des Leidens die Konzeption möglichst zu verhindern.

Die medikamentöse Behandlung ist höchst problematisch. Im
Moment der Blutungen versuche man alle blutstillenden Mittel, Eisen-
chloridwatte, intramuskuläre Injektionen von Koagulen und Clauden.
Koagulen ist ein Plättchenextrakt und Clauden ein Lungengewebsextrakt,
ferner Manetol, ein Rückenmarkspräparat. Diese können auch in Pulver-
form lokal angewendet werden. Tamponaden mit Adrenalinlösung, mit
Blut, Blutserum, Gewebssäften, Organextrakten (Schlangengift) oder
frischen Fibrintampons sind nützlich. Injektionen von Gelatine und
intravenöse Kalziuminjektionen können versucht werden. Gänzlich versagt
die früher empfohlene Röntgenbestrahlung der Milz. Das als Heilmittel
empfohlene Präparat Nateina läßt nur in seltensten Fällen eine Wirkung
erkennen. Die gerühmte Behandlung mit Ovarien-Präparaten hat versagt.

Der Nachprüfung wert erscheinen die Angaben von ALEXANDER und LANDWEHR,
welche bei 4 Hämophilen 10 bis 12 Monate lang wöchentlich (3 bis 4mal) 100 bis
180 cm³ normales, menschliches Plasma transfundierten. Die Autoren geben an, daß
es ihnen gelang, die Blutgerinnungszeit soweit zu verkürzen, daß größere Blutungen
unterblieben und die Kranken berufsfähig wurden. KOHL empfiehlt Finestal =
Glykokol-Askorbinsäure-Kalzium per os. Die Gerinnungszeit wird durch Finestal
verkürzt und die Blutungsneigung herabgesetzt.

Bei schwersten Blutungen ist die einzige Möglichkeit der Rettung die
Blutübertragung, die unbedingt auszuführen ist. Man braucht sich vor
den Infusionen nicht zu fürchten, da die glatte Durchtrennung der Gewebe
mit der Nadel keine bedrohliche Blutung hervorruft.

Sehr selten ist die fibrinopenische Hämophilie, die sog. Fibrinopenie. Im Blute fehlt das Fibrinogen vollkommen. Das Blut gerinnt
überhaupt nicht. Verblutung kann aus kleinsten Wunden erfolgen, z. B.
aus der Schnepperwunde am Finger bei Herstellung eines Blutpräparates
(OPITZ und FREI).

Als hämorrhagische Pseudohämophilie bezeichnet man eine
hämorrhagische Diathese mit Blutungsneigung bei Leberkrankheiten,
wie der akuten gelben Leberatrophie, der WEILschen Krankheit und der
splenomegalen Leberzirrhose. Es ist möglich, daß das aus der Leber dar-
gestellte Heparin mit seiner gerinnungshemmenden Wirkung hier mitspielt
(FRANK). Die bei Okklusionsikterus zu beobachtende hämorrhagische Diathese und Anämie soll durch Vitamin K-Injektion gebessert werden (KOLLER
und WARMANN).

2. Die Purpurakrankheiten

Die mit Purpura einhergehenden Krankheitsbilder wurden in der ärztlichen Praxis bis vor kurzem fast regelmäßig unter dem Namen des Morbus
maculosus hämorrhagicus, der Blutfleckenkrankheit zusammengefaßt oder nach ihrem Entdecker als WERLHOFsche Krankheit bezeichnet.

Die essentielle Purpura hämorrhagica wurde im Jahre 1740 von WERLHOF zuerst beschrieben. Später haben SCHÖNLEIN und HENOCH Purpuraerkrankungen mitgeteilt, die in wesentlichen Zügen von der Schilderung WERLHOFS abwichen. Die neueren Forschungen brachten allmählich in den Sammelbegriff der Purpura mehr Klarheit und es ist heute möglich, bestimmte Gruppen nach ihrer Pathogenese abzugrenzen. Das wurde möglich durch unsere besseren Erkenntnisse der Pathologie der Gefäßwandungen und der Beziehungen kapillärer Blutungen zur Anaphylaxie einerseits und der Erkenntnis der funktionellen Bedeutung der Blutplättchen und der Plättchenbildung andererseits.

Die Bedeutung der Blutplättchen für die Pathogenese der Purpura wurde bereits 1881 von BOHM erkannt. Ausführlich wurde die Erkrankung von HAYEM und DENIS und besonders von FRANK bearbeitet.

Wir haben bereits oben auf die wichtige biologische Funktion der Blutplättchen hingewiesen. Auch bei der Hämophilie haben wir gezeigt, daß sie neben anderen Körperzellen die Thrombokinase abgeben. Sie sind aber auch unentbehrlich für die Bildung des für jede Blutstillung wichtigen sogenannten Verschlußpfropfes. An jeder verletzten Stelle der Gefäßwand entmischt sich das Blut. Die Blutplättchen sammeln sich in ungeheurer Menge an der defekten Wandstelle, sie werden klebrig und agglutinieren. Dadurch bildet sich an der verletzten Stelle ein nagelförmiger Verschlußpfropf, ein weißer Thrombus, der mikroskopisch fast vollkommen aus Plättchen besteht. Er schließt die verletzte Stelle mechanisch ab und verhindert dadurch normalerweise eine Blutungsgefahr. Es ist verständlich, daß bei Fehlen oder Verringerung der Plättchen die Bildung dieses Verschlußpfropfens schlecht ist und dadurch die Blutungsgefahr steigt. Normalerweise zerfallen die Plättchen in dem Thrombus, wobei die freiwerdende Thrombokinase nunmehr zur Überführung des Fibrinogens zu festem Fibrin und damit zur weiteren Verfestigung des Thrombus und zum besseren Verschluß der lädierten Gefäßstelle führt. Sind die Plättchen vermindert oder funktionell minderwertig, so wird auch diese Funktion schlecht ausfallen und die Blutungsgefahr steigt. Durch die mangelhafte Ausbildung des Verschlußpfropfes wird die verletzte Stelle bedeutend langsamer verschlossen als normal. Es kommt also notwendig zu einer Verlängerung der Blutungszeit. Der sonstige Chemismus des Blutes, z. B. die Gerinnung in Vitro, ist nicht gestört, da die Thrombokinase nicht nur in den Plättchen, sondern auch in den übrigen Blutzellen, in den Endothelien und im Serum vorhanden ist. Die Gerinnungszeit ist daher normal. Aber nicht nur beim Verschluß eines verletzten Gefäßes, sondern auch bei der Entstehung von Blutungsflecken (Purpura) im geschlossenen Stromkreis des Blutes durch Diapedese spielen die Plättchen eine Rolle. Sobald die geringste Schädigung des Endothelrohres eintritt, sammeln sich die Plättchen in der Randzone des Gefäßes um die verletzte Stelle, wobei sie die Gefäßwand abdichten und einen Durchtritt von Blutkörperchen aus der Gefäßwand verhindern. Fehlen die Thrombozyten oder sind sie minderwertig, so ist der ungehemmten Diapedese der Erythrozyten kein Hindernis entgegengestellt. Zum Entstehen der Purpura gehören also gleichfalls Gefäßschädigung und Störung im Plättchensystem dazu. Die Verminderung oder das Fehlen der Blutplättchen im peripheren Blut ist in vielen Fällen bedingt durch eine mangelhafte Bildung aus ihren Mutterzellen, den Megakaryozyten des Knochenmarks. Dazu kommt, daß oft auch die Plättchen sowohl nach ihrer Größe wie nach ihrer Form und Granulierung funktionell minderwertig sind (GLANZMANN). Andererseits spricht manches dafür, daß die Milz und das RES bei der Pathogenese mitbeteiligt sind. Und endlich kann auch eine Verteilungsänderung der Plättchen einen Plättchenmangel bedingen, indem die Thrombozyten aus dem peripheren Blut verschwinden und sich in den großen Gefäßen der inneren Organe ansammeln und zerfallen. Etwas derartiges sehen wir beim akuten anaphylaktischen Schock.

Der Plättchenmangel ist also für die eine Gruppe der Purpuraerkrankung, für den echten Morbus WERLHOF, die pathogenetische Erklärung. Man spricht daher auch heute von thrombopenischer Purpura oder einfach von der Thrombopenie. Für die andere Gruppe, die von SCHULZ auch als die athrombopenische bezeichnet wird, sind die Plättchenverhältnisse ziemlich normal. Da hier eine toxische Schädigung der Kapillarwandungen als Ursache der Blutung im Vordergrund steht, so bezeichnen wir sie besser als Kapillartoxikosen.

a) Die essentielle Thrombopenie (Morbus WERLHOF)

Die thrombopenische Purpura hämorrhagica oder essentielle Thrombopenie beruht nach unseren obigen Ausführungen auf einer Verminderung oder Minderwertigkeit der Blutplättchen. Sie ist also eine Bluterkrankung, eine Störung der Thrombozytopoese und zwar ohne erkennbare äußere Ursachen. Die Erkrankung beruht wohl auf einer erworbenen oder vererbten Konstitutionsanomalie. Sie ist häufig familär. Das Vorkommen von Thrombopenie bei Neugeborenen ist festgestellt. Im Gegensatz zu Hämophilie ist die essentielle Thrombopenie nicht geschlechtsgebunden, die weiblichen Mitglieder einer Familie erkranken nicht weniger oft als die männlichen.

Klinisch ist die Erkrankung gekennzeichnet durch die, ohne jede äußere Ursache anfallsweise auftretenden Blutungen aus den Schleimhäuten und unter die Haut. Die manifesten Blutungen treten immer periodisch auf, besonders bei Jugendlichen. Häufig ist Nasenbluten und Zahnfleischbluten. Die Menstrualblutungen sind stark und verlängert. Sprunghaft treten punktförmige, petechiale sowie größere, streifen- und flächenförmige Blutungen unter die Haut hinzu. Gleichzeitig erfolgen mitunter schwere Blutungen in die inneren Organe, in den Magen-Darmkanal, aus den Lungen, den Nieren und der Blase, auch in die Muskeln und seltener in die Gelenke. Die Petechien sind im Gegensatz zum Skorbut nicht an die Haarbälge gebunden, sondern wahllos verteilt. Zwischen den Zeiten, wo die spontanen Blutungen die Krankheit offenkundig machen, liegen Perioden, in denen gar nichts im Befinden der Kranken auffällt. Hier ist jedoch die latente Diathese durch die Kapillarprüfungsmethoden (s. S. 20) jederzeit deutlich zu machen.

Im Verlauf der meist chronischen Erkrankung wechseln so die Perioden der Blutungen mit den normalen Zwischenzeiten ab. Im allgemeinen kommen die Blutungen in der Regel zum Stehen, ehe bedrohliche Erscheinungen eintreten. Doch gibt es akute Fälle, bei denen aus voller Gesundheit heraus abundante thrombopenische Blutungen innerhalb kürzester Frist durch Verblutung zum Tode führen. Andererseits bedingt in schweren chronischen Fällen das gehäufte Auftreten der Blutungen eine schwere Blutarmut, die gleichfalls auf die Dauer das Leben gefährdet. Andere Fälle verlaufen zeitlebens harmlos, und nur die Neigung zu einer Bildung blauer Flecken bei jedem leichten Stoß deutet auf die latente Erkrankung hin.

Für die Diagnose ist neben den genannten Provokationsphänomenen die Untersuchung des Blutes maßgebend. Das Blutbild zeigt im Anfall eine starke Verminderung der Thrombozytenzahl. Sie sinken gegenüber einer Norm von 250000 bis 300000 im mm³ bis auf wenige Tausend ab, oder auch so sehr, daß im Ausstrich nur noch vereinzelte Plättchen gefunden werden. Die kritische Zahl für das Auftreten der Blutungen liegt zwischen 30 bis 50000 Thrombozyten, doch ist das nicht konstant. Es finden sich pathologische Plättchenformen, besonders Riesenplättchen. Auch zeigen die Plättchen Abweichungen in ihrem färberischen Verhalten und der Anordnung ihrer Granula. Ihre Zerfallsgeschwindigkeit ist verlangsamt und ebenso ihre Agglutinationsfähigkeit, sie neigen zu Kettenbildung. Nach Aufhören der Blutung steigt die Plättchenzahl rasch wieder an. Im Intervall ist sie normal oder zeigt durch relative Verminderung das Fortbestehen einer Blutungsgefahr an. Hypochrome Anämie zur Blutungszeit ist die Regel. Der Knochenmarksausstrich zeigt eine Zunahme der Megakaryozyten. Gleichzeitige Veränderungen im Protoplasma und im Kern deuten auf pathologische Reifungsstörungen. Es ist dann keine Plättchenbildung zu erkennen (s. auch Seite 69).

Die Gerinnungszeit ist normal, die Blutungszeit dagegen um ein Vielfaches verlängert. Sie beträgt mindestens 10 Minuten, häufig sogar 60 bis 90 Minuten gegenüber einer Norm von 1 bis 3 Minuten. Die Retraktilität des Blutkuchens ist verlängert. Im Serum findet man nach JÜRGENS Vermehrung der Albuminkörper im Gegensatz zur Hämophilie, dem Skorbut und den Kapillartoxikosen. Die Milz ist mitunter vergrößert, meist normal. In manchen Fällen ist der reichliche Gehalt der Milzfollikel an retikuloendothelialen Zellen auffällig. Die Pathogenese haben wir oben ausführlich besprochen. Die Entwicklungshemmung der Thrombozyten im Knochenmark geht wohl von der Milz aus. Die Prognose ist in den ganz akuten Fällen oft schlecht, in den chronischen meist gut.

Therapie. Bei den ganz akuten Formen und bei plötzlich einsetzenden Blutungen chronischer Fälle ist die sofortige Blutübertragung die lebensrettende und daher dringliche Methode. Besonders gute Wirkung hat die Übertragung von Schwangeren-Blut wegen seines hohen Thrombozytengehalts. Man kann mit 500 bis 600 cm³ Blut immerhin mehr als 30000 Plättchen übertragen. Doch ist die Bluttransfusoin kein absolutes Heilmittel. Die zugeführten Plättchen zerfallen ziemlich rasch, so daß die Blutung oft wieder beginnt. In anderen Fällen dagegen kann die Transfusion eine Blutkrise mit Ansteigen der Plättchen hervorrufen und damit die akute Gefahr beseitigen. Die immer wieder angewendete Einspritzung von hochprozentiger Kochsalzlösung, von Kalzium oder auch Gelatinelösungen ist problematisch und unzuverlässig. Die sonstigen blutstillenden Mittel, wie wir sie oben bei der Hämophilie angeführt haben, sollen angewendet werden. Bei Nasenblutungen Tamponade mit Stryphnongaze, Adrenalintupfern und Tampons mit Koagulen oder Clauden, bei Blutungen aus dem Zahnfleisch Bestreuen der blutenden Stellen mit Stryphnon oder Claudenpulver, auch Claudenspray (20%ige Lösung). Das Stryphnon kann auch per os und parenteral gegeben werden und zwar 5 cm³ der 5%igen Lösung, 3 bis 6 mal täglich per os und mehrmals 2 cm³ einer 0,5%igen Lösung intramuskulär. Außerdem gebe man intravenös 3 cm³ einer -5%igen Koagulenlösung oder Clauden. Intramuskuläre Injektionen von 10 bis 20 cm³ Frischblut oder von Serum wirken günstig. VEIL und HEILMEYER wandten mit Erfolg das von HOLTZ angegebene A. T. 10, ein Tachysterin-Präparat, an und zwar in sehr hohen Dosen von einem Eßlöffel täglich.

Prophylaktisch spielt die Diätbehandlung bei Kindern eine Rolle, seit dem man annimmt, daß sowohl Chlorophyll wie auch Leberextrakte die Plättchenbildung anregen. Man gibt lipoidreiche Nahrung: viel Rahm, Butter, Eier, Leber, Gehirn, Knochenmark und dazu viel Gemüse und Früchte. Günstig wirkt Vitamin C in hohen Dosen (500 bis 1000 mg intravenös). Das gleiche gilt von dem das Vitamin P enthaltenden Citrin. Die Anwendung von Pektinen (z. B. Sangostop) kann versucht werden. Man gibt im Anfang 5 Tage lang 20 cm³ Sangostop (3 bis 5%ig) intramuskulär und weiter täglich 50 cm³ per os. Eine weitere Behandlungsmöglichkeit eröffnet sich aus der Entdeckung von KOHL, daß eine Verbindung von Glykokoll-Askorbinsäure-Kalzium eine thrombozytensteigernde Wirkung ausübt und den Prothrombinspiegel im Blute erhöht. Mit einer derartigen Verbindung, dem Finestal, sah KOHL auch bei Purpura gute Resultate bei peroraler und intravenöser Verordnung.

Bei den chronischen Fällen mit bleibender Blutungsneigung ist eine Diät, die für reichlichen Gehalt der Nahrung an Vitamin A sorgt, einzuführen. Das begründet sich aus dem experimentellen Nachweis, daß bei Mangel an Vitamin A Thrombopenie auftritt. Vitamin A ist reichlich enthalten in: Spinat, Mangold, Kopfsalat, Grünkohl, Rosenkohl, Karotten, Möhren, Tomaten und Pfifferlingen, in geringerer Menge auch im Rotkohl, Blumenkohl, grünen Bohnen, grünen Erbsen, Gurken und Kohlrüben. Weniger zu verwenden sind die Vitamin A kaum enthaltenden Gemüse wie Wirsingkohl, Weißkraut, Sauerkraut, Wachsbohnen, weiße Rüben, Sellerie, Kartoffeln, Kohlrabi, Spargel, Rhabarber und Pilze außer Pfifferlingen. Doch wird die Bedeutung der A-Vitamin-Behandlung auch wieder angezweifelt.

Die begleitende Anämie wird durch Arsenkuren gebessert.

In allen chronischen Fällen mit immer wieder rezidivierenden, schweren Anfällen, ferner auch in manchen akuten, ist die Milzentfernung die beste Methode. Nach ihr tritt meist eine rasche Plättchenkrise und Beseitigung der Diathese ein. Besonders ANSCHÜTZ hat auch in akuten Fällen die Milzentfernung mit Erfolg angewendet. Leider ist sie in akuten Fällen nicht ohne Gefahr. Auch nach der Milzextirpation sinken die Blutplättchen in manchen Fällen später wieder ab, wenn auch die starken Blutungen nur selten mehr auftreten, jedoch nicht immer ausbleiben. Immerhin ist mit der Operation doch oft eine dauernde Besserung zu erzielen, und sie bleibt als letzte therapeutische Maßnahme berechtigt.

· VAUGHAN sah in 6 Fällen nach Milzentfernung 10 bis 15 Jahre lang gutes Befinden, ROSENTHAL unter 36 operierten chronischen Fällen 25mal und unter 7 akuten 4mal Heilerfolge. TH. NAEGELI empfiehlt bei technischen Schwierigkeiten der Milzentfernung die Ligatur oder Resektion der Arteria lienalis. Rezidive nach Milzentfernung sind vielleicht auf zurückgelassene Nebenmilzen zurückzuführen.

b) Die erblichen Thrombopathien

α) Die konstitutionelle Thrombasthenie (Typ GLANZMANN)

Diese Thrombasthenie ist in der klinischen Erscheinung von der essentiellen Form nicht zu trennen. Sie unterscheidet sich von ihr dadurch, daß die Plättchenverminderung fehlt oder nur leicht vorhanden ist. Mitunter ist sie sogar erhöht. Die kleinen, schlecht granulierten und degenerativen Plättchen sind aber funktionell insuffizient. Sie agglutinieren nicht und sind daher nicht in der Lage, Thromben zu bilden, indem sie die Fähigkeit verloren haben, den für die dritte Phase der Gerinnung notwendigen Stoff, das Retraktozym, zu erzeugen. Auch große Plättchen sind zu sehen, deren Zerfallszeit aber herabgesetzt ist. Die Thrombasthenie ist vererbbar. Die Behandlung entspricht derjenigen der essentiellen Thrombopenie. Günstig wirken Arsenkuren.

β) Die konstitutionelle Thrombopathie (Typus v. WILLEBRAND-JÜRGENS-NAEGELI)

Sie ist eine Erbkrankheit, die vor allem auf den Aalandsinseln beobachtet wurde, aber auch in Deutschland vorkommt. Der Typ v. WILLEBRAND ist gekennzeichnet durch eine oft schon im Säuglingsalter einsetzende, schwere hämorrhagische Diathese. Nach der Pubertät nimmt die Krankheit an Häufigkeit ab. Als Stelle der Blutungen sind Nase, Mund, Haut und Schleimhäute bevorzugt. Blutfleckenbildung und Gelenkblutungen sind selten. Die Blutungen sind bedingt durch Funktionsstörung des Thrombozytenapparates und Gefäßstörungen. Im Blutbild sind die Thrombozyten nicht vermindert, aber sie sind klein und zeigen Kernanomalie. Das Myelogramm ist uneinheitlich, mitunter werden hochgradig degenerierte Megakaryozyten gefunden. Die Blutungszeit ist verlängert, die Thrombosezeit stark verzögert, ebenso die Plättchenagglutination. RUMPEL-LEEDE positiv. Gerinnungszeit und Retraktion des Blutkuchens normal. Weitere Gruppen wurden von NAEGELI in der Schweiz und von JÜRGENS in Mitteldeutschland gesehen:

Typus NAEGELI: Haut- und Schleimhautblutungen, normale Zahl degenerierter Plättchen mit schlechter Agglutination, sehr verlängerte Blutungszeit, normale Gerinnungszeit und sehr verlängerte Retraktion.

Typus JÜRGENS: Hautblutungen, Zahl und Form der Plättchen normal, Plättchenagglutination kaum verzögert, verlängerte Thrombosezeit, normale Blutungs- und Gerinnungszeit, normale Retraktion, Provokationsphänomene stark positiv.

Die Therapie der erblichen Thrombopathien entspricht den oben bei der Hämophilie und der Thrombopenie angegebenen Grundsätzen.

c) Die thrombotische thrombopenische Purpura
(Thrombozytäre Angiothrombose)

Unter diesem Namen beschrieben FITZGERALD und SINGER eine schwere, mit Fieber einhergehende Anämie und Purpura, verbunden mit bizarren psychischen, zentralnervösen und neurologischen Erscheinungen, mit Thrombopenie, verlängerter Blutungszeit und Retraktion, mitunter leichter acholurischer Gelbsucht, Milz- und Lebervergrößerung. Es besteht Leukozytose mit vorübergehender leukämoider Reaktion. Der Verlauf war in 12 Fällen ungünstig. Histologisch fanden sich Milliarden von kleinsten Plättchenthrombosen in den kleinen Arteriolen und Kapillaren aller Organe. Splenektomie heilt die Krankheit.

d) Die Purpura hyperglobinämica (Makroglobinämie)

WOLDENSTROM sah in Schweden, Norwegen und Dänemark Fälle mit hypochromer Anämie und chronischer Purpura oder Schleimhautblutungen in Verbindung mit Ödemen, Lymphdrüsenvergrößerungen und sehr hoher Blutsenkung, die im Serum eine gewaltige Hyperglobinämie und eine Herabsetzung der Albuminfraktion aufwiesen. Bei jüngeren Leuten bestanden nur Purpurapünktchen an den Beinen. Histologisch fand sich eine diffuse Retikulozytose.

e) Die symptomatischen Thrombopenien

Während die bisher beschriebenen Formen selbständige, essentielle Krankheitsbilder darstellen, können auch bei mannigfachen anderen Erkrankungen die Plättchen vermindert und dadurch Purpuraflecken ausgelöst werden. So sehen wir Thrombopenie im Endstadium schwerer perniziöser Anämien, bei den schweren anämischen Reaktionen der Kinder, besonders bei der Anämia pseudoleucaemica. Sie findet sich auch bei schweren allergischen Reaktionen und bei der Leukämie. Zu ihr führen auch Vergiftungen, z. B. mit Benzol, Salvarsan, Chinin und Chinidin, Quecksilber, Jodkali, Wismut, Azetylsalizylsäure, Sedormid u. a., weiter die Überdosierung von Röntgen- und Radiumstrahlen. Häufig findet sich die Thrombopenie auch bei schweren Infektionen, besonders der Sepsis. Wenn sie sich mit einer toxischen Wirkung auf die Leukopoese und die Erythropoese verbindet, so entstehen Bilder wie bei der Agranulozytose, der aplastischen Anämie und Panmyelophthise. Das Knochenmarkpunktat zeigt schwere Schädigungen oder Fehlen der Riesenzellen.

f) Die Kapillartoxikosen (Vaskuläre Purpura)

Bei der vaskulären Form der Purpuraerkrankung ist die Blutungsneigung durch eine Alteration der Gefäßwand bedingt. Sie läßt sich schon klinisch von der thrombopenischen meist unterscheiden. Die Blutungen treten niemals so akut auf und auch nicht so schwer. Die Purpuraflecken sind nicht so zahlreich, in leichten Fällen müssen sie einzeln gesucht werden, sonst sitzen sie gruppenweise und schubweise in der Umgebung der Ellenbogengelenke und an den Vorderarmen, besonders gern auch an den Unterschenkeln und an den Fußgelenken. Dazu treten Allgemeinerscheinungen wie leichtes Fieber, urtikarielle, multiforme Erytheme, flüchtige Ödeme im Gesicht und am Handrücken. Es kommt häufig zu starker Schwellung und Schmerzhaftigkeit der Gelenke und zu kolikartigen Leibschmerzen. Man hat die ganzen Erscheinungen mit anaphylaktischen Vorgängen in

Verbindung gebracht, mit denen die Symptomatologie allerdings große Ähnlichkeit hat. Die Purpura kommt gerne in anaphylaktischen Situationen vor. Wir sehen sie ferner oft infolge Gefäßschädigung bei Ikterus, sonstigen Leberleiden und bei der Urämie. Die Kapillartoxikose dieser Purpura steht auch nach Ansicht der Anatomen (Rössle, Klinge) mit den hyperergischen Gefäßerkrankungen der Allergie in enger Verwandtschaft. Auch die allergische Eosinophilie ist bei ihr oft nachzuweisen. Man nimmt an, daß die Sensibilisierung evtl. von streptomykotischen Herden aus erfolgt (Zähne, Mandeln, Gallenblase, Ovarien, Prostata) oder auch nutritiv.

Im klinischen Bild markieren sich verschiedene Verlaufsarten. Oft ist die einzige Erscheinung eine ganz einfache sog. Purpura simplex, bei der nur wenige Flecken vorhanden sind, ohne daß andere Erscheinungen auftreten. Die Purpuraflecken treten besonders auf, wenn die Kranken das Bett verlassen und umhergehen (Orthostatische Purpura). Schwerere Verlaufsformen sind die folgenden:

α) Der Skorbut

Der Skorbut ist eine Avitaminose. Er tritt auf, wenn der Nahrung das Vitamin C fehlt, das in frischen Gemüsen und in frischem Obst enthalten ist.

Krankheitsbild. Auffällig sind besonders die Veränderungen am Zahnfleisch, starke livide Verfärbungen und Schwellungen mit Auflockerung und Neigung zu Blutungen und Geschwüren. Es besteht starker Fötor ex ore und Lockerung der Zähne. Auf der Haut treten punktförmige Purpuraflecken mit charakteristischer Lokalisation auf. Sie sitzen nämlich an den Haarbälgen, was gegenüber den anderen Purpuraerkrankungen wichtig ist. Doch kommen auch flächenhafte Blutungen besonders an den Beugeseiten der Extremitäten und Muskelhämatome vor. Fieber ist häufig. Das Blutbild ist dasjenige einer leichten hypochromen Anämie. Die Leukozyten sind nicht typisch verändert. Die Blutungszeit ist normal, ebenso auch die Gerinnungszeit und die Retraktilität, die Provokationsphänomene sind positiv. Die Behandlung besteht in der Zufuhr von frischen Gemüsen, die viel Vitamin C enthalten und in der Verordnung von Vitamin-C-Präparaten in hohen Dosen (500 bis 1000 mg) per os oder intravenös (s. unten). Die Stomatitis ist lokal zu behandeln.

Bei der Zubereitung der Gemüse ist langes Kochen sowie auch das Abgießen des Abbrühwassers zu vermeiden. Den meisten Vitamin-C-Gehalt haben rohe Gemüse, nach dem Vitamingehalt geordnet: Grünkohl, Wirsing, Weißkraut, Mangold, Spinat, Salat, Rotkraut, Rettiche, Rosenkohl, Blumenkohl, grüne Erbsen, Kohlrüben, weiße Rüben, Kartoffeln, Tomaten. Wenig Vitamin C enthalten: Sauerkraut, grüne Bohnen, Gurken, Möhren, Karotten, Sellerie, Kohlrabi. Die Gemüse verlieren schon beim Liegen stark an Vitamingehalt, sehr stark büßen sie ein durch Kochen, besonders im Drucktopf. Frische Gemüse in der Form von Rohkost sind vorzuziehen, vollkommene Rohkost empfehle ich jedoch nicht. Die Konserven von Gemüsen sind, falls unter Luftabschluß hergestellt, zwar wesentlich vitaminärmer, aber durchaus nicht vitaminfrei. Man kann sie daher da, wo frisches Gemüse fehlt, verwenden. Viel Vitamin C enthält Zitronen- und Orangensaft, wie auch ihre Schalen. Ist frisches Gemüse nicht zu haben, so gibt man Vigantol in Tropfen. In schweren Fällen soll man die perorale oder besser die intravenöse Zufuhr von Vitamin C in hohen Dosen nicht vergessen. Man gibt Cebion, Cantan, Redoxon und Fructamin (3 mal täglich 25 mg Askorbinsäure = 3000 internationale Einheiten). Ein Zuviel schadet nicht, da C-Vitamin rasch ausgeschieden wird. Bei größeren Blutungen gebe man sofort 500 mg C-Vitamin intravenös.

β) Die Möller-Barlowsche Krankheit

Sie ist die Avitaminose der Säuglinge, wird daher auch als Säuglingsskorbut bezeichnet. Sie entsteht besonders bei Flaschenkindern, wenn die Milch zu lange erhitzt war oder wenn Milch von unzweckmäßig gefütterten Ziegen verabreicht wird. In beiden Fällen hat die Milch zu geringen Vitamingehalt. Besonders sieht man subperiostale Blutungen die zu starken Schmerzen, aber auch zu starker Empfindlichkeit beim Anfassen der Glieder führen. Daneben bestehen Haut- und Schleimhautblutungen, Nierenblutungen und vereinzelt auch Blutungen in die Augenhöhlen. Die Knochenneubildung ist mangelhaft, auf Röntgenbildern ist an der Grenze zwischen Knorpel und der Diaphyse eine sogenannte Trümmerfeldzone infolge starker Brüchigkeit der Knochen zu erkennen. Das Blutbild zeigt fortschreitende Anämie, die bis zur Markatrophie führen kann. Das weiße Blutbild zeigt ansehnliche Leukozytose. Die Prognose ist, falls nicht therapeutisch eingegriffen wird, durch fortschreitende Anämie und Kachexie schlecht.

Die Ursache der Blutungsneigung beim Skorbut und beim Möller-Barlow ist in einer Schädigung der Kapillaren durch Vitaminmangel zu suchen. Durch die Untersuchungen von Aschoff und Koch ist nachgewiesen, daß eine Lockerung der Kittsubstanz des Endothelrohres zum dem Blutaustritt führt. Es ist aber auch eine gewisse Störung des Thrombozytenapparates mitbeteiligt. Die normale Zahl der Blutplättchen ist in der Regel für Skorbut differentialdiagnostisch gegenüber den Thrombopenien zu verwerten.

Die Behandlung besteht in Zufuhr von C-vitaminreicher, guter, roher Milch, von frischen Gemüsen, von Zitronen- und Apfelsinensaft, besonders auch von Tomaten und Vitamin C (50 bis 200 mg pro die) per os.

γ) Die Purpura oder Peliosis rheumatica

Sie entspricht dem zuerst von Schönlein beschriebenen Krankheitsbild. Die Petechien sind ziemlich reichlich. Schleimhautblutungen fehlen. Dazu treten aber heftige rheumatische Schmerzen in den Muskeln sowie Schmerzen und Schwellungen in den Gelenken. Leichtes Fieber kann vorhanden sein. Charakteristisch ist die, auch diagnostisch wichtige, auffallend gute Beeinflußbarkeit der Peliosis rheumatica durch hohe Salizyldosen. Man gibt, wie beim akuten Gelenkrheumatismus, mehrere Tage hintereinander 6 bis 8 g Natriumsalizylicum, am besten in Geloduratkapseln (Schlecht), die sich erst im Darm lösen, wodurch die störende Beeinflussung des Magens durch die Salizylate vermieden wird. Auch die Schottmüllersche Methode der hohen Pyramidongaben ist zu empfehlen,

ferner Melubrin oder intravenös Atophanyl, Attritin, Schwefel-
diasporal (KLOPFER) und Calziumthiosulfat. Foci müssen entfernt
werden*).

δ) Die Purpura abdominalis (HENOCH)

Sie tritt bei Kindern im Alter von 6 bis 12 Jahren auf, mit allen Erscheinungen der Purpura, mitunter hohem Fieber und heftigen
Magendarmerscheinungen, wie Erbrechen und kolikartigen Leibschmerzen.

Die abdominellen Symptome können dem Ausbruch der Purpura
vorausgehen. Die Leibschmerzen sind meist gefolgt von schleimig-blutigen
Darmentleerungen. Die Erkrankung verläuft ausgesprochen schubweise.
Als Komplikation kommt eine gutartige Glomerulonephritis vor. Die Behandlung ist symptomatisch, die Prognose fast immer gut.

Eine besonders schwere Verlaufsart ist die Purpura fulminans. Ganz plötzlich
treten aus voller Gesundheit bei Säuglingen und Kleinkindern ausgedehnte schwere
Hautblutungen auf, so daß in kurzer Zeit ganze Gliedmaßen blau- und schwarzrot
werden. Der Verlauf ist rapid und führt fast immer in 1 bis 4 Tagen zum Tode. Diese
Purpura ist wohl keine reine Kapillartoxikose, da häufig bei ihr auch Thrombopenie
beobachtet wird. Vielleicht ist ihr Verlauf deshalb so besonders schwer, weil sowohl
der Thrombozytenapparat als auch die Gefäßwände bei ihr auf das Schwerste lädiert
werden. Als auslösende Ursache gelten voraufgegangene Infektionen (Scharlach,
Varizellen, Pneumonie) und anaphylaktische Momente. Von KNAUER wurde auch eine
vorübergehende Fibrinopenie (s. S. 162) beobachtet, so daß ein weiteres Moment
für die Hemmung der Blutgerinnung gegeben ist.

Zu trennen sind pathogenetisch von den bisher genannten Purpuraformen die bekannten, häufig auf der Höhe schwerer Infektionen auftretenden septischen Blutungen,
bei denen infektiöse Embolien der Kapillaren vorliegen (plurifokale Infektionen
nach PFAUNDLER). Auch die eigentlichen Gefäßerkrankungen, die Periarteriitis
nodosa, kapilläre Blutungen bei Stauungszuständen und Thrombosen, haben nichts
mit der vaskulären Purpura zu tun.

g) Die hereditäre hämorrhagische Teleangiektasie (OSLERsche Krankheit)

Das seltene Leiden beruht auf einer erblichen Grundlage. Es treten starke Venen-
erweiterungen im Gesicht, an der Nase, an den Lippen, der Zunge und im Rachen
auf, mit großer Blutungsneigung. Sitz am Darm und auch am Uterus kommt vor.
Eine Abart dieser Krankheit wird als HIPPEL-LINDAUsche Krankheit bezeichnet. Die
Venektasien sitzen hier mehr in der Retina, in der Leber und im Gehirn.

Noch seltener ist die Purpura Majocchi (Teleangiectasia anularis), wo an
den Unterschenkeln sich ringförmig angeordnete, punktförmige Venektasien finden.

---

*) Mit Rücksicht auf die eingangs dieses Kapitels dargelegte allergische Natur vieler
Purpurafälle können die Antihistaminika (Antistin u. a.) therapeutisch versucht
werden. Neben Vitamin C (Dosis wie oben!) wird neuerdings Citrin empfohlen. Citrin
ist ein chemisch den Flavonen zugehöriger Körper aus den Extrakten der Citrusfrüchte
und des Paprikas. Es entspricht vielleicht dem Permeabilitätsvitamin P (SZENT-
GYÖRGYI), dessen hochwirksamer Bestandteil das Rutin ist. Rutin kann in Form der
Präparate Rutinion (Rheinchemie) oder Birutin (Merck) verordnet werden.

Die anulären Flecken sind ca. 4 bis 10 mm groß, sitzen symmetrisch und zeigen in ihrem Bereich oft kleine Blutungen.

Die genannten Teleangiektasien sollen nach GRIFFITH und MAKROFF durch Rutin (ein zu den Flavonen gehöriger Pflanzenfarbtoff) in einer Dosis von 3mal 50 mg täglich gebessert werden. (Rutinion Rheinchemie u. Birutin Merck).

3. Die Prothrombinmangelkrankheiten

a) Die Melaena neonatorum

Wie wir oben sahen, hat ein normaler Gerinnungsvorgang im Blute einen bestimmten Gehalt an Prothrombin nötig, das von der Leber unter Anwesenheit von Vitamin K gebildet wird. Das K-Vitamin stammt aus der bakteriellen Eiweißfäulnis des Darms. Im Darm Neugeborener, der noch steril ist, kann sich kein K-Vitamin bilden, infolgedessen auch kein Prothrombin in der Leber. So entsteht eine Blutungsbereitschaft durch Prothrombinmangel im Blut. Bei den Kindern mit Melaena besteht in der Regel dieser Hypoprothrombinämie.

Klinisch ist das Krankheitsbild des Neugeborenen gekennzeichnet durch Blutungen aus dem Darm, entweder hellrot oder in Form des sogenannten Kindspechs oder auch von Sickerblutungen aus dem Stumpf der Nabelgefäße in den ersten Lebenstagen. Die Blutungen haben oft schwere Anämien von hypochromem Charakter zur Folge. Differentialdiagnostisch kommt die Erythroblastose (s. S. 111) in Frage, besonders wenn die Melaena mit Ikterus verbunden ist. Doch kommt es bei der Erythroblastose nicht zu äußeren Blutungen. Die Melaena bei septischen Prozessen und Lues ·muß beachtet werden.

Die Therapie besteht in der peroralen oder auch intramuskulären Darreichung von Vitamin-K-Präparaten. Man gibt: Karan 3mal täglich eine Tablette (= 15 mg K-Vitamin) oral und dazu 2mal täglich 1 cm³ (= 7,5 mg K-Vitamin) intramuskulär oder Synkavit, das in einer Tablette oder in 1 cm³ 10 mg K-Vitamin enthält. Die Dosierung ist entsprechend. Oder Hämodal (1 Ampulle = 10 mg K-Vitamin), das nur intravenös gegeben wird. Auch kann man Prothrombin durch intravenöse oder intramuskuläre Übertragung von Erwachsenenblut zuführen, bei starker Anämie mache man die Bluttransfusion.

b) Die hämorrhagische Diathese bei Leberkrankheiten

Diese tritt nicht so selten auf, besonders bei Gallengangsverschlüssen. Sowohl eine Störung der Leberfunktion wie auch ein K-Vitaminmangel kann die Ursache des dieser Diathese zugrundeliegenden Prothrombinmangels sein. Es kommt zu größeren spontanen Haut- und Schleimhautblutungen, auch besteht eine verstärkte Blutungsneigung bei Verletzungen, was für operative Eingriffe zu beachten ist. Die Therapie besteht wie oben in einer Zufuhr von Vitamin K Dosis 10 bis 40 mg pro Tag. Bei peroraler Dosierung fettlöslichen K-Vitamins müssen Gallensäuren mitgegeben werden. Parenteral gibt man intramuskulär eine ölige Aufschwemmung des K-Vitamins oder intravenös Injektionen der oben genannten wasserlöslichen Präparate.

Anhang

1. Leberkochrezepte

1. **Leberpüreesuppe:** 100 g Leber, 200 g Fleischbrühe, ½ Eigelb, 30 g Milch. Salz nach Geschmack. Eiweiß 22,2, Fett 10,0 KH. N.-Kal. 196.

Die Leber wird halbgar gedämpft, dann durch das Sieb gestrichen und der Fleischbrühe zugesetzt (die auch durch eine vegetarische Brühe ersetzt werden kann). Das Eigelb wird mit der Milch verkocht und in die Suppe eingegossen. (Die Temperatur der Suppe soll 50⁰ C nicht überschreiten.) Wir empfehlen, vor dem Servieren noch Saft von rohem grünem Gemüse zuzusetzen (25 g Salatblätter und Spinat werden mit dem Messer fein gehackt und der Saft durch ein zusammengefaltetes Mulläppchen ausgepreßt.

2. **Leber auf dem Spieß gebraten:** 150 g Leber, Eiweiß 28,5, Fett 9,0, KH. 3,0. N.-Kal. 202.

Mittelgroße, dickgeschnittene Leberstücke werden auf dem Spieß gebraten. Sie können mit gebackenen Tomaten und etwas Pfeffer serviert werden.

3. **Leberknödel mit Sauce:** 100 g Leber, 50 g Fleisch, ½ Eigelb, 20 g trockenes Weißbrot, 15 g Milch. Sauce: 75 g Sauerrahm, 10 g Mehl, 10 g rohen Karottensaft. Eiweiß 37,9, Fett 26,4, KH. 24,0. N.-Kal. 455.

Die Leber wird wie in Nr. 12 vorbereitet; in derselben Weise wird auch das Fleisch zugesetzt, sowie das Eigelb und das in Milch erweichte und durch ein Sieb gestrichene Weißbrot. Die Knödel werden nun von einem Eßlöffel in kochendes Wasser gelassen (nicht gar kochen). Außerdem wird der Sauerrahm mit dem Mehl gekocht; wenn fertig, vom Feuer abnehmen und den Karottensaft dazutun.

4. **Leberragout:** 150 g Leber, 40 g Sauerrahm, 10 g Tomaten, 5 g Mehl. Eiweiß 10,1, Fett 16,6, KH. 6,9. N.-Kal. 297.

Die Leber wird in Stückchen gedämpft, die Sauce wie in Nr. 3 oder 17 zubereitet und damit die Leber begossen.

5. **Leberschnitzel naturell** (nicht paniert). Tomatensauce mit Wurzeln: 150 g Leber. Für die Sauce: 40 g Sauerrahm, 20 g Tomaten, 25 g Suppengewürz, 10 g Sauergurken, 5 g Mehl. Eiweiß 30,64, Fett 16,65, KH. 9,6. N.-Kal. 307.

Die Leberschnitten werden auf die heiße Bratpfanne gelegt und ab und zu 1 bis 2 Eßlöffel Wasser zugegossen, bis die Schnitzel von beiden Seiten halbgar gebraten sind. Dann wird die Sauce eingegossen.

Saucenzubereitung: Die Wurzeln werden feingehackt und mit den geschnittenen Sauergurken zusammen mit wenig Wasser geschmort. Aus dem Sauerrahm, Tomaten und Mehl wird die Sauce wie in Nr. 3 oder 17 zubereitet. Die Schnitzel werden nun mit der Sauce und den Wurzeln zusammen serviert.

6. **Leberpüree:** 100 g Leber, 10 g Sauerrahm, 1 Eigelb, 20 g Spinat. Eiweiß 21,9, Fett 13,1, KH. 2,08. N.-Kal. 212.

Die Leber wird im Ofen halbgar gebraten, durch das Sieb gestrichen, mit dem Sauerrahm, dem Eigelb eines halbweich gekochten Eies und mit Spinat- und Salatblättersaft (wie in Nr. 1) vermischt. Dieses Püree wird kalt als Brotaufstrich oder mit gebackenen oder gekochten Kartoffeln serviert.

7. **Lebermus:** 150 g Leber, 20 g frische Butter, 20 g Rahm, Salz nach Geschmack.

Die Leber wird in Würfel geschnitten, mit etwas Apfelscheibchen und Zwiebel halbgar gedämpft. Alles durch ein feines Sieb gestrichen und mit der Butter und dem Rahm aufgerührt. Das Mus mit dem Spritzbeutel und Sterntülle in Porzellanförmchen gespritzt und mit Fleischgelee aufgefüllt.

Kann als Vorspeise oder als **Brotaufstrich** gegeben werden.

8. **Leberschnitzelchen in saurem Rahm**: 150 g Leber, 50 g Sauerrahm, einige Kapern, etwas Zwiebel und Salz nach Geschmack.

Die Leber wird in dünne Scheibchen geschnitten, schnell mit etwas gehackter Zwiebel halbgar gedünstet. Den Sauerrahm mit etwas kräftiger Bratensoße aufgekocht, die Leber und einige Kapern dazugetan und durchgeschwenkt.

9. **Leberschnitzel pikant**: 100 g Leber, etwas Kapern, Gurke, Zwiebel, Petersilie und Weißwein, Zitrovine oder Zitrone, Salz nach Geschmack.

Die Leberschnitzel werden in der Pfanne schnell halbgar gebraten. Die Pfanne mit Weißwein oder Zitrone abgelöscht, die gehackten Kräuter hinzugetan, kurz aufkochen lassen und diese Soße über die angerichteten Schnitzel gießen.

10. **Kalbsleber bürgerlich**: 100 g Leber, 15 g Speckwürfel, 40 g gekochte Karottenwürfel, etwas Zwiebel, Salz nach Geschmack.

Die in Scheiben geschnittene Leber kurz halbgar braten. Zwiebel, Speck und Karottenwürfel gar dämpfen und über die angerichtete Leber schütten.

11. **Leber in Muschel überbacken**: 100 g Leber, 40 g Champignon oder Steinpilze, etwas Zwiebel und Bratensoße.

Die Leber in kleine Würfel schneiden, mit etwas gehackter Zwiebel halbgar dämpfen. Die Champignon ebenfalls in Würfel schneiden und beides mit etwas Bratensoße durchschwenken, in eine Muschel füllen, mit geriebenem Käse und Brot bestreuen und schnell im heißen Ofen überbacken.

12. **Leberknödel**: 100 g Leber, 30 g geriebenes Brot, ½ Ei, etwas Zwiebel Prise Majoran, Salz.

Die rohe Leber wird durch die Fleischmaschine getrieben, dann durch ein Sieb passiert und mit den Zutaten gut durchgerührt. Mit einem Löffel werden Klößchen geformt und in kochendem Wasser halbgar gekocht. Über die Knödel kann Kräuterbutter gegeben werden.

13. **Leberpudding mit Tomatensoße**: 100 g Leber, 10 g geriebenes Brot, 1 Ei, 10 g Rahm, Salz, Prise Majoran.

Die gehackte rohe Leber wird durch ein Sieb gestrichen und mit dem Eigelb, Rahm, geriebenem Brot und Gewürz gut aufgerührt. Unter diese Masse 2 zu festem Schnee geschlagene Eiweiß unterziehen, in Form füllen und im Wasserbad ca. 15 Minuten gar kochen lassen. Dann stürzen und Tomatensoße extra dazu servieren.

14. **Leberschnitzel am Rost gebraten**: 150 g Leber.

Die in dicke Scheiben geschnittene Leber wird in Mehl gelegt, mit Öl bestrichen und auf dem Rost halbgar gemacht und dann gesalzen. Dazu gebackene Tomatenscheiben servieren.

15. **Leberpastete**: 100 g Leber, 20 g magere Speckscheiben, 50 g gekochte, in Würfel geschnittene Kartoffeln, 20 g Champignon, gehackte Zwiebel, Salz, Pfeffer.

Man lege eine feuerfeste Auflaufform mit den angebratenen Speckscheiben aus. Füge die rohe, in etwas dicke Scheibchen geschnittene Leber mit den übrigen Zutaten hinzu und schließe die Form mit einem Teigdeckel aus Pastetenteig oder Blätterteig. Man schiebe die Form in einen ziemlich heißen Ofen und lasse den Teig schön goldgelb backen. (Dauer ca. 10 bis 15 Minuten.) Dann sofort servieren, weil die Leber bis zu diesem Zeitpunkt erst halbgar ist. Dazu grünen Salat servieren.

16. **Lebernockerl für Fleischbrüheinlage**: 100 g Leber, 20 g geriebenes Weißbrot, ½ Ei, 20 g Rahm, etwas gehackte Zwiebel, Salz, Majoran, Petersilie.

Die Leber wird durch die Fleischmaschine getrieben und durch ein feines Sieb passiert. Dann mit den übrigen Zutaten gut verrührt und mit dem Löffel kleine Klößchen in kochende Fleischbrühe gegeben. Die Klößchen nur kurz ziehen lassen, sie sollen nur halbgar sein.

17. **Leberschnitzel paniert mit Tomatensoße:** 150 g Leber.

150 g Leber in Scheiben schneiden, in Mehl, Ei und geriebenem Weißbrot panieren. In Butter halbgar braten und mit grüner Petersilie und Zitrone anrichten. Tomatensoße extra servieren.

Tomatensoße: Etwas geschnittenes Wurzelwerk (Zwiebel, Porrée, Sellerie, Karotten) wird in Butter gedünstet. Frisch geschnittene Tomaten oder Tomatenpüree hinzugefügt, mit etwas Fleischbrühe aufgefüllt und bis zur gewünschten Konsistenz einkochen lassen. Mit etwas Salz und Prise Zucker abschmecken.

18. **Leber mit Tomaten und Pilzen:** 100 g Leber, 100 g Tomaten, 40 g Steinpilze oder Champignon, Salz, etwas Pfeffer, Knoblauchgeschmack.

Die in Scheiben geschnittene Leber schnell halbgar braten. Die abgezogenen Tomaten und Pilze in Würfel schneiden, in Butter dämpfen, mit Salz, Pfeffer und etwas Knoblauch würzen und über die Leberscheiben schütten. Frisch gehackte Petersilie darüberstreuen.

Speisen aus roher Leber

19. **Sandtörtchen mit roher Leber:** 100 g Leber, 100 g Fleisch (am besten Filetstück), 2 g Gelatine. Für Sandtörtchen (Portion 2 Stück): 50 g Mehl, 25 g Sauerrahm, ½ Eigelb, Messerspitze voll Backpulver, etwas Salz. Eiweiß 48,0, Fett 17,8, KH. 37,04. N.-Kal. 483.

Die rohe Leber wird folgendermaßen zubereitet: in kleine Stückchen geschnitten, im Mörser gerieben und durch das Sieb gestrichen. Das Fleisch wird in Papier gebraten, geschnitten, ebenfalls im Mörser gerieben und durch das Sieb gestrichen; in einer geringen Menge heißen Wassers wird die Gelatine zerlassen; alles zusammen wird so lange auf Eis geschlagen, bis die ganze Menge weiß wird. Die Sandtörtchen werden wie gewöhnlich gebacken und mit der Masse gefüllt.

20. **Bouillongelee mit roher Leber:** 100 g Leber, 150 g Kraftbrühe (aus 200 g Fleisch mit Knochen), 3 g Gelatine. Eiweiß 22,0, Fett 6,5, KH. 2,0. N.-Kal. 155.

Die Leber wird wie in Nr. 19 vorbereitet. Die Gelatine wird in der Brühe zerlassen und nach dem Abkühlen das Leberpüree zugesetzt; die Masse wird auf Eis geschlagen, bis sie weiß wird, und in die Form gelegt. (Da dieses Gelee eine rötliche Farbe hat, wird es den Kranken als „Bouilongelee mit Tomaten" serviert.)

21. **Moosbeerengelee mit roher Leber:** 200 g Moosbeeren, 100 g Leber, 130 g Zucker, 3 g Gelatine. Eiweiß 21,5, Fett 6,0, KH. 141,6. N.-Kal. 705.

Es wird das Moosbeerenextrakt zubereitet, mit Wasser auf 150 g aufgefüllt, der Zucker und die Gelatine darin zerlassen; nach dem Abkühlen wird wie in Nr. 19 vorbereitete Leber zugesetzt. Mischen bis es steif zu werden beginnt, in die Form füllen.

22. **Apfelsinenmus mit roher Leber:** 125 g Apfelsinensaft (2 Apfelsinen). 100 g Leber, 40 g Zucker, 15 g Saft von roten Rüben, 4 g Gelatine. Eiweiß 13,8, Fett 6,0, KH. 77,0. N.-Kal. 371.

Der Zucker und die Gelatine werden in einer möglichst geringen Wassermenge gelöst; nach dem Abkühlen wird der Apfelsinensaft und die wie in Nr. 19 bearbeitete Leber zugesetzt. Mischen bis es steif zu werden beginnt, in die Form füllen.

23. **Apfelmus mit roher Leber:** 100 g Leber, 100 g Äpfel, 120 g Wasser, 30 g Zucker, 5 g Kaneel, 4 g Gelatine, etwas Apfelsinen- oder Zitronenrinde. Eiweiß 22,2, Fett 6,0, KH. 46,6. N.-Kal. 306.

Das Wasser wird mit Zucker zum Kochen gebracht und die Gelatine darin gelöst; dann werden die rohen, auf einem feinen Reibeisen geriebenen Äpfel, die wie in Nr. 19 vorbereitete Leber, der Kaneel und die Zitronenrinde zugesetzt. Auf Eis schlagen, bis es steif zu werden beginnt, in die Form füllen.

24. Schokoladencreme mit roher Leber: 75 g Milch, 50 g Schokolade, 20 g Zucker, 1 Eigelb, 100 g Leber, 3 g Gelatine. Eiweiß 28,1, Fett 24,2, KH. 58,08. N.-Kal. 547.

Die Milch wird mit Eigelb und Schokolade durchgekocht; die Gelatine zerlassen; nach dem Abkühlen wird die wie in Nr. 19 vorbereitete Leber zugesetzt und bis zum Steifwerden gemischt und in die Form gefüllt.

2. Schema für den Blutstatus (mit Auszählungsbeispiel)

Name: Fr. K.   Datum: 10. 3. 32

Hämoglobin: 100   Blutungszeit: 5 Minuten
Rote Blutkörperchen: 5000000   Gerinnungszeit: 4 Minuten
                                        Prothrombinzeit: —
Färbeindex: 1,0   Retraktion des Blutkuchens: —
Weiße Blutkörperchen: 22000   Blutsenkungsreaktion: —
Thrombozyten: 230000   Serumfarbe: hell   Bilirubin: o

Rotes Blutbild:

1. Megaloblasten: o   10. Makrozyten: o
2. Proerythroblasten: o   11. Mikrozyten: o
3. Erythroblasten (Makroblasten): o 12. Anisozytose: o
4. Normoblasten: o   13. Poikilozyten: o
5. Retikulozyten: 1°/₀₀   14. Sphärozyten: o
6. Polychromasie: o   15. Elliptozyten: o
7. Basophile Punktierung: o   16. Sichelzellen: o
8. Normozyten: +   17. Kernreste: o
9. Megalozyten: o

Weißes Blutbild:	%	normal
Myeloblasten:	o	o
Promyelozyten:	o	o
Myelozyten, neutrophile:	1	1
Myelozyten, eosinophile:	o	o
Myelozyten, basophile:	o	o
Jugendformen = Metamyelozyten: ⧸⧸⧸ ⧸⧸⧸ ⦀	13	0—1
Neutrophile Leukozyten:		
Stabkernige ⧸⧸⧸ ⧸⧸⧸ ⧸⧸⧸ ⧸⧸⧸ ⧸⧸⧸	25	3—5
Segmentkernige: ⧸⧸⧸ ⧸⧸⧸ ⧸⧸⧸ ⧸⧸⧸ ⧸⧸⧸ ⧸⧸⧸ ⧸⧸⧸ ⧸⧸⧸ ⧸⧸⧸	45	51—64
Eosinophile Leukozyten:	o	2—4
Basophile Leukozyten (Mastzellen):	o	0—1
Monozyten: ⦀	3	4—8
Lymphoblasten:	o	o
Lymphozyten: ⧸⧸⧸ ⧸⧸⧸ ⦀	13	21—35
Plasmazellen:	o	o
Pathologische Leukozyten:	o	o

Hämatologische Diagnose: Rotes Blutbild normal. Weißes Blutbild: hohe neutrophile Leukozytose mit stärkster Kernverschiebung über Stab- und Jugendformen bis zu den Myelozyten. Wahrscheinlich schwere hochfieberhafte Infektion (Sepsis? schwere Eiterung?) mit hochgradigster Knochenmarksalteration.

Schrifttum

ALDER, A., Atlas des normalen und pathologischen Knochenmarks (Berlin und Wien 1939).

ARNETH, Qualitative Blutlehre und Blutkrankheiten (Leipzig 1945).

BERNARD, JEAN, Maladies du sang et des organs hématopoétiques (Paris 1948).

BOROS, J. v., Klinische Hämatologie (Stuttgart 1944).

BREMY, P., Die Gewebsmastzellen im menschlichen Knochenmark (Stuttgart 1950).

CREMER, S., Die Erkrankungen der Milz (Stuttgart 1948).

DAMESHEK u. a., Chemotherapy of Leucemia and Leucosarcoma (New York 1950).

DOWNEY, H., Handbook of Hematology (New York and London 1938).

ÉMILE-WEIL, VITRY und PARAF, Maladies du sang etc. (Paris 1946).

FERRATA, La Emopatia (Milano 1937).

FERRATA und STORTI, Malatti de Sangue (Milano 1946).

FLEISCHHACKER, H., Klinische Hämatologie (Wien 1948).

GLANZMANN, Krankheiten des Blutes im Lehrbuch der Kinderheilkunde 2. Aufl. (Berlin 1942).

HADEN, Principles of hematology (Philadelphia 1946).

HEILMEYER, L., Blutkrankheiten (Berlin 1942 und 1951).

HEMMELER, Leitfaden der Blutdiagnostik (Lausanne 1947).

HENDERSEN, Blut. Seine Physiologie und Pathologie (Dresden und Leipzig 1932).

HIRSCHFELD und HITTMAIR, Handbuch der allgemeinen Hämatologie. (Berlin und Wien 1933).

HITTMAIR, A., Kleine Hämatologie (Wien und Berlin 1949).

— Blutdiagnostik für den praktischen Arzt (Wien und Berlin 1947).

JAGIC, L. v. und KLIMA, Klinik und Therapie der Blutkrankheiten (Wien 1934).

KRACKE, Disease of the blood (Philadelphia und London, Montreal 1941).

LEITNER, Der Morbus BESNIER-BOECK-SCHAUMANN (Basel 1949).

MORAWITZ, P., Die Blutkrankheiten in der Praxis (München 1923).

NAEGELI, O., Blutkrankheiten und Blutdiagnostik (Berlin 1931).

OSGOOD and ASWORTH, Atlas of hematology (San Francisco 1938).

ROHR, Das menschliche Knochenmark (Stuttgart 1949).

SANDKÜHLER, Taschenbuch der klinischen Blutmorphologie (Stuttgart 1949).

SCHILLING, V., Das Blutbild und seine klinische Verwertung (Jena 1933).

— Praktische Blutlehre (Jena 1938).

SCHITTENHELM, A., Die Krankheiten des Blutes und der blutbildenden Organe (Berlin 1925) und im Handbuch der Inneren Medizin (Berlin 1942).

— und SCHLECHT, H., Die Ödemkrankheit (Berlin 1919).

SCHLECHT, H., Die Mikroskopie des Blutes im Handbuch der biologischen Arbeitsmethoden (Berlin 1920).

— Blutkrankheiten (Medizinische Praxis 13) 1. Aufl. (Dresden und Leipzig 1932).

— Eosinophilie und Allergie in „Neue deutsche Klinik" Erg. Bd. 8 (Wien und Berlin 1944).

SCHLEIP, K. und ALDER, A., Atlas der Blutkrankheiten (Berlin und München 1949).

SCHUDEL, L., Leitfaden der Blutmorphologie (Leipzig 1947).

SCHULTEN, H., Lehrbuch der klinischen Hämatologie (Stuttgart 1948).

— Die Sternalpunktion als diagnostische Methode (Leipzig 1937).

SCHUMANN, Leitfaden der Morphologie des Knochenmarks (Leipzig 1950).

TEMPKA, TH., Choroby Ukladu Krwiotworczego (Warschau 1950).

UNDRITZ, Hämatologische Tafeln (Basel 1947).

WILLENEGGER, Der Blutspender (Basel 1947).

WINTROBE, M., Clinical Hematology (Philadelphia 1947).

WUHRMANN und WUNDERLY, Die Bluteiweißkörper des Menschen (Basel 1947).

Tafel-Anhang

Tafel I

1. Normozyt.
2. Gigantozyt.
3. Makrozyt.
4. Mikrozyt.
5. Megalozyt.
6. Elliptozyt.
7. Drepanozyt (Sichelzelle).
8. Sphärozyt (Kugelzelle).
9. Poikilozyt.
10. Basophil punktierter Erythrozyt.
11. Retikulozyt.
12. Retikulozyt.
13. Megaloblast (jung mit basophilem Protoplasma und sehr feinwebigem Kern).
14. Megaloblast (älter, Kern dichter, Protoplasma polychromatophil).
15. Megaloblast mit Kernauflösung.
16. Proerythroblast (Protoplasma basophil).
17. Erythroblast (Makroblast) (Protoplasma zart basophil).
18. Erythroblast (Makroblast) (Protoplasma polychromatisch bis oxyphil).
19. Normoblast (Radspeichenkern, Protoplasma polychromatophil).
20. Normoblast (Radspeichenkern, Protoplasma oxyphil).
21. Normoblast (mit Kernpyknose).
22. Normoblast (mit Kernauflösung).
23. Normoblast (mit scheinbarer Kernausstoßung).
24. CABOTscher Ring.
25. HOWELL-JOLLY-Körper.
26. HEINZscher Innenkörper (Färbung mit Nilblau, Protoplasma hellblau, Innenkörper dunkelblau).
27. Kleiner Megaloblast (kenntlich an dem zartmaschigen Kerngerüst mit Kernauflösung).
28. Megakaryozyt.
29. Thrombozyten.
29a. Riesenthrombozyt.
30. Schießscheibenzelle (target-cell).

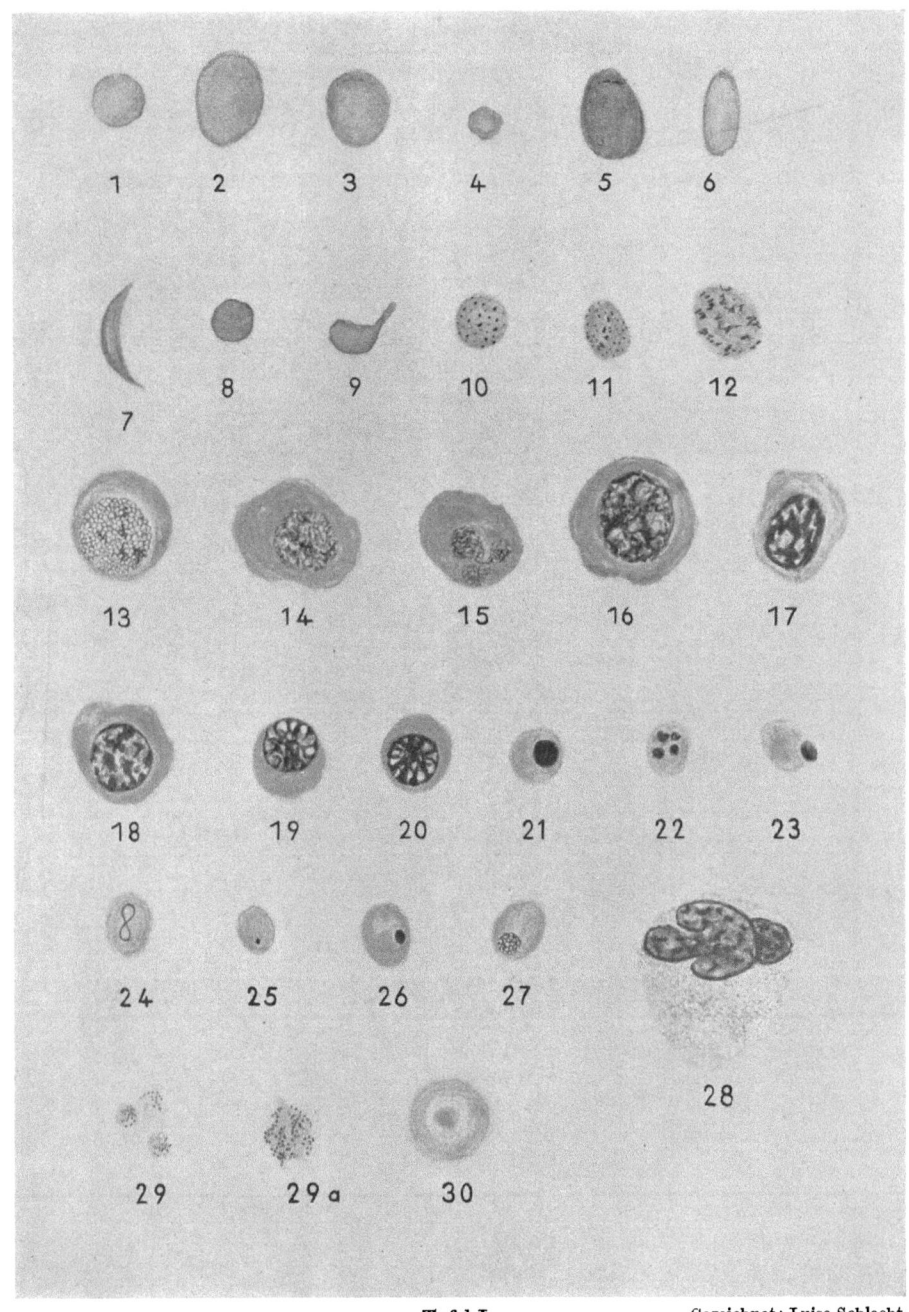

Tafel II

31. Myeloblast.
32. Myeloblast (mit Auerstäbchen).
33. Promyelozyt.
34. Neutrophiler Myelozyt.
35. Eosinophiler Myelozyt.
36. Basophiler Myelozyt.
37. Metamyelozyt.
38. Metamyelozyt.
39. Stabkerniger, neutrophiler Leukozyt.
40. Altersstabkerniger Leukozyt.
41. Segmentkerniger Leukozyt.
42. Segmentkerniger Leukozyt.
43. Großer, übersegmentierter neutrophiler Leukozyt.
44. Riesenstabkerniger neutrophiler Leukozyt.
45. Neutrophiler Leukozyt mit pathologischer Granulation.
46. Eosinophiler Leukozyt.
47. Basophiler Leukozyt.
48. Oxydasereaktion bei Myeloblasten (Granula blau).
49. Peroxydasereaktion bei eosinophilem, segmentkernigen Leukozyten (Kern rötlich, Granula graubläulich).
50. Lymphoblast.
51. Lymphozyt.
52. Lymphozyt (mit Azurgranulation).
53. GUMPRECHTsche Scholle.
54. Monozyt (mit sehr feiner Azurgranulation).
55. Monozyt.
56. Monozyt (mit Azurgranulation).
57. Paramyeloblast.
58. Paramyeloblast (monozytoid).
59. Mikromyeloblast.
60. Plasmazelle.
61. Histiozyt (Retikulumzelle).
62. Endothelzelle.

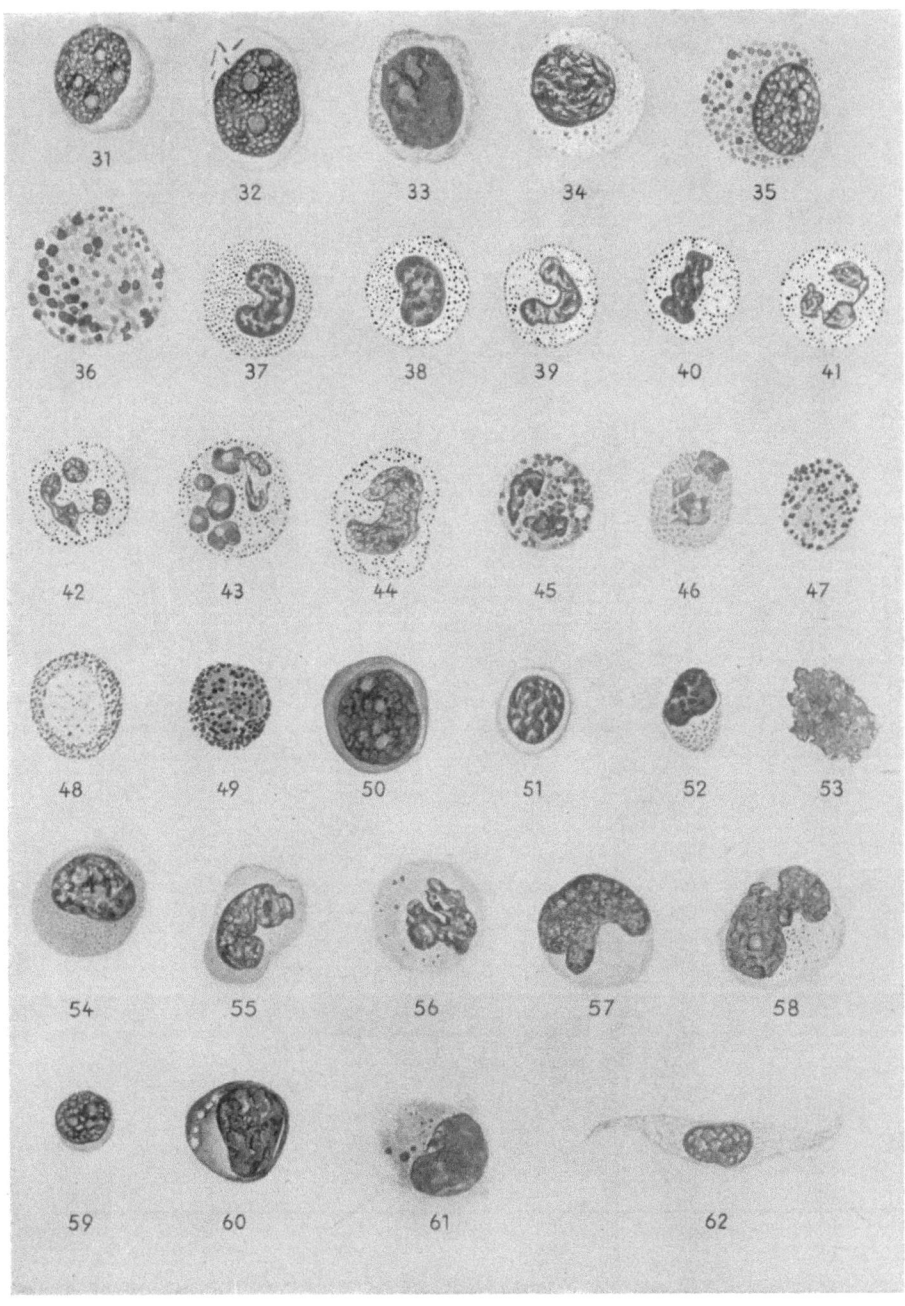

Tafel II

Gezeichnet: Luise Schlecht

Verlag von Dr. Dietrich Steinkopff, Darmstadt

Sachregister

13

„MEDIZINISCHE PRAXIS" — NEUERSCHEINUNGEN

Bd. 3. **Das Asthma Bronchiale und die Pollenallergie.** Von F. Klewitz-Marburg. 2. Aufl. etwa 90 Seiten, ca. DM 8,— (erscheint Sommer 1952)

Bd. 33. **Die Erkrankungen des Rückens.** Von M. Juchum †, VIII, 144 Seiten mit 32 Abb. (1949). Brosch. DM 13,80, Leinen DM 16,—

Bd. 34. **Der genuine Basedow und die Hyperthyreosen und ihre Behandlung.** Von A. Fonio-Bern. XII, 316 Seiten mit 54 Abb. (1951). Brosch. DM 30,—, Leinen DM 32,—

Bd. 36. **Die Krankheiten der Speiseröhre.** Von H. Starck-Karlsruhe. XII, 145 Seiten mit 69 Abb. Etwa DM 20,—.

WEITERE NEUERSCHEINUNGEN

Elektrokardiographie für die ärztliche Praxis. Von E. Boden-Düsseldorf. 7. Aufl. XX, 280 Seiten mit 246 Abb. (1952). Brosch. DM 26,—, Leinen DM 29,—

Hilfstafeln zur elektrokardiographischen Diagnostik. Von A. Huttmann-Brasov, Rumänien. XII, 51 Seiten mit 8 Tab. und 1 Abb. (1950). Karton. DM 8,—

Rheumatismus, Klinik und Therapie. Von E. Schliephake-Schweinfurt. Etwa VIII, 160 Seiten mit 30 Abb. (erscheint Sommer 1952). Etwa DM 20,—

Die ärztliche Beurteilung Beschädigter. Unter Mitwirkung zahlreicher Spezialisten herausgegeben von Gg. Schöneberg-Bochum. XII, 352 Seiten (1951). Brosch. DM 18,—, Leinen DM 20,—

Grundlagen zur Erforschung des Alterns. Von P. Matzdorff †. XII, 248 Seiten. (1948). Brosch. DM 12,—, Leinen DM 13,50

Der Muskelstoffwechsel des Herzens (Physiologie, Pathologie und Klinik). Von H. Schumann-Bad Nenndorf. *(Kreislauf-Bücherei Bd. 10).* VIII, 150 Seiten mit 17 Abb. (1950). Brosch. DM 14,50, Leinen DM 36,50

Die Untersuchung und Beurteilung der röntgenologischen Herzgröße. Von H. Rautmann-Braunschweig. *(Kreislauf-Bücherei Bd. 8).* XII, 146 Seiten mit 27 Abb. (1951). Brosch. DM 18,—, Leinen DM 20,—

Elektrophysiologie des Herzens. Von K. E. Rothschuh-Münster. *(Kreislauf-Bücherei Bd. 11)* XVI, 447 Seiten mit 145 Abb. (1952). Brosch. DM 42,—, Leinen DM 45,—

Pharmakologie. Von J. H. Gaddum. Übersetzt von W. Schroeder-Frankfurt a. M. XVI, 408 Seiten mit 75 Abb. (1952). Etwa DM 22,—

Zeitschrift für Kreislaufforschung. Herausgeber: Prof. Dr. K. Spang-Heidelberg. Erscheint monatlich im Umfang von etwa 80 Seiten. Vierteljährlich DM 12,—

Archiv für Kreislaufforschung. Herausgeber: Prof. Dr. K. Spang-Heidelberg. Erscheint zwanglos nach Bedarf in einzelnen Bänden, jährlich mindestens 1 Band (ca. 400 Seiten). Preis des Bandes DM 48,—

Zeitschrift für Rheumaforschung. Herausgegeben von Prof. Dr. Schoen-Göttingen, Prof. Dr. W. H. Hauß-Frankfurt a. M., Priv.-Doz. Dr. V. R. Ott-Zürich, Prof. Dr. K. Gotsch-Graz. Erscheint jeden zweiten Monat in einem Doppelheft von etwa 64 Seiten; 12 Hefte bilden einen Band. Vierteljährlich DM 7,50.

Ausführliche Prospekte stehen zur Verfügung

VERLAG VON DR. DIETRICH STEINKOPFF DARMSTADT

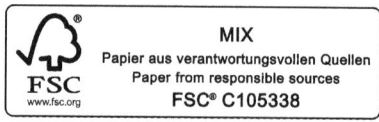